职业卫生管理培训教材

（最新版）

《职业卫生管理培训教材》编委会

主编：刘　博

编委：徐晓春

徐　晖

崔子庆

康松伟

气象出版社
China Meteorological Press

内容简介

本书介绍了我国职业卫生现状和最新的相关法律法规与标准，讲解了职业卫生监督管理和日常管理的各个方面，阐述了工作场所常见职业病危害、职业病防治以及职业病危害事故应急预案制定与处理，特别介绍了木制家具等五个重点行业的职业危害辨识及防治，列举了职业危害典型案例。

本书内容切合实际，适宜作为用人单位职业卫生管理培训教材。鉴于其内容随时更新，也可供企业人员复训使用。

图书在版编目(CIP)数据

职业卫生管理培训教材 /《职业卫生管理培训教材》

编委会编. --3 版. --北京：气象出版社，2016.9(2017.9 重印)

ISBN 978-7-5029-6422-1

Ⅰ.①职… Ⅱ.①职… Ⅲ.①劳动卫生-卫生管理-技术培训-教材 Ⅳ.①R13

中国版本图书馆 CIP 数据核字(2016)第 216506 号

职业卫生管理培训教材

Zhiye Weisheng Guanli Peixun Jiaocai

《职业卫生管理培训教材》编委会

主编　刘　博

出版发行：气象出版社

地　　址：北京市海淀区中关村南大街 46 号　　　邮政编码：100081

电　　话：010-68407112(总编室)　010-68408042(发行部)

网　　址：http://www.qxcbs.com　　　E-mail：qxcbs@cma.gov.cn

策　　划：徐秋彤

责任编辑：张盼娟　　　　　　　　　　终　　审：彭淑凡

封面设计：博雅思企划　　　　　　　　责任技编：赵相宁

印　　刷：北京中石油彩色印刷有限责任公司

开　　本：787 mm×1092 mm　1/16　　　印　　张：11

字　　数：288 千字

版　　次：2016 年 9 月第 3 版　　　　　印　　次：2017 年 9 月第 10 次印刷

定　　价：30.00 元

前　言

近年来，我国职业卫生工作取得了长足发展，职业危害防治工作不断加强，国家职业卫生监管体制逐步建立，法律、法规、标准体系渐趋完善。特别是《中华人民共和国职业病防治法》(简称《职业病防治法》)实施以来，全社会的职业病防治意识逐步增强，大中型用人单位的职业卫生条件有了较大改善，职业病高发势头得到一定遏制。但是，随着经济的快速发展以及工业化、城镇化和经济全球化的不断推进，当前职业危害形势依然严峻，突出表现在职业危害范围广、职业病患者总量大、职业病发病率高、职业病造成的经济损失大、职业危害和职业病造成的负面影响大等方面。

为了理顺职业卫生监管工作，中央机构编制委员会办公室于 2010 年 10 月 8 日下发了《关于职业卫生监管部门职责分工的通知》(中央编办发〔2010〕104 号)(以下简称《通知》)，对全国的职业卫生监管职责进行了重大调整，明确了安全生产监管部门在职业卫生预防环节的主体地位。《通知》是完善我国职业卫生监管体制、加强职业卫生工作所采取的又一项重大举措，是进一步加大职业卫生监管力度、坚决遏制职业病高发势头的必然要求，是全面做好职业卫生监管工作、切实保障广大劳动者职业卫生权益的迫切需要。

全国人大常委会于 2011 年 12 月 31 日对《职业病防治法》进行了大幅度修订，并于 2016 年 7 月 2 日进行小幅度修改，以适应新时期下的职业病防治工作。根据修订的《职业病防治法》，国家卫生计生委、人力资源社会保障部、国家安全监管总局、全国总工会等 4 部门于 2013 年 12 月 23 日联合颁布了《关于印发〈职业病分类和目录〉的通知》(国卫疾控发〔2013〕48 号)。国家安全监管总局针对职业危害的申报、工作场所职业卫生的监督管理、职业卫生安全的行政许可、建设项目"三同时"、职业卫生服务机构的管理等工作出台了一系列的行政法规，为职业卫生的监管及用人单位职业卫生管理工作提供了依据。

根据国家安监总局的相关规定，企业主要负责人和职业卫生管理人员应当具备与本单位所从事的生产经营活动相适应的职业卫生知识和管理能力，并接受职业卫生培训。鉴于此，我们组织了相关专家学者，在深入领会国家对职业卫生工作指导精神的基础上，查阅了大量相关文献，听取了众多职业卫生领域专家、学者的意见和建议，针对目前用人单位在职业卫生管理工作中普遍存在的问题，修订了《职业卫生管理培训教材》。作为培训教材，本书的编写突出以下特点：

一、重点介绍和解读 2011 年修订、2016 年修改的《职业病防治法》和最新颁布的法律法规标准。

二、对职业卫生管理和职业危害防护的通用技术分别作了简要阐述，使读者能在掌握职业卫生管理知识的同时，掌握基本的职业危害防护技术。

三、总结了江苏、安徽、河北、北京、上海等地的职业卫生监管先进经验，专列一章对木制家具制造、石英砂加工、铅酸蓄电池生产、石棉开采加工、胶黏剂生产和使用等职业危害突出行业的职业卫生管理进行了详细阐述。

四、为了使读者能对职业危害有一个感性的认识，搜集整理了近年来发生的典型职业危害事故，为广大企业主要负责人和职业卫生管理人员敲响警钟。

本书在编写过程中，参考了众多职业卫生领域的专家学者的文献，在此表示衷心感谢。同时，特别感谢安徽省安全生产宣传教育中心和江苏省昆山市安全生产教育培训中心为本书编写提供的宝贵建议和大力支持。

我国职业卫生领域各项法律法规在不断修订和完善中，我们将密切关注跟进，并及时修订更新。书中不妥之处在所难免，敬请专家学者和广大读者批评指正。

编　者
2016 年 8 月

目　录

第一章

职业卫生概述

第一节　职业卫生现状

新中国成立以来，我国职业卫生工作取得了长足发展，职业危害防治工作不断加强，国家职业卫生监管体制逐步建立，法律、法规、标准体系渐趋完善。特别是《职业病防治法》实施以来，全社会的职业病防治意识逐步增强，大中型用人单位的职业卫生条件有了较大改善，职业病高发势头得到一定遏制。但是，随着经济的快速发展以及工业化、城镇化和经济全球化的不断推进，当前职业危害形势依然严峻。

一、职业危害范围广

据统计，我国各种职业病危害因素接触者超过2亿，广泛分布在煤炭、冶金、建材、有色金属、机械、化工等传统工业，以及计算机、汽车制造、医药、生物工程等新兴产业和第三产业等30多个行业。我国职业危害接触人数、分布领域都在世界上居首位。

二、职业病患者总量大

据卫生部门统计，新中国成立至2012年年末，全国累计报告职业病807269例，其中累计报告尘肺病727148例，死亡149809例；累计报告职业中毒50851例，其中急性职业中毒25202例，慢性职业中毒25649例；其他职业病29270例。由于我国目前职业卫生服务覆盖面有限，再加上职业病统计要经过严格的诊断、鉴定程序，未进入这一正规程序的职业病患者，特别是广大的从事有毒有害作业的农民工，因为无知被伤害的情况大量存在，与大量的"未报告"和"隐性"职业病例相比，"报告病例"只是"冰山一角"，专家估计我国实际职业病患病人数要远高于现有报告数量。

三、职业病发病率高

根据30个省、自治区、直辖市（不包括西藏）和新疆生产建设兵团职业病报告，2012年共报告职业病27420例。其中尘肺病24206例，急性职业中毒601例，慢性职业中毒1040例，其他职业病1573例。从行业分布看，煤炭、铁道、有色金属和建材行业的职业病病例数较多，分别为13399例、2706例、2686例和1163例，共占报告总数的72.77%。

1. 尘肺病。共报告尘肺病新病例24206例，较2011年减少2195例。其中，煤工尘肺和矽肺分别为12405例和10592例。尘肺病报告病例数占2012年职业病报告总例数的88.28%。

2. 急性职业中毒。共报告各类急性职业中毒事故296起，中毒601例，死亡20例。其中，重大职业中毒事故（同时中毒10人以上或死亡5人以下）16起，中毒185例，死亡20例。引起急性职业中毒的化学物质主要是一氧化碳、二氯乙烷和氯气，此3种物质共发生中毒291例；病死率最高的是硫化氢中毒，中毒38例，死亡9例。

3. 慢性职业中毒。共报告各类慢性职业中毒 1040 例。引起慢性职业中毒的化学物质主要是苯、铅及其化合物（不包含四乙基铅）、砷及其化合物，分别为 329 例、197 例和 164 例。

4. 职业性肿瘤。共报告各类职业性肿瘤 95 例，以轻工、化工行业为主。其中苯所致白血病 53 例，石棉所致肺癌、间皮瘤 19 例，焦炉工人肺癌 17 例，联苯胺所致膀胱癌 3 例，铬酸盐制造业工人肺癌 3 例。

5. 职业性放射性疾病。共报告 32 例，其中放射性肿瘤 10 例，外照射慢性放射病 12 例，放射性白内障 5 例，放射性甲状腺疾病 3 例，放射性皮肤疾病 2 例。

6. 职业性耳鼻喉口腔等疾病。共报告 1446 例。职业性耳鼻喉口腔疾病 639 例，其中噪声聋 597 例；职业性眼病 94 例，其中化学性眼部灼伤 64 例；物理因素所致职业病 201 例，其中手臂振动病 130 例，中暑 54 例；生物因素所致职业病 293 例，其中布氏杆菌病 244 例，森林脑炎 49 例；职业性皮肤病 148 例，其中皮炎 64 例；其他职业病 71 例，其中职业性哮喘为 46 例。

四、职业病造成的经济损失大

职业危害除了损害劳动者的健康、使劳动者过早丧失劳动能力外，用于诊断、治疗、康复的费用也相当昂贵，给劳动者、用人单位和国家造成巨大的经济负担。国际劳工组织指出，全球每年因职业病造成的经济损失高达 1.25 万亿美元，约占全球 GDP 的 4%。2010 年我国 GDP 为 39.8 万亿元人民币（约合 6.04 万亿美元），如果照此估计，我国每年因职业病造成的经济损失将高达 1.5 万亿元。20 世纪 90 年代的研究表明，平均一例尘肺病人每年的经济损失为 3.41 万元，按尘肺病现患 53 万人计，每年直接经济损失可达 181 亿，而因职业病造成的劳动力资源损失更是难以用金钱来估算。

五、职业危害和职业病造成的负面影响大

随着我国经济的进一步快速发展，加之防护、管理工作滞后，职业危害在一些地方正在由城市、工业区向农村快速转移，由东部向中西部转移，由经济较发达地区向欠发达地区转移，由大中型用人单位向中小型用人单位转移。在少数地区，职业危害有进一步蔓延的趋势，其分布日益广泛，影响日益严重。

职业危害具有群发性、致死致残率高、难以治愈等特点，易造成家庭伤害和单位、地区的不稳定，甚至引发社会矛盾，已成为社会不安定因素。

近年来发生的一系列群发性职业危害事故，如河北白沟导致 6 人死亡的苯中毒事故，山东时风集团 31 人中毒、2 人死亡的苯中毒事故，北京天晔公司 15 人中毒、2 人死亡的苯中毒事故，福建仙游县和安徽省凤阳县农民工群体性矽肺病事件，以及广东超霸、河南环宇、无锡松下电池公司尿镉超标及镉中毒事故，都造成极大的社会影响。广东惠州超霸电池有限公司 65 名员工因怀疑镉中毒索赔千万元；佛山一首饰厂近 5000 名工人因尘肺病问题拒绝返回工作岗位并与厂方对峙，事发当天当地警方出动数百警力以防止事态扩大；无锡松下电池有限公司 1300 多名工人罢工，这些事件都严重影响了社会稳定。

产生上述问题的原因有三个方面。一是用人单位责任未落实。一些用人单位没有真正树立以人为本的思想，对职业危害的认识不足，对劳动者的健康重视不够，防治主体责任未落实，没有采取有效的综合治理措施，存在大量违法行为。二是政府监管存在薄弱环节。一些地方政府没有处理好经济发展与保护劳动者健康的关系，职业病防治未能纳入地方经济社会

发展规划，监管机构不健全，基层监管力量薄弱，部门之间工作衔接不够，没有形成合力。部分地方政府和部门监管措施不到位，执法不够严格，对违法行为处理不力。三是职业危害防治工作基础比较薄弱。许多工业用人单位特别是中小用人单位生产工艺落后，设施、设备简陋，职业危害防治管理水平低，投入不足。职业病防治相关法律法规和技术标准不够完善，信息网络不健全，职业病预防、控制技术急需提高，宣传教育培训力度不够，应急救援能力有待加强。

我国长期处于社会主义初级阶段，工业生产装备水平不高和工艺技术相对落后的状况将长期存在，在煤炭、冶金、化工等职业危害较严重的行业，改善工作环境需要一个长期的过程。在城镇化、工业化过程中，大量农民进城就业，他们流动性大，健康保护意识不强，职业危害防护技能缺乏，加大了职业危害防治监管的难度。随着经济和科技的发展，新技术、新工艺、新材料广泛应用，新的职业危害风险以及职业病不断出现，防治工作将面临新的挑战。

第二节　职业卫生管理体制

我国实行企业负责、行政机关监管、行业自律、职工参与和社会监督的职业卫生管理体制，实行分类管理、综合治理。

一、企业负责

《职业病防治法》规定：用人单位的主要负责人对本单位的职业病防治工作全面负责。《用人单位职业健康监护监督管理办法》（安监总局令第49号）规定：用人单位是职业健康监护工作的责任主体，其主要负责人对本单位职业健康监护工作全面负责。

企业负责就是指企业在其经营活动中必须对本企业的职业卫生负全面的责任，企业主要负责人对本单位的职业卫生管理工作负全面责任。各企业应该建立职业卫生管理责任制，在管生产的同时，必须搞好职业卫生管理工作，这样才能达到责、权、利的相互统一。职业卫生作为企业经营管理的重要组成部分，发挥着极大的保障作用。不能将职业卫生同企业效益对立起来，片面理解扩大企业经营自主权。具体地说，企业应该自觉贯彻"预防为主、防治结合"的方针，必须遵守职业卫生的法律、法规和标准。用人单位应当依照《用人单位职业健康监护监督管理办法》以及《职业健康监护技术规范》（GBZ 188—2014）、《放射工作人员职业健康监护技术规范》（GBZ 235—2011）等国家职业卫生标准的要求，制定、落实本单位职业健康检查年度计划，并保证所需要的专项经费。

二、行政机关监管

国务院安全生产监督管理部门、卫生行政部门、劳动保障行政部门依照相关规定所确定的职责，负责全国职业卫生的监督管理工作。国务院有关部门在各自的职责范围内负责职业卫生的有关监督管理工作。行政机关监管是根据国家法规对职业卫生工作进行监管，具有相对的独立性、公正性和权威性。相关行政部门对企业履行职业卫生监管职责，依据相关法律、法规进行监督检查，对不遵守国家职业卫生法律、法规、标准的企业，要下达监察通知书，作出限期整改或停产整顿的决定，必要时可以提请当地人民政府或行业主管部门关闭企业。

三、行业自律

行业自律主要体现在行业主管部门根据国家有关的方针、政策、法规和标准，对行业职业卫生工作进行管理和检查，通过计划、组织、协调、指导和监督检查，加强对行业所属企业以及归口管理的企业的职业卫生工作的管理，防止和控制伤亡事故与职业病。行业的职业卫生管理不能放松。一些特殊行业在某种程度上还要增强对企业职业卫生工作的监督职权。

四、职工参与和社会监督

职工参与和社会监督是职业卫生工作不可缺少的重要部分。随着新的经济体制的建立，社会监督的内涵也在扩大，不仅各级工会，社会团体、民主党派、新闻媒体等也应该共同对职业卫生起监督作用。这是保障员工的合法权益，保障员工生命卫生健康和国家财产不受损失的重要保证。工会监督是群众监督的主体，是依据《中华人民共和国工会法》和国家有关法律法规对职业卫生工作进行的监督。

我国职业卫生管理体制体现全面管理的原则，即在管理的体系中要做到纵向到底（从各级政府到生产企业，从工厂到生产岗位），横向到边（政府部门综合协调，企业职能机构全面参与）。

我国职业卫生管理体制的这四个方面，从各自的职能看，是层层作用的关系。企业自身的管理，是对企业本身的负责。企业的职业卫生应该是一个较为完整的体系，同时还接受行业主管部门的行业管理和国家监管、社会监督。行业管理部门对本行业所属的企业及归口管理的各单位行使行业职业卫生管理的职能，同时接受行政机关监管和社会监督。国家行政机关对企业单位和行业管理部门的职业卫生工作实施国家监管，同时接受社会监督。社会监督的对象包括企业单位、行业管理部门及政府行政部门。

第二章

职业卫生相关法律、法规及标准

第一节　职业卫生法律法规体系

我国的职业卫生法律法规按其立法主体、法律效力不同，可分为宪法、职业卫生法律和相关法律、职业卫生行政法规和相关行政法规、地方性职业卫生安全法规、职业卫生规章和规范性文件。此外，还有经我国批准生效的有关职业卫生方面的国际条约。

一、中华人民共和国宪法

《中华人民共和国宪法》第四十二条规定："中华人民共和国公民有劳动的权利和义务。国家通过各种途径，创造劳动就业条件，加强劳动保护，改善劳动条件，并在发展生产的基础上，提高劳动报酬和福利待遇。劳动是一切有劳动能力的公民的光荣职责。国有用人单位和城乡集体经济组织的劳动者都应当以国家主人翁的态度对待自己的劳动。国家提倡社会主义劳动竞赛，奖励劳动模范和先进工作者。国家提倡公民从事义务劳动。国家对就业前的公民进行必要的劳动就业训练。"第四十三条规定："中华人民共和国劳动者有休息的权利。国家发展劳动者休息和休养的设施，规定劳动者的工作时间和休假制度。"第四十八条规定："中华人民共和国妇女在政治的、经济的、文化的、社会的和家庭的生活等各方面享有同男子平等的权利。国家保护妇女的权利和利益，实行男女同工同酬，培养和选拔妇女干部。"

二、职业卫生法律和相关法律

我国的职业卫生法律和相关法律主要有《中华人民共和国职业病防治法》《中华人民共和国安全生产法》《中华人民共和国劳动法》和《中华人民共和国工会法》等。

（一）《中华人民共和国职业病防治法》（以下简称《职业病防治法》）

《全国人民代表大会常务委员会关于修改〈中华人民共和国职业病防治法〉的决定》由中华人民共和国第十一届全国人民代表大会常务委员会第二十四次会议于 2011 年 12 月 31 日通过，自即日起施行。2016 年 7 月 2 日，《全国人民代表大会常务委员会关于修改〈中华人民共和国节约能源法〉等六部法律的决定》对其进行修改，自公布之日起施行。《职业病防治法》的立法目的是：预防、控制和消除职业危害，防治职业病，保护劳动者健康及其相关权益，促进经济社会发展。《职业病防治法》内容包括总则、职业病前期预防、劳动过程中的防护与管理、职业病诊断与职业病病人保障、职业病监督检查、法律责任、附则等。

（二）《中华人民共和国安全生产法》（以下简称《安全生产法》）

《安全生产法》由第九届全国人大常务委员会第二十八次会议通过，自 2002 年 11 月 1 日起施行。2014 年 8 月 31 日，第十二届全国人民代表大会常务委员会第十次会议通过《全国人民代表大会常务委员会关于修改〈中华人民共和国安全生产法〉的决定》，自 2014 年 12 月 1 日起施行。

《安全生产法》的立法目的是加强安全生产工作，防止和减少生产安全事故，保障人民群众生命和财产安全，促进经济社会持续健康发展。

新安全生产法，从强化安全生产工作的摆位、进一步落实生产经营单位主体责任，政府安全监管定位和加强基层执法力量、强化安全生产责任追究等四个方面入手，着眼于安全生产现实问题和发展要求，补充完善了相关法律制度规定。

（三）《中华人民共和国劳动法》（以下简称《劳动法》）

《劳动法》的立法目的是：保护劳动者的合法权益，调整劳动关系，建立和维护适应社会主义市场经济的劳动制度，促进经济发展和社会进步。

其中第六章"劳动安全卫生"，从六个方面规定了我国职业卫生法规的基本要求；第四章"工作时间和休息休假"，对维护和实现劳动者的休息权利，合理地安排工作时间和休息时间作出了法律规定；第七章"女劳动者和未成年工特殊保护"，对女劳动者和未成年工特殊职业卫生安全要求作出了法律规定。

（四）《中华人民共和国工会法》（以下简称《工会法》）

《工会法》于 1992 年发布，2001 年进行了修订。修订后的工会法具有以下特点：突出了工会的维护职能；强化了工会组织建设的法律保障；加大了对工会干部的保护力度；强化了工会经费的收缴力度；明确了对侵权行为的处罚措施等。

《工会法》明确规定"中华全国总工会及其各工会组织代表劳动者的利益，依法维护劳动者的合法权益"，"维护劳动者合法权益是工会的基本职责"，并明确工会依靠"通过平等协商和集体合同制度，协调劳动关系，维护用人单位劳动者劳动权益"和"依照法律规定通过劳动者代表大会或者其他形式，组织劳动者参与本单位的民主决策、民主管理和民主监督"两大维权手段来维护劳动者的政治权益和经济权益，从而保护和调动广大劳动者的主人翁积极性。

（五）《中华人民共和国劳动合同法》（以下简称《劳动合同法》）

《劳动合同法》由第十届全国人大常务委员会第二十八次会议通过，自 2008 年 1 月 1 日起施行。2012 年 12 月 28 日，第十一届全国人民代表大会常务委员会第三十次会议通过《全国人民代表大会常务委员会关于修改〈中华人民共和国劳动合同法〉的决定》，自 2013 年 7 月 1 日起施行。立法目的：为了完善劳动合同制度，明确劳动合同双方当事人的权利和义务，保护劳动者的合法权益，构建和发展和谐稳定的劳动关系。

《劳动合同法》规定劳动合同应当具备"工作内容和工作地点"工作时间和休息休假"劳动保护、劳动条件和职业危害防护"等条款；"劳动者拒绝用人单位管理人员违章指挥、强令冒险作业的，不视为违反劳动合同"；"劳动者对危害生命安全和身体健康的劳动条件，有权对用人单位提出批评、检举和控告"。

三、职业卫生行政法规和相关行政法规

（一）《使用有毒物品作业场所劳动保护条例》（国务院令第 352 号）

《使用有毒物品作业场所劳动保护条例》于 2002 年 4 月 30 日经国务院第 57 次常务会议通过，2002 年 5 月 12 日公布并施行。

《使用有毒物品作业场所劳动保护条例》共八章七十一条，内容包括总则、工作场所的预防措施、劳动过程的防护、职业健康监护、劳动者的权利与义务、监督管理、罚则和附则等。该条例作为《职业病防治法》配套的行政法规，在使用有毒物品工作场所的卫生许可制度、工伤保险、高毒特殊作业管理规定、职业卫生医师和护士制度、卫生行政部门责任、职业健康监护制度、责任追究等方面都有明显突破，对于规范使用有毒物品工作场所的劳动保

护具有重要意义。

(二)《中华人民共和国尘肺病防治条例》(国务院令第 105 号)

《中华人民共和国尘肺病防治条例》于 1987 年 12 月 3 日经国务院常务会议通过并颁布实施。

《中华人民共和国尘肺病防治条例》的立法目的是：保护劳动者健康，消除粉尘危害，防止发生尘肺病，促进生产发展。《中华人民共和国尘肺病防治条例》共六章二十八条，内容包括总则、防尘、监督和监测、健康管理、奖励和处罚以及附则等。

(三)《危险化学品安全管理条例(修订)》(国务院令第 591 号)

《危险化学品安全管理条例(修订)》于 2011 年 2 月 16 日国务院第 144 次常务会议通过，自 2011 年 12 月 1 日起施行。2013 年 12 月 7 日对其个别条款予以修改。

《危险化学品安全管理条例(修订)》共八章一百零二条，内容包括总则、生产安全、储存安全、使用安全、经营安全、运输安全、危险化学品的登记与事故应急救援、法律责任和附则等。

《危险化学品安全管理条例(修订)》的立法目的是：加强危险化学品的安全管理，预防和减少危险化学品事故，保障人民群众生命财产安全，保护环境。适用范围是：危险化学品生产、储存、使用、经营和运输的安全管理，适用本条例；废弃危险化学品的处置，依照有关环境保护的法律、行政法规和国家有关规定执行。

(四)《生产安全事故报告和调查处理条例》(国务院令第 493 号)

《生产安全事故报告和调查处理条例》于 2007 年 3 月 28 日经国务院第 172 次常务会议通过并公布，自 2007 年 6 月 1 日起施行。《生产安全事故报告和调查处理条例》共六章四十六条，内容包括总则、事故报告、事故调查、事故处理、法律责任和附则等。

《生产安全事故报告和调查处理条例》的立法目的是：规范生产安全事故的报告和调查处理，落实生产安全事故责任追究制度，防止和减少生产安全事故。适用范围是：生产经营活动中发生的造成人身伤亡或者直接经济损失的生产安全事故的报告和调查处理，适用本条例；环境污染事故、核设施事故、国防科研生产事故的报告和调查处理不适用本条例。

(五)《放射性同位素与射线装置安全和防护条例》(国务院令第 449 号)

《放射性同位素与射线装置安全和防护条例》于 2005 年 8 月 31 日经国务院第 104 次常务会议通过并公布，自 2005 年 12 月 1 日起施行。2014 年 7 月 29 日对其个别条款予以修改。

《放射性同位素与射线装置安全和防护条例》共七章六十九条，内容包括总则、许可和备案、安全和防护、辐射事故应急处理、监督检查、法律责任和附则等。

《放射性同位素与射线装置安全和防护条例》的立法目的是：加强对放射性同位素、射线装置安全和防护的监督管理，促进放射性同位素、射线装置的安全应用，保障人体健康，保护环境。适用范围是：在中华人民共和国境内生产、销售、使用放射性同位素和射线装置，以及转让、进出口放射性同位素的单位。

(六)《中华人民共和国工业产品生产许可证管理条例》(国务院令第 440 号)

《中华人民共和国工业产品生产许可证管理条例》于 2005 年 6 月 29 日国务院第 97 次常务会议通过并公布，自 2005 年 9 月 1 日起施行。《中华人民共和国工业产品生产许可证管理条例》共七章七十条，内容包括总则、申请与受理、审查与决定、证书和标志、监督检查、法律责任和附则等。

《中华人民共和国工业产品生产许可证管理条例》的立法目的是：保证直接关系公共安全、人体健康、生命财产安全的重要工业产品的质量安全，贯彻国家产业政策，促进社会主义市场经济健康、协调发展。《中华人民共和国工业产品生产许可证管理条例》规定国家对生产六类重要工业产品的用人单位实行生产许可制度，其中涉及职业卫生的两类为"安全网、安全帽、建筑扣件等保障劳动安全的产品"和"电力铁塔、桥梁支座、铁路工业产品、水工金属结构、危险化学品及其包装物、容器等影响生产安全、公共安全的产品"。

四、地方性职业卫生安全法规

地方性职业卫生安全法规是指省、自治区、直辖市的人民代表大会及其常务委员会，为执行和实施宪法、职业卫生安全法律、职业卫生安全行政法规，根据本行政区域的具体情况和实际需要，在法定权限内制定、发布的规范性文件。经常以"条例""办法"等形式出现。

五、职业卫生规章

职业卫生规章是指由国务院所属部委以及地方人民政府在法律规定的范围内，依据职权制定、颁布的有关职业卫生安全行政管理的规范性文件。

(一)《职业病分类和目录》(2013 版)

国家卫生计生委、人力资源社会保障部、国家安全监管总局、全国总工会等 4 部门 2013 年 12 月 23 日联合颁发了《关于印发〈职业病分类和目录〉的通知》(国卫疾控发〔2013〕48 号)，2002 年 4 月 18 日原卫生部和原劳动保障部联合印发的《职业病目录》同时废止。

1.《职业病目录》改为《职业病分类和目录》

2002 年，原卫生部联合原劳动保障部发布了《职业病目录》，将职业病增加到 10 类 115 种，与 1987 年职业病分类比较，增加 1 类，即将职业性放射性疾病从物理因素所致疾病分类中提出，单独分为一类。本次《职业病分类和目录》调整，仍然将职业病分为 10 类，但对 3 类的分类名称做了调整。为了保持与《职业防治法》中关于职业病分类和目录表述一致，将原《职业病目录》改名为《职业病分类和目录》。

2. 职业病病种调整

根据《职业病分类和目录》调整的原则和职业病的遴选原则，修订后的《职业病分类和目录》由原来的 115 种职业病调整为 132 种(含 4 项开放性条款)。其中新增 18 种，对 2 项开放性条款进行了整合。另外，对 16 种职业病的名称进行了调整。《职业病分类和目录》调整前后变化详见表 2-1 和表 2-2。

表 2-1　《职业病分类和目录》新增加的职业病名单

调整后分类	疾病
职业性尘肺病及其他呼吸系统疾病	金属及其化合物粉尘肺沉着病(锡、铁、锑、钡及其化合物等)
	刺激性化学物所致慢性阻塞性肺疾病
	硬金属肺病
职业性皮肤病	白斑
职业性耳鼻喉口腔疾病	爆震聋
职业性化学中毒	铟及其化合物中毒
	溴丙烷中毒
	碘甲烷中毒
	氯乙酸中毒
	环氧乙烷中毒
物理因素所致职业病	激光所致眼(角膜、晶状体、视网膜)损伤
	冻伤

（续表）

调整后分类	疾病
职业性传染病	艾滋病（限于医疗卫生人员及人民警察）
	莱姆病
职业性肿瘤	毛沸石所致肺癌、胸膜间皮瘤
	煤焦油、煤焦油沥青、石油沥青所致皮肤癌
	β—萘胺所致膀胱癌
其他职业病	股静脉血栓综合征、股动脉闭塞症或淋巴管闭塞症（限于刮研作业人员）

表 2-2　《职业病分类和目录》调整的职业病名称

调整后分类	调整前疾病名称	调整后疾病名称
职业性尘肺病及其他呼吸系统疾病	尘肺	尘肺病
	职业性变态反应性肺泡炎	过敏性肺炎
职业性皮肤病	光敏性皮炎	光接触性皮炎
职业性化学中毒	铀中毒	铀及其化合物中毒
	工业性氟病	氟及其无机化合物中毒
	有机磷农药中毒	有机磷中毒
	氨基甲酸酯类农药中毒	氨基甲酸酯类中毒
	拟除虫菊酯类农药中毒	拟除虫菊酯类中毒
	根据《职业性中毒性肝病诊断标准》可以诊断的职业性中毒性肝病；根据《职业性急性化学物中毒诊断标准（总则）》可以诊断的其他职业性急性中毒	上述条目未提及的与职业有害因素接触之间存在直接因果联系的其他化学中毒
职业性放射性疾病	放射性肿瘤	放射性肿瘤（含矿工高氡暴露所致肺癌）
职业性传染病	布氏杆菌病	布鲁氏菌病
职业性肿瘤	氯甲醚所致肺癌	氯甲醚、双氯甲醚所致肺癌
	砷所致肺癌	砷及其化合物所致肺癌、皮肤癌
	焦炉工人肺癌	焦炉逸散物所致肺癌
	铬酸盐制造业工人肺癌	六价铬化合物所致肺癌
其他职业病	煤矿井下工人滑囊炎	滑囊炎（限于井下工人）

3. 职业病分类调整

其中 3 类的分类名称做了调整。一是将原"尘肺"与"其他职业病"中的呼吸系统疾病合并为"职业性尘肺病及其他呼吸系统疾病"；二是将原"职业中毒"修改为"职业性化学中毒"；三是将"生物因素所致职业病"修改为"职业性传染病"。

4. 职业性尘肺病及其他呼吸系统疾病分类调整

在职业性尘肺病中，将"尘肺"修改为"尘肺病"。在职业性其他呼吸系统疾病中，一是增加"刺激性化学物所致慢性阻塞性肺疾病"、"金属及其化合物粉尘肺沉着病（锡、铁、锑、钡及其化合物等）"和"硬金属肺病"；二是将"职业性变态反应性肺泡炎"修改为"过敏性肺炎"。

5. 职业性皮肤病及耳鼻喉口腔疾病分类调整

在职业性皮肤病分类中，一是增加 1 种职业病"白斑"；二是将"光敏性皮炎"修改为"光接触性皮炎"。在职业性耳鼻喉口腔疾病分类中，增加 1 种职业病"爆震聋"。

6. 职业性化学中毒分类调整

职业性化学中毒分类，一是增加 5 种职业病，分别是"铟及其化合物中毒"、"溴丙烷中毒"、"碘甲烷中毒"、"氯乙酸中毒"和"环氧乙烷中毒"；二是将"铀中毒"修改为"铀及其化合物中毒"，将"工业性氟病"修改为"氟及其无机化合物中毒"，将"有机磷农药中毒"修改为"有机磷中毒"，将"氨基甲酸酯类农药中毒"修改为"氨基甲酸酯类中毒"，将"拟除虫菊酯类农药中毒"修改为"拟除虫菊酯类中毒"；三是将"根据《职业性急性化学物中毒诊断标准（总则）》可以诊断的其他职业性急性中毒"和"根据《职业性中毒性肝病诊断标准》可以诊断的职业性中毒性肝病"两个开放性条款进行整合，修改为"上述条目未提及的与职业有害因素接触之间存在直接因果联系的其他化学中毒"。

7. 物理因素所致职业病及职业性放射性疾病分类调整

物理因素所致职业病分类，增加 2 种职业病，分别是"激光所致眼（角膜、晶状体、视网膜）损伤"和"冻伤"。职业性放射性疾病分类，扩大放射性肿瘤范围，将"矿工高氡暴露所致肺癌"列入放射性肿瘤范围。

8. 职业性传染病分类调整

职业性传染病分类，一是增加 2 种职业病："艾滋病（限于医疗卫生人员及人民警察）"和"莱姆病"；二是将"布氏杆菌病"修改为"布鲁氏菌病"。

艾滋病（限于医疗卫生人员及人民警察）是指医疗卫生人员及人民警察在职业活动或者执行公务中，被艾滋病病毒感染者或病人的血液、体液，或携带艾滋病病毒的生物样本，或废弃物污染了皮肤或者黏膜，或者被含有艾滋病病毒的血液、体液污染了的医疗器械或其他锐器刺破皮肤感染的艾滋病。

莱姆病是一种主要通过蜱叮咬，由伯氏疏螺旋体引起的慢性自然疫源性疾病，多发生在林区，且发病区域很广。长期在林区工作者，受蜱叮咬后感染和发病概率较高。

9. 职业性肿瘤分类调整

职业性肿瘤分类，一是增加 3 种职业病，分别是"毛沸石所致肺癌、胸膜间皮瘤"，"煤焦油、煤焦油沥青、石油沥青所致皮肤癌"，"β－萘胺所致膀胱癌"；二是将"氯甲醚所致肺癌"修改为"氯甲醚、双氯甲醚所致肺癌"，将"砷所致肺癌"修改为"砷及其化合物所致肺癌、皮肤癌"，将"焦炉工人肺癌"修改为"焦炉逸散物所致肺癌"，将"铬酸盐制造业工人肺癌"修改为"六价铬化合物所致肺癌"。

10. 其他职业病分类调整

在其他职业病中，一是将"煤矿井下工人滑囊炎"修改为"滑囊炎（限于井下工人）"；二是增加"股静脉血栓综合征、股动脉闭塞症或淋巴管闭塞症（限于刮研作业人员）"。

《职业病分类和目录》调整前，滑囊炎的职业人群限定为煤矿井下工人，现在修改为井下工人，扩大了职业人群范围。

手工刮研作业在机床生产、精密加工和维修中十分普遍，具有一定暴露人群。由于刮研作业长期压迫，一些劳动者出现股静脉血栓、股动脉闭塞或淋巴管闭塞的症状。为此，国家卫生计生委、人力资源社会保障部、国家安全监管总局、全国总工会等部门组织中国疾病预防控制中心相关专家，深入企业调研，经反复研究论证，一致同意将刮研作业局部压迫所致股静脉血栓综合征、股动脉闭塞症或淋巴管闭塞症列入《职业病分类和目录》。

11.《职业病分类和目录》调整涉及人群

本次《职业病分类和目录》调整倾向生产一线作业人员。例如煤炭、冶金、有色金属、化工、林业、建材、机械加工行业作业人员，另外，还涉及低温作业人员、医疗卫生人员和人民警察等。

(二)《用人单位职业病危害防治八条规定》(安监总局令第76号)

《用人单位职业病危害防治八条规定》已经2015年3月23日国家安全生产监督管理总局局长办公会议审议通过，自2015年3月24日起施行。本规定围绕责任制、工作场所、防护设施、防护用品、警示告知、定期检测、培训教育、健康监护等8个方面对所有产生职业病危害的用人单位提出了要求：①必须建立健全职业病危害防治责任制，严禁责任不落实违法违规生产。②必须保证工作场所符合职业卫生要求，严禁在职业病危害超标环境中作业。③必须设置职业病防护设施并保证有效运行，严禁不设置不使用。④必须为劳动者配备符合要求的防护用品，严禁配发假冒伪劣防护用品。⑤必须在工作场所与作业岗位设置警示标识和告知卡，严禁隐瞒职业病危害。⑥必须定期进行职业病危害检测，严禁弄虚作假或少检漏检。⑦必须对劳动者进行职业卫生培训，严禁不培训或培训不合格上岗。⑧必须组织劳动者职业健康检查并建立监护档案，严禁不体检不建档。

(三)《职业病危害因素分类目录》

2015年11月17日，国家卫生计生委、安全监管总局、人力资源社会保障部和全国总工会联合组织对《职业病危害因素分类目录》进行了修订，按照粉尘(52种)、化学因素(375种)、物理因素(15种)、放射性因素(8种)、生物因素(6种)和其他因素(3种)等六大类，对导致国家法定职业病的459种危害因素进行详细列举，为用人单位的建设项目职业病危害评价、申报、职业健康监护提供了依据。

(四)《建设项目职业病危害分类管理办法》(卫生部令第49号)

《建设项目职业病危害分类管理办法》于2006年6月15日经卫生部部务会议讨论通过并发布，自2006年7月27日起施行。《建设项目职业病危害分类管理办法》进一步明确了建设项目职业病危害的分类，对可能产生严重职业病危害的化学因素也根据《高毒物品目录》规定作了调整。此外，还明确了评价机构对存在或可能产生严重职业病因素的建设项目的职业病危害预评价报告，实行专家审查制度。

2009年6月1日起施行的《卫生部关于建设项目职业卫生审查有关问题的通知》，明确了建设项目的备案、审核、审查和竣工验收实行分级管理等相关制度。2012年5月31日，国家安全监管总局公布了《建设项目职业病危害风险分类管理目录(2012年版)》，作为指导安全生产监督管理部门实行建设项目职业卫生"三同时"分类监督管理的依据。

(五)《职业病诊断与鉴定管理办法》(卫生部令第91号)

新修订的《职业病诊断与鉴定管理办法》于2013年1月9日经卫生部部务会审议通过，自2013年4月10日起施行。立法目的是规范职业病诊断与鉴定工作，加强职业病诊断与鉴定管理。新修订的《职业病诊断与鉴定管理办法》具有以下特点。

(1)合法性原则：严格按照新修订的《职业病防治法》规定进行相应修改，并与《行政许可法》相衔接。

(2)便民原则：扩大了劳动者选择职业病诊断机构的范围，取消了受理环节，简化了鉴定申请手续，规定了省级卫生行政部门和职业病诊断、鉴定机构要公开相关信息。

（3）合理性原则：充分体现职业病诊断与鉴定工作的科学、公正等原则，明确了各有关部门、用人单位和职业病诊断、鉴定机构的职责，诊断与鉴定工作程序公开、透明、可行。

（4）效率性原则：明确规定了职业病诊断工作的环节和时限，强化职业病诊断与鉴定工作的时效性。

（六）《高毒物品目录》

依据《职业病防治法》和《使用有毒物品工作场所劳动保护条例》等有关法律法规，2003年卫生部制定并发布了《高毒物品目录》。《高毒物品目录》共列举54种高毒物品，包括这些高毒物品的毒物名称、CAS（化学文摘号）、别名、英文名称、MAC（工作场所空气中有毒物质最高容许浓度）、PC－TWA（工作场所空气中有毒物质时间加权平均容许浓度）、PC－STEL（工作场所空气中有毒物质短时间接触容许浓度）等。

（七）《防暑降温措施管理办法》（安监总安健〔2012〕89号）

为了加强高温作业、高温天气作业劳动保护工作，维护劳动者健康及其相关权益，国家安全监管总局、卫生部、人力资源和社会保障部、全国总工会对《防暑降温措施暂行办法》进行了修订，制定了《防暑降温措施管理办法》，自2012年6月29日起实施。本办法适用于存在高温作业及在高温天气期间安排劳动者作业的企业、事业单位和个体经济组织等用人单位。

（八）《建设项目职业卫生"三同时"监督管理暂行办法》（安监总局令第51号）

《建设项目职业卫生"三同时"监督管理暂行办法》（以下简称《"三同时"监管办法》）于2012年3月6日经国家安全生产监督管理总局局长办公会议审议通过，自2012年6月1日起施行。《"三同时"监管办法》依据《职业病防治法》第十七、十八条，在总结卫生部颁布的《建设项目职业病危害分类管理办法》（卫生部令第49号）和安全生产、环境保护部门有关建设项目管理的做法和经验的基础上起草而成，共六章三十九条，内容包括总则、职业病危害预评价、职业病防护设施设计、职业病危害控制效果评价与防护设施竣工验收、法律责任和附则等。

《"三同时"监管办法》是为了预防、控制和消除建设项目可能产生的职业病危害，加强和规范建设项目职业病防护设施建设的监督管理。在中华人民共和国领域内可能产生职业病危害的新建、改建、扩建和技术改造、技术引进建设项目职业病防护设施建设及其监督管理，均适用《"三同时"监管办法》。

《"三同时"监管办法》明确了各方责任，尤其突出了建设单位的主体责任，要求建设单位必须对建设项目职业病危害预评价、职业病防护设施设计专篇、职业病危害控制效果评价报告组织评审，并对其真实性、合法性负责；并且为突出重点和提高监管效率，将建设项目进行了分类管理。

（九）《职业卫生技术服务机构监督管理暂行办法》（安监总局令第50号）

《职业卫生技术服务机构监督管理暂行办法》（以下简称《机构监管办法》）于2012年3月6日经国家安全生产监督管理总局局长办公会议审议通过，自2012年7月1日起施行。2015年2月26日对其个别条款予以修改。《机构监管办法》共六章五十三条，内容包括总则、资质认可、技术服务、监督管理、法律责任和附则等。

在中华人民共和国境内申请职业卫生技术服务机构资质，从事职业卫生检测、评价等技术服务以及安全生产监督管理部门实施职业卫生技术服务机构资质认可与监督管理，适用《机构监管办法》。

按照《职业病防治法》以及中央编办《关于职业卫生监管部门职责分工的通知》(中央编办发〔2010〕104号)的规定，职业卫生体检、职业病诊断鉴定、化学品毒性鉴定、个人剂量监测、放射防护器材和含放射性产品检测等技术服务机构的资质认定与监督管理由卫生部门负责，因此，上述技术服务机构不在《机构监管办法》调整的范围之内。

(十)《用人单位职业健康监护监督管理办法》(安监总局令第49号)

《用人单位职业健康监护监督管理办法》(以下简称《监护监管办法》)于2012年3月6日经国家安全生产监督管理总局局长办公会议审议通过，自2012年6月1日起施行。《监护监管办法》根据《职业病防治法》的规定，本着强化用人单位主体责任、细化法律规定、增加可操作性的原则，对用人单位的职业健康监护职责作出了具体规定，共五章三十二条，包括总则、用人单位职责、监督管理、法律责任和附则等。

《监护监管办法》在制定过程中参考和借鉴了卫生部《职业健康监护管理办法》中的部分内容，但是作为国家安全监管总局部门规章，《监护监管办法》紧紧围绕国家关于职业卫生监管部门职责分工而制定，凡是不属于国家安全监管总局职责范围的，在《监护监管办法》中没有作出规定，如职业卫生体检机构的资质认定、管理、处罚等。

(十一)《职业病危害项目申报办法》(安监总局令第48号)

《职业病危害项目申报办法》(以下简称《申报办法》)于2012年3月6日经国家安全生产监督管理总局局长办公会议审议通过，自2012年6月1日起施行。国家安全生产监督管理总局2009年9月8日公布的《工作场所职业危害申报管理办法》同时废止。

制定《申报办法》的目的是：规范职业危害项目的申报工作，加强对用人单位职业卫生工作的监督管理。用人单位(煤矿除外)工作场所存在职业病危害因素的，应当及时、如实向所在地安全生产监督管理部门申报危害项目，并接受安全生产监督管理部门的监督管理。煤矿职业病危害项目申报办法另行规定。

《申报办法》与2009年的《工作场所职业危害申报管理办法》相比，修订的主要内容包括：修改了规章名称，明确了申报主体和受理申报的部门，改进了申报内容和要求，增加了举报的内容，规范了申报内容和申报程序。

(十二)《工作场所职业卫生监督管理规定》(安监总局令第47号)

《工作场所职业卫生监督管理规定》(以下简称《工作场所规定》)于2012年3月6日经国家安全生产监督管理总局局长办公会议审议通过，自2012年6月1日起施行。国家安全生产监督管理总局2009年7月1日公布的《工作场所职业卫生监督管理暂行规定》同时废止。《工作场所规定》共五章六十一条，内容包括总则、用人单位的职责、监督管理、法律责任和附则等。

制定《工作场所规定》的目的是：加强职业卫生监督管理工作，强化用人单位职业病防治的主体责任，预防、控制职业危害，保障劳动者健康和相关权益。用人单位的职业病防治和安全生产监督管理部门对其实施监督管理，适用《工作场所规定》。煤矿的职业病防治和煤矿安全监察机构对其实施监察，依照本规定和国家安全生产监督管理总局的其他有关规定执行。

新《工作场所规定》在保留《工作场所职业卫生监督管理暂行规定》总体框架结构不变的情况下，按照新修订的《职业病防治法》的内容，细化了用人单位的职业卫生管理责任，理清了安全监管部门的职业卫生监管法定职责、主要内容和相关措施。

(十三)《用人单位职业病危害告知与警示标识管理规范》(安监总厅安健〔2014〕111号)

《用人单位职业病危害告知与警示标识管理规范》于2014年11月13日公布，目的是规范用人单位职业病危害告知与警示标识管理工作，预防和控制职业病危害，保障劳动者职业健康。

(十四)《关于进一步做好职业卫生监管相关工作的通知》(安监总厅安健函〔2014〕161号)

2014年11月18日，国家安全监管总局办公厅针对各地区在职业卫生监管工作中遇到的问题，结合职业卫生监管实际，发布该通知。目的是进一步加强职业卫生监管工作，推动用人单位落实职业病防治主体责任。

六、经我国批准生效的国际职业卫生公约

经我国批准生效的国际劳工公约，也是我国职业卫生安全法规体系的重要组成部分。国际劳工公约，是国际职业卫生安全法律规范的一种形式，它不是由国际劳工组织直接实施的法律规范，而是采用会员国批准，并由会员国作为制定国内职业卫生安全法规依据的公约文本。国际劳工公约经国家权力机关批准后，批准国应采取必要的措施使该公约发生效力，并负有实施已批准的劳工公约的国际法义务。到目前为止，我国已经加入的有关国际职业卫生公约有《职业安全卫生公约》《工作场所安全使用化学品公约》《建筑业安全卫生公约》和《三方协商促进履行国际劳工标准公约》等。

第二节　国家职业卫生标准

《职业病防治法》规定："有关防治职业病的国家职业卫生标准，由国务院卫生行政部门制定并公布。"《职业病防治法》明确授权，职业卫生标准是由卫生部发布的国家标准。

国家职业卫生标准是根据《职业病防治法》的规定，按照预防、控制和消除职业危害，防治职业病，保护劳动者健康及其相关权益的实际需要，由法律授权部门对国家职业病防治的技术要求作出的强制性统一规范。如用人单位工作场所职业危害的人体接触限值、职业健康监护要求、职业病诊断原则及处理技术要求，以及有关职业病危害因素监测评价方法等。

国家职业卫生标准是卫生法律法规体系的重要组成部分，也是强制性技术法规的组成部分；是职业病防治工作标准化管理的技术规范，也是衡量职业危害控制效果的技术指标；是贯彻实施卫生法律法规的重要技术依据，也是职业病防治工作监督管理的法定依据。

根据《国家职业卫生标准管理办法》规定，我国职业卫生标准的代号由大写汉语拼音字母构成。国家职业卫生标准分为强制性标准和推荐性标准，强制性国家标准的代号为"GBZ"，推荐性国家标准的代号为"GBZ/T"。国家职业卫生标准的编号由国家职业卫生标准的代号、发布的顺序号和发布的年号构成。

一、国家职业卫生标准制定的原则

国家职业卫生标准制定遵循如下原则：符合国家有关法律、法规和方针、政策，满足职业卫生管理工作的需要；体现科学性和先进性，注重可操作性；在充分考虑我国国情的基础上，积极采用国际通用标准；逐步实现体系化，保持标准的完整性和有机联系。

二、国家职业卫生标准分类

《国家职业卫生标准管理办法》将国家职业卫生标准规定为九大类别：①职业卫生专业基础标准；②工作场所作业条件卫生标准；③工业毒物、生产性粉尘、物理因素职业接触限值；④职业病诊断标准；⑤职业照射放射防护标准；⑥职业防护用品卫生标准；⑦职业危害

防护导则；⑧劳动生理卫生、工效学标准；⑨职业性危害因素检测、检验方法。其中第②、③、④、⑤、⑥类标准为强制性标准，其他标准为推荐性标准。

三、主要职业卫生标准简介

自 2002 年《职业病防治法》实施以来，卫生部等相关部门制定、修订并发布了一系列的国家职业卫生标准，初步建立了国家职业卫生标准体系。下面介绍常用的几种国家职业卫生标准。

(一)《用人单位职业病防治指南》(GBZ/T 225—2010)

为帮助用人单位更好的落实职业病防治责任，建立职业病防治体系，由卫生部职业卫生标准专业委员会提出，中华人民共和国卫生部批准，由中国疾病预防控制中心职业卫生与中毒控制所、十堰市东风职业病防治所、中华全国总工会起草了《用人单位职业病防治指南》(GBZ/T 225—2010)。该标准于 2010 年 1 月发布，2010 年 8 月正式实施。

《用人单位职业病防治指南》(GBZ/T 225—2010)规定了用人单位职业病防治通用要求、分级分类管理方法、职业卫生档案的管理以及职业卫生评估要求等技术要求。适用于存在职业病危害的用人单位，生产或经营存在职业病危害的产品或原材料的用人单位，从事职业病危害作业的单位或机构等。

《用人单位职业病防治指南》(GBZ/T 225—2010)包括 6 个部分：①规定使用范围、规范性引用文件，列举所引用的标准；②用人单位职业病防治原则，从 5 个方面明确规定用人单位应遵循的职业病防治原则；③职业病防治通用要求，按照职业病防治法和有关标准的要求，从 12 个方面 95 项对用人单位的职业病防治工作提出了详细要求；④职业卫生管理档案，从 11 个方面对用人单位所涉及的职业卫生管理档案进行了详细阐述；⑤职业病防治工作的评估，对评估组织、评估内容、评估方法、评估报告等方面进行了阐述；⑥附录，详细阐述用人单位怎样根据自评估表查出所存在的职业卫生问题，制定职业卫生计划和目标，持续改进。

(二)《工业企业设计卫生标准》(GBZ 1—2010)

本标准是在 GBZ 1—2002《工业企业设计卫生标准》基础上修订的。本标准除个别语句明确表示为参照条款外均为强制性条款。本标准规定了工业企业选址与总体布局、工作场所、辅助用室以及应急救援的基本卫生学要求。

本标准适用于工业企业新建、改建、扩建和技术改造、技术引进项目(以下统称建设项目)的卫生设计及职业病危害评价。事业单位和其他经济组织建设项目的卫生设计及职业病危害评价、建设项目施工期持续数年或施工规模较大、因各种特殊原因需要的临时性工业企业设计，以及工业园区的总体布局等可参照本标准执行。

(三)《工作场所有害因素职业接触限值　第 1 部分：化学有害因素》(GBZ 2.1—2007)

本标准规定了工作场所化学有害因素的职业接触限值。

本标准适用于工业企业卫生设计及存在或产生化学有害因素的各类工作场所，适用于工作场所卫生状况、劳动条件、劳动者接触化学有害因素的程度、生产装置泄漏、防护措施效果的监测、评价、管理及职业卫生监督检查等。

本标准不适用于非职业性接触。

(四)《工作场所有害因素职业接触限值　第 2 部分：物理因素》(GBZ 2.2—2007)

本标准规定了工作场所物理因素职业接触限值。

本标准适用于存在或产生物理因素的各类工作场所，适用于工作场所卫生状况、劳动条件、劳动者接触物理因素的程度、生产装置泄漏、防护措施效果的监测、评价、管理、工业

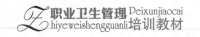
企业卫生设计及职业卫生监督检查等。

本标准不适用于非职业性接触。

（五）《工作场所空气中有害物质监测的采样规范》（GBZ 159—2004）及职业卫生检测标准方法

2004 年 5 月卫生部颁布了《工作场所空气中有害物质监测的采样规范》和 81 类化合物职业卫生检测标准方法"GBZ/T 160.1～81—2004"。2007 年 6 月，卫生部又颁布了 4 类化合物职业卫生检测标准方法"GBZ/T 160.82～85—2007"和修订的 12 类化合物职业卫生检测标准法。《工作场所空气中有害物质监测的采样规范》包括采集空气样品的基本要求、监测类别及其采样要求、采样前的准备、采样方法的选定、定点采样、个体采样、采样注意事项等内容。

（六）基础标准

基础标准包括《职业卫生标准制定指南》（GBZ/T 210.1～5—2008）和《职业卫生名词术语》（GBZ/T 224—2010）。

《职业卫生标准制定指南》于 2008 年发布，分为"工作场所化学物质职业接触限值"、"工作场所粉尘职业接触限值"、"工作场所物理因素职业接触限值"、"工作场所空气中化学物质的测定方法"和"生物材料中化学物质的测定方法"5 个方面，该标准对指导职业卫生标准的制定具有重要意义。《职业卫生名词术语》（GBZ/T 224—2010）规定了职业卫生术语的分类和定义或含义，适用于职业卫生的科研、管理及教学培训，2010 年 1 月 22 日正式公布，自 2010 年 8 月 1 日起实施。

（七）防护标准

卫生部已发布《石棉作业职业卫生管理规范》《工作场所防止职业中毒卫生工程防护措施》《有机溶剂工作场所个人职业病防护用品使用规范》《使用人造矿物纤维绝热棉职业病危害防护规程》《服装干洗业职业卫生管理规范》《血源性病原体职业接触防护导则》《高毒物品作业岗位职业病危害告知规范》《高毒物品作业岗位职业病危害信息指南规范》《密闭空间作业职业病危害防护规范》《建筑行业职业病危害预防控制规范》以及《纺织印染业职业病危害预防控制指南》等。防护标准起草过程中除参考发达国家（主要为美国）的相关标准和有关指南外，还重点参考了国际劳工组织的有关公约、建议书、操作规程、手册和世界卫生组织的有关指南。

（八）职业病诊断标准

截至 2009 年年底，已制定和修订的职业病及其相关标准共 96 个，其中职业病基础标准 2 个（《职业病诊断名词术语》和《职业病诊断标准编写的基本规定》），职业中毒诊断标准 65 个，尘肺病诊断标准 2 个，物理因素所致职业病诊断标准 5 个，生物因素所致职业病诊断标准 1 个，职业性皮肤病诊断标准 8 个，职业性眼病诊断标准 4 个，职业性耳鼻喉口腔疾病诊断标准 3 个，职业性肿瘤诊断标准 1 个，其他职业病诊断标准 5 个。2014 年 10 月 31 日，国家卫生和计划生育委员发布并实施的《职业病诊断通则》（GBZ/T 265—2014），规定了职业病诊断的基本原则和通用要求，用以指导国家公布的《职业病分类和目录》中职业病的诊断。

（九）警示和报警标准

2003 年卫生部制定发布了《工作场所职业病危害警示标志》（GBZ 158—2003），规范了工作场所职业病危害警示标志的种类、标志的设计原则、标志的选用和设置。针对我国高危行业职业病危害严重的特点，2009 年卫生部制定发布了《工作场所有毒气体检测报警装置设置规范》（GBZ/T 223—2009），该标准规定了有毒气体报警点和报警值的确定方法，提出了仪器选型要求和具体的选型方法，对加强工作场所有毒气体的检测报警、使其规范化具有重要意义。

四、其他

《职业健康监护技术规范》(GBZ 188—2014)。该标准对职业健康监护的定义和范畴,开展职业健康监护的职业病危害因素和职业健康监护人群的界定原则,职业健康监护的种类和周期,职业健康监护方法和检查指标的确定等都做了简要的描述;对职业健康监护档案和管理档案,常规医学检查等做了具体的规定,并在附录中描述相应的检测方法;对接触有害化学因素、物理因素、生物因素的作业人员,粉尘作业劳动者,特殊作业人员等的职业健康监护做了详细规定。

《劳动能力鉴定 职工工伤与职业病致残等级》(GB/T 16180—2014)于2015年1月1日实施,是对原标准GB/T 16180—2006的进一步补充和完善,为保障因工作遭受事故伤害或者患职业病的劳动者获得医疗救治和经济补偿,对工伤或患职业病劳动者的伤残程度做出更加客观、科学的技术鉴定而制定。

此外,国家安全生产监督管理总局发布了一系列有关职业卫生的行业标准,部分见表2-3。

表 2-3 国家安监总局发布的职业卫生行业标准

编 号	名 称
AQ 4201—2008	电子工业防尘防毒技术规范
AQ 4202—2008	作业场所空气中呼吸性煤尘接触浓度管理标准
AQ 4203—2008	作业场所空气中呼吸性岩尘接触浓度管理标准
AQ 4204—2008	呼吸性粉尘个体采样器
AQ 4205—2008	矿山个体呼吸性粉尘测定方法
AQ/T 4206—2010	作业场所职业危害基础信息数据
AQ/T 4207—2010	作业场所职业危害监管信息系统基础数据结构
AQ/T 4208—2010	有毒作业场所危害程度分级
AQ 4209—2010	城镇污水处理厂防毒技术规范
AQ 4210—2010	革类加工制造业防尘防毒技术规范
AQ 4211—2010	家具制造业防尘防毒技术规范
AQ 5208—2011	涂装职业健康安全通用要求
AQ/T 5209—2011	涂装作业危险有害因素分类
AQ/T 4212—2011	氧化铝厂防尘防毒技术规程
AQ 4213—2011	煤层气开采防尘防毒技术规范
AQ 4214—2011	焊接工艺防尘防毒技术规范
AQ 4215—2011	制革职业安全卫生规程
AQ/T 4216—2011	钢铁冶炼企业职业健康管理技术规范
AQ 4217—2012	粉尘采样器技术条件
AQ/T 4218—2012	铝加工厂防尘防毒技术规程
AQ/T 4219—2012	焦化行业防尘防毒技术规范
AQ 4220—2012	石材加工工艺防尘技术规范
AQ 4221—2012	粮食加工防尘防毒技术规范
AQ 4222—2012	酒类生产企业防尘防毒技术要求
AQ 4223—2012	自来水生产供应企业防尘防毒技术要求
AQ 4224—2012	仓储业防尘防毒技术规范
AQ 4225—2012	印刷企业防尘防毒技术规范
AQ 4226—2012	城镇燃气行业防尘防毒技术规范
AQ/T 4227—2012	汽车制造企业职业危害防护技术规程

第三章

职业卫生监督管理

第一节 职业卫生监督管理体系

一、职业卫生监督管理体系的历史沿革

新中国成立以来，我国职业卫生监督管理体系发生了四次重大变化。

自1949年到1998年，职业卫生监管工作主要由劳动部门负责。

1998年，将劳动部承担的职业卫生监察职能交由卫生部承担。

2003年，中编办对职业卫生监督管理职责进行了调整，将卫生部承担的工作场所职业卫生监督检查职责调整到国家安全监管局。

2005年，在国家安全监管总局安全生产协调司加挂职业安全监督管理司牌子；2008年，国家安全监管总局单设职业安全健康监管司，专门负责职业卫生监管工作。

2010年10月，遵照国务院重要批示，中编办经过认真调研、充分听取有关方面意见，经中央编委批准，印发了《关于职业卫生监管部门职责分工的通知》(中央编办发〔2010〕104号)，明确职业卫生监管"防、治、保"(即职业危害防治、职业病诊断治疗、职业病人社会保障)三个环节分别由一个部门为主负责；进一步调整明确了相关部门的监管职责，将拟订有关职业卫生标准、建设项目职业卫生"三同时"和职业卫生技术服务机构资质认定等职责，由卫生部调整到安全监管总局。这次职责调整，将职业卫生监管与职业安全监管相结合，是完善安全生产监管体制、加强职业卫生监管工作的一项重要举措。明确安全监管部门为职业卫生监管的执法主体，从体制上为修订《职业病防治法》提供了依据，为建立安全生产与职业卫生监管相结合的体制奠定了基础。

二、现行职业卫生监督管理体系

(一)国家安全监管总局

(1)起草职业卫生监管有关法规，制定用人单位职业卫生监管相关规章，组织拟订国家职业卫生标准中的用人单位职业病危害因素工程控制、职业防护设施、个体职业防护等相关标准。

(2)负责用人单位职业卫生监督检查工作，依法监督用人单位贯彻执行国家有关职业病防治法律法规和标准情况，组织查处职业危害事故和违法违规行为。

(3)负责新建、改建、扩建工程项目和技术改造、技术引进项目的职业卫生"三同时"审查及监督检查，负责监督管理用人单位职业病危害项目申报工作。

(4)负责依法管理职业卫生安全许可证的颁发工作，负责职业卫生检测、评价技术服务机构的资质认定和监督管理工作，组织指导并监督检查有关职业卫生培训工作。

(5)负责监督检查和督促用人单位依法建立职业病危害因素检测、评价、劳动者职业健康监护、相关职业健康检查等管理制度，监督检查和督促用人单位提供劳动者健康损害与职业史、职业危害接触关系等相关证明材料。

(6)负责汇总、分析职业病危害因素检测、评价、劳动者职业健康监护等信息，向相关

部门和机构提供职业卫生监督检查情况。

（7）原由卫生部负责的建设项目（不包括医疗机构）职业病危害评价甲级资质审定工作调整为由国家安全监管总局负责。

（8）原由卫生部负责备案、审核、审查和竣工验收的下列建设项目（不包括医疗机构）职业卫生审查工作调整为由国家安全监管总局负责：

①由国务院投资主管部门和国务院授权的有关部门审批、核准或备案，总投资在500亿元人民币以上的建设项目；

②核电站建设项目；

③跨省、自治区、直辖市行政区域的建设项目。

（二）卫生部

（1）负责会同国家安全监管总局、人力资源和社会保障部等有关部门拟订职业病防治法律法规、职业病防治规划，组织制定发布国家职业卫生标准。

（2）负责监督管理职业病诊断与鉴定工作。

（3）组织开展重点职业病监测和专项调查，开展职业卫生风险评估，研究提出职业病防治对策。

（4）负责化学品毒性鉴定、个人剂量监测、放射防护器材和含放射性产品检测等技术服务机构资质认定和监督管理；审批承担职业健康检查、职业病诊断的医疗卫生机构并进行监督管理，规范职业病的检查和救治；会同相关部门加强职业病防治机构建设。

（5）负责医疗机构放射性危害控制的监督管理。

（6）负责职业病报告的管理和发布，组织开展职业病防治科学研究。

（7）组织开展职业病防治法律法规和防治知识的宣传教育，开展职业人群健康促进工作。

（三）人力资源和社会保障部

（1）负责劳动合同实施情况监管，督促用人单位依法签订劳动合同。

（2）根据职业病诊断结果，做好职业病人的社会保障工作。

（四）全国总工会

依法参与职业危害事故调查处理，反映劳动者职业卫生方面的诉求，提出意见和建议，维护劳动者合法权益。

（五）行业或用人单位主管部门

协助政府部门制定并执行有关职业安全健康政策和法律、法规以及标准和规范等，提供职业安全健康方面的信息、教育与培训、咨询等，指导本行业或用人单位加强职业卫生管理，指导隐患排查和治理，参与职业卫生事故的调查、处理。

（六）其他

职业卫生中介机构、新闻媒体、社会群体、用人单位和公众等单位、机构、部门和人员均可对各级政府、部门和用人单位进行职业卫生监督，向有关职能部门和单位举报违法、违规行为。

第二节　职业卫生监督管理原则和基本内容

一、职业卫生监督管理原则和要求

（一）分级监督管理原则

国家安全监管总局负责全国生产经营单位工作场所职业危害防治的监督管理工作。

县级以上地方人民政府安全生产监督管理部门负责本行政区域内生产经营单位工作场所职业危害防治的监督管理工作。

县级以上地方人民政府安全生产监督管理部门应当设置职业卫生监管机构，配备监管执法人员，依照职业危害防治法律、法规、规章和国家标准及行业标准的要求，对生产经营单位工作场所职业危害防治工作进行监督检查。

(二)监督管理人员的权利

安全生产监督管理部门履行监督检查职责时，有权采取下列措施：

(1)进入被检查单位及工作场所，进行职业危害检测，了解情况，调查取证。

(2)查阅、复制被检查单位有关职业危害防治的文件、资料，采集有关样品。

(3)责令违反职业病防治法律、法规的单位和个人停止违法行为。

(4)责令暂停导致职业危害事故的作业，封存造成职业危害事故或者可能导致职业危害事故发生的材料和设备。

(5)组织控制职业危害事故现场。

在职业危害事故或者危害状态得到有效控制后，安全生产监督管理部门应当及时解除第(4)项、第(5)项规定的控制措施。

(三)监督管理人员的义务

安全生产监督管理部门行政执法人员依法履行监督检查职责时，应当出示有效的执法证件。

行政执法人员应当忠于职守，秉公执法，严格遵守执法规范；涉及被检查单位的技术秘密、业务秘密以及个人隐私的，应当为其保密。

(四)对中介机构实行资质认可制度

国家对职业卫生技术服务机构实行资质认可制度。职业卫生技术服务机构应当依照本办法取得职业卫生技术服务机构资质；未取得职业卫生技术服务机构资质的，不得从事职业卫生检测、评价等技术服务。

职业卫生技术服务机构应当依法独立开展职业卫生技术服务活动，科学、客观、真实地反映技术服务事项，并对出具的职业卫生技术报告承担法律责任。

任何单位或者个人发现职业卫生技术服务机构及其从业人员、安全生产监督管理部门及其工作人员、专家库专家违反有关职业病防治的法律、法规和本办法规定的行为，均有权向安全生产监督管理部门或者有关部门举报。

二、职业卫生监督管理基本内容

(一)国家安全监管总局职业卫生监督管理的主要职责

国家安全监管总局职业卫生监督管理的基本内容主要包括以下方面：依法监督检查工矿商贸作业场所(煤矿作业场所除外)职业卫生情况；按照职责分工，拟订作业场所职业卫生有关执法规章和标准；组织查处职业危害事故和违法违规行为；承担职业卫生安全许可证的颁发管理工作；组织指导并监督检查有关职业安全培训工作；组织指导职业危害申报工作；参与职业危害事故应急救援工作。

依据《工作场所职业卫生监督管理规定》(安监总局令第 47 号)，安全生产监督管理部门应当依法对用人单位执行有关职业病防治的法律、法规、规章和国家职业卫生标准的情况进行监督检查，重点监督检查下列内容：

（1）设置或者指定职业卫生管理机构或者组织，配备专职或者兼职的职业卫生管理人员情况。

（2）职业卫生管理制度和操作规程的建立、落实及公布情况。

（3）主要负责人、职业卫生管理人员和职业危害严重的工作岗位的劳动者职业卫生培训情况。

（4）建设项目职业卫生"三同时"制度落实情况。

（5）工作场所职业危害项目申报情况。

（6）工作场所职业危害因素监测、检测、评价及结果报告和公布情况。

（7）职业病防护设施、应急救援设施的配置、维护、保养情况，以及职业病防护用品的发放、管理及劳动者佩戴使用情况。

（8）职业病危害因素及危害后果警示、告知情况。

（9）劳动者职业健康监护、放射工作人员个人剂量监测情况。

（10）职业危害事故报告情况。

（11）提供劳动者健康损害与职业史、职业危害接触关系等相关资料的情况。

（12）依法应当监督检查的其他情况。

（二）职业卫生监督检查的类型、程序和内容

1. 职业卫生监督检查的类型

职业卫生监督检查通常可分为日常监督检查、专项监督检查和举报监督检查三种类型。

（1）日常监督检查指对用人单位日常生产经营活动中职业危害防治情况的监督检查。日常监督检查通常有以下两种具体形式：

①不定期地组织监督检查执法活动。包括对用人单位全面的职业危害防治情况进行检查或对某些职业危害严重的行业和单位职业卫生状况进行重点监督检查。

②定期对用人单位开展的职业卫生监督检查。

（2）专项监督检查指针对专门或特殊的职业卫生工作进行的监督检查。具体内容包括：对职业卫生安全许可证颁发管理工作的监督检查；对使用有毒物品作业的用人单位职业卫生安全许可条件保持情况的监督检查；对用人单位及其工作场所相关人员职业安全健康培训工作的监督检查；对建设项目职业卫生"三同时"工作的监督检查；对用人单位职业安全健康防护用品使用情况的监督检查；对重点岗位职业危害及其防护情况的监督检查等。

（3）举报监督检查指根据举报进行的监督检查活动。根据劳动者对职业危害的投诉和工会组织对严重职业危害情况的检举、揭发，派人员调查，依法进行处理。

2. 职业卫生监督检查的程序

政府职业卫生监管人员履行作业场所职业卫生监督检查活动的程序，一般包括5个步骤：监督检查准备、监督检查企业守法情况、调查作业现场、提出意见或建议、发出职业卫生监督检查执法文书。

发出职业卫生监督检查执法文书后，在整改期限到达后，职业卫生监督管理部门要安排一次跟进监督检查，即深入现场核实企业整改措施是否到位并符合要求。企业接到职业卫生监督检查执法文书后，逾期不作改进的，职业卫生监督管理机构应按有关规定给予相应的行政处罚。

3. 监督检查的内容

（1）听取并了解企业现状和职业卫生管理现状。

（2）查阅企业相关资料。包括职业卫生管理资料、职业卫生培训档案、员工职业健康监护档案、职业危害项目申报资料、职业病危害因素监控检测资料、劳动合同、近三年来"三同时"相关资料等。

（3）重点检查工作现场的以下内容：职业病危害因素的来源，职业卫生防护设施和个人劳动防护用品，警示标志、警示说明、公告栏。

（4）在工作现场询问职工时，应随机询问部分现场接触职业病危害因素的生产人员（如技术员、老工人），间接验证企业提供的有关情况。

（5）对查阅、询问、检查等结果进行详细记录。

第三节　行政处罚

行政处罚是指具有行政处罚权的行政主体为维护公共利益和社会秩序，保护公民、法人或其他组织的合法权益，依法对行政相对人违反行政法律法规而尚未构成犯罪给予法律制裁的行政行为。

行政处罚的种类包括：警告；罚款；没收违法所得，没收非法财物；责令停产停业；暂扣或者吊销许可证，暂扣或者吊销执照；行政拘留；法律、行政法规规定的其他行政处罚。

安全生产监督管理部门进行行政处罚时主要依据《安全生产法》《职业病防治法》《使用有毒物品工作场所劳动保护条例》《生产安全事故报告和调查处理条例》《建设项目职业卫生"三同时"监督管理暂行办法》《职业病危害项目申报办法》《工作场所职业卫生监督管理规定》《用人单位职业健康监护监督管理办法》等法律法规。

一、职业卫生行政处罚程序

安全生产监督管理部门在对相对人实施职业卫生行政处罚过程中的方式和步骤，即为职业卫生行政处罚程序。

1. 受理与立案

受理是指安全生产监督管理部门对于在职业卫生监督管理中发现的、卫生机构监测报告的、社会举报的、上级交办或者下级报请的、有关部门移送的案件，予以接收的行为。

立案是指安全生产监督管理部门对于受理的案件，认为符合法定条件的，决定立案查处的行为。

2. 调查取证

调查取证是职业卫生行政处罚决定的必经程序，是指安全生产监督管理部门对受理并立案的案件，所做的现场考察、现场勘验、现场检查、询问有关人员、请求鉴定、调取有关证据的行为。

3. 处罚决定

（1）简易程序

职业卫生行政处罚的简易程序，又称当场处罚程序，是指在具备某些条件的情况下，由职业卫生执法人员当场作出处罚决定，并当场执行的步骤、方式、时限、形式等。《行政处罚法》规定："违法事实确凿并有法定依据，对公民处以50元以下、对法人或者其他组织处以1000元以下罚款或者警告的行政处罚的，可以当场作出行政处罚决定。"

行政执法人员当场作出行政处罚决定，应当严格遵循以下程序：

①出示执法证件，表明执法人员身份。

②告知作出行政处罚决定的事实、理由和根据。

③听取当事人的陈述和申诉。

④填写预定格式、编有号码的行政处罚决定书。该行政处罚决定书应当写明当事人违法的事实行为、行政处罚的依据、罚款数额、时间、地点以及行政机关名称，并由执法人员签名或者盖章。

⑤行政处罚决定书当场交付当事人。

⑥备案。

⑦执行。

（2）一般程序

职业卫生行政处罚的一般程序，又称普通程序，是指除简易程序和听证程序之外的违法行为实施行政处罚所适用的程序，是职业卫生行政处罚中的最基本、内容最完善、适用最广泛的程序。除法律、法规另有规定外，任何一个职业卫生行政处罚决定必须适用这一程序。其适用范围包括：

①重大案件，除《行政处罚法》规定的可以当场作出的行政处罚外的所有行政案件。

②情节复杂的案件，即需要经过调查才能给予处罚的案件。

③当事人对于执法人员给予当场处罚的事实认定有分歧而无法作出行政处罚决定的案件。

行政处罚一般程序的具体内容如下。

①调查取证。在调查或者进行检查时，执法人员不得少于两人，并应当向当事人或者有关人员出示证件。当事人或者有关人员应当如实回答询问，并协助调查或者检查，不得阻挠。询问或者检查应当制作笔录。在搜集证据时，可以采取抽样取证的方法。在证据可能灭失或者以后难以取得的情况下，经执法部门负责人批准，可以先行登记保存，并应当在 7 日内及时作出处理决定，在此期间，当事人或者有关人员不得销毁或者转移证据。执法人员与当事人有直接利害关系的，应当回避。

②告知处的事实、理由、依据和有关权利。《行政处罚法》规定，当事人有权进行陈述和申辩。行政机关必须充分听取当事人的意见，对当事人提出的事实、理由和证据，应当进行复核。当事人提出的事实、理由或者证据成立的，行政机关应当采纳。行政机关不得因当事人申辩而加重处罚。执法部门及其执法人员在作出行政处罚决定之前，不向当事人告知给予行政处罚的事实、理由和依据，或者拒绝听取当事人的陈述、申辩，行政处罚决定不能成立，当事人放弃陈述或者申辩权利的除外。

③听取陈述、申辩或者举行听证。《行政处罚法》规定，行政机关在作出行政处罚决定之前，应当听取当事人的陈述和申辩；如果当事人要求举行听证，并且确实符合听证条件的，行政机关应当举行听证会。

④处决定。根据《行政处罚法》有关规定，经过上述三个程序后，行政机关负责人应当对调查结果进行审查，根据不同情况分别作出如下决定：

a. 确有应受行政处罚的违法行为的，根据情节轻重及具体情况，作出行政处罚决定。

b. 违法行为轻微，依法可以不予行政处罚的，不予行政处罚。

c. 违法事实不能成立的，不得给予行政处罚。

d. 违法行为已构成犯罪的，移送司法机关。

对情节复杂或者重大违法行为给予较重的行政处罚，行政机关的负责人应当集体讨论决定。

（3）听证程序

职业卫生行政处罚的听证程序，是指安全生产监督管理部门遵照行政处罚的公正、公开原则，针对处理案件较复杂或者较重大的违法行为，处以较重的行政处罚时，告知当事人有要求安全生产监督管理部门或卫生行政部门举行听证会查清案件事实、进行陈述、申辩、质证的权利；当事人要求听证的，安全生产监督管理部门应当组织听证会并承担听证费用。《行政处罚法》规定了下列四种情况可以适用听证程序：

①责令停产停业。

②吊销许可证或者执照。

③较大数额罚款。

④其他较重的行政处罚。

听证程序的基本内容包括：

①告知当事人有要求听证的权利。

②告知当事人在限期内提出听证要求。当事人应当在行政机关告知后 3 日内提出要求。

③告知当事人听证时间、地点。

④公开听证。

⑤非本案调查人员主持听证。

⑥听证委托代理。

⑦当事人进行申辩和质证。

⑧制作听证笔录。

⑨审查听证结果报告，作出处理决定。

4. 送达

职业卫生行政处罚程序中的送达，是指安全生产监督管理部门或者法律、法规授权的具有职业卫生行政处罚权的组织，依照法定的方式和程序，将有关法律文书送交当事人的活动。职业卫生行政处罚程序中的送达主要有当场送达、直接送达、留置送达、委托送达、邮寄送达和公告送达。

5. 行政处罚的执行与结案

职业卫生行政处罚的执行，是指安全生产监督管理部门依照法定的职权和程序作出了行政处罚决定，当事人自己履行或者强制当事人履行已经作出的职业卫生行政处罚决定的行为。职业卫生行政处罚决定的执行规则是：

(1)职业卫生行政处罚决定作出后，当事人应当在处罚决定书规定的期限内予以履行，即当事人应当自收到行政处罚决定书之日起 15 日内，到指定的银行缴纳罚款。银行应当收受罚款，并将罚款直接上缴国库。

(2)当事人对职业卫生行政处罚决定不服，申请行政复议或者行政诉讼的，行政处罚不停止执行，但行政复议或行政诉讼期间裁定停止执行的除外。

(3)依据简易程序作出的职业卫生行政处罚决定，安监或卫生执法人员可以当场执行，并必须为当事人开具财政部门统一制发的专用罚没收据。

(4)在边远、水上、交通不便等地区，当事人履行职业卫生行政处罚决定向指定银行缴纳确有困难的，经当事人提出，安全生产监督管理部门或卫生行政部门及其执法人员可以当场收缴罚款。

《行政处罚法》第五十一条规定，当事人逾期不履行行政处罚决定的，作出行政处罚决定的行政机关可以采取下列措施：

(1)到期不缴纳罚款的，每日按罚款数额的 3% 加收罚款。

(2)根据法律规定，将查封、扣押的财物拍卖或者将冻结的存款划拨抵缴罚款。

(3)申请人民法院强制执行。

《行政处罚法》第五十二条规定，当事人确有经济困难，需要延期或者分期缴纳罚款的，经当事人申请和行政机关批准，可以暂缓或者分期缴纳。

安全生产监督管理部门或卫生行政部门作出的行政处罚决定执行完毕后，案件即办结。承办人应当制作结案报告，并将有关材料归档。适用听证程序的案件应在一个月内报上级行政机关法制机构备案。

二、职业卫生行政强制执行程序

职业卫生行政强制执行是须向法院申请才能实施的行为，安全生产监督管理部门或卫生行政部门自身没有强制执行权，这一权力只能通过法院依法实施。这一性质和特点也就决定了职业卫生行政强制执行必须依照法定程序进行，这也是保障强制执行的合法性和防止相对人的合法权益被非法侵害的重要手段和条件。

1. 实施安监或卫生行政强制执行程序的适用条件

(1)实施行政强制措施时，必须已取得确凿的证据，即职业卫生行政处罚决定是行政强制执行的根据，也是进入强制执行程序的前提条件。

(2)应按规定向被检查人出具强制措施的书面通知，并送达到执行人，书面通知中必须载明实施强制措施的理由和依据、所采取的措施及当事人的权利和义务；一般要再次要求相对人自动履行处罚决定，即采用告诫的方式进行敦促，如相对人仍不履行，则可进入实质阶段向法院申请强制执行。

(3)按规定需报上级行政部门或同级人民政府批准的，必须经批准后方能实施，但限制人身自由的行政处罚权只能由公安机关行使。

(4)安全生产监督管理部门实施强制措施后，应在有关法律、法规、规章规定的期限内，作出解除强制措施或进一步处理的决定。

2. 法院的强制执行程序

根据我国现行法律、法规的规定，职业卫生行政处罚决定需要强制执行时，应向法院提出执行申请。经审查后由法院按司法程序实施。具体程序如下。

(1)审查立案

法院收到安全生产监督管理部门的强制执行申请书、行政处罚决定和其他有关材料后，要从事实依据和法律依据两个方面进行审查核实。经审核认为职业卫生行政处罚决定正确、执行申请合法，且其他有关材料齐备的，即立案予以执行。倘若认为上述内容有问题，则不予立案并将申请书退回安全生产监督管理部门。

(2)通知履行

对于立案执行的职业卫生处罚决定，法院要向被处罚人发出执行通知书，并指定履行期限。假如被处罚的相对人仍拒不履行，法院则将强制执行。

(3)执行

职业卫生强制执行由法院主持，特殊情况可请有关部门予以协助，如公安部门、安全生产监督管理部门等。执行完毕，法院要将执行结果书面通知申请执行的安全生产监督管理部门。

第四节　法律救济途径

一、行政复议

对安全生产监督管理部门或卫生行政部门的处罚决定不服的，可向同级人民政府或上级安全生产监督管理部门或卫生行政部门申请行政复议，但不得停止执行处罚决定。

(1)申请人申请复议的范围如下：

①对行政机关作出的警告、罚款、没收违法所得、没收非法财物、责令停产停业、暂扣或者吊销许可证、暂扣或者吊销执照、行政拘留等行政处罚决定不服的。

②对行政机关作出的限制人身自由或者查封、扣押、冻结财产等行政强制措施决定不服的。

③认为行政机关侵犯合法的经营自主权的。

(2)申请人委托近亲属或其他人作为代理人参加行政复议的，应向行政复议办公室提交申请人签署的授权委托书原件、代理人身份证复印件。律师应出示本人执业证书。

(3)提出行政复议申请应向行政复议办公室提交以下书面材料：

①行政复议申请书。

②行政机关作出具体行政行为的文书(如行政处罚决定书等)。

③有关证据或材料。

(4)行政复议申请书应包括以下内容：

①申请人的姓名(名称、商号)、住址、工作单位、年龄、民族，用人单位应写明工商登记号。

②被申请复议的安全生产监督管理部门或卫生行政部门名称。

③申请复议的事实与理由。

④其他有关情况。

(5)行政复议申请未被接受的，将在提交申请书之日起5个工作日内书面通知。

(6)行政复议申请被依法受理的，在法定复议期限内，申请人不得向人民法院提起行政诉讼。

(7)复议过程中，申请人、被申请人和第三人及其他有关人员、组织应配合行政复议办公室的工作，提供有关材料，接受调查。

(8)申请人、第三人要求查阅被申请人的书面答复、作出具体行政行为的证据、依据和其他有关材料的，应向行政复议办公室提出书面申请，并列明查阅材料名称。代理人查阅上述材料的，应向行政复议办公室提交申请人或第三人签署的授权委托书原件、代理人身份证复印件。律师应出示本人执业证书。

(9)复议过程中，申请人撤回复议申请的，应向行政复议办公室提交书面要求，并说明理由。

(10)行政复议自受理申请之日起60天内作出复议决定；情况复杂的，延长30天作出，并将书面材料告知申请人及被申请人。

(11)行政复议决定书一经送达，即发生法律效力。

二、行政诉讼

对安全生产监督管理部门或卫生行政部门的处罚决定不服的，除了申请行政复议外，还可向辖区同级人民法院起诉。

(一)起诉的一般条件

(1)原告是认为具体行政行为侵犯其合法权益的公民、法人或者其他组织。

(2)有明确的被告。

(3)有具体的诉讼请求。

(4)属于人民法院受案范围和受诉人民法院管辖。

（二）起诉的时间条件

1. 一般期限与特殊期限

(1)一般期限：依法直接起诉的，自知道作出具体行政行为之日起 3 个月内提出；经复议的，在收到复议决定书之日起 15 日内向人民法院起诉。

(2)特殊期限：特殊期限则取决于单行法律、法规的规定。

2. 起诉期限的计算

行政诉讼的起诉期限从公民、法人或其他组织知道行政机关作出具体行政行为之日起计算；行政机关未告知当事人的起诉权或起诉期限的，起诉期限从公民、法人或其他组织知道或者应当知道起诉期限之日起计算，但从知道或应当知道具体行政行为内容之日起最长不得超过 2 年；当事人不知道具体行政行为内容时起诉期限从知道或应当知道该具体行政行为内容之日起计算，对涉及不动产的具体行政行为从作出之日起超过 20 年，其他具体行政行为从作出之日起超过 5 年提起起诉的，人民法院不予受理。

3. 起诉期限延迟的处理

行政诉讼中要延长起诉期限应符合三个条件：

(1)起诉期限耽误的原因是不可抗力或者其他特殊情况。

(2)由于法定事由耽误起诉期限的，在障碍消除后的 10 日内，可以申请延长期限。

(3)当事人申请延长期限是否准许应由人民法院决定。

第四章

职业卫生日常管理

第一节　管理组织机构和规章制度建设

用人单位职业危害及职业病管理组织机构和规章制度建设应包括以下内容：制定本单位职业卫生方针；设置职业病防治领导机构；设置职业卫生管理机构；明确相关组织的职能；配备专（兼）职的职业卫生专业人员；职业病防治工作纳入目标管理责任制；制定职业病防治计划和实施方案；建立、健全职业卫生管理制度；设置岗位操作规程；建立、健全职业卫生档案；建立、健全劳动者职业健康监护档案；建立、健全工作场所职业病危害因素监测及评价制度；确保职业病防治管理必要的经费投入；建立、健全职业病危害事故应急救援预案；依法参加工伤保险。

一、制定本单位职业卫生方针

用人单位应依据国家有关职业病防治的法规、政策、标准的要求，根据本单位的规模和活动类型，在征询劳动者及其代表意见的基础上，制定书面的职业卫生方针。

职业卫生方针应按以下要求制定：遵守国家有关职业病防治法律、法规、标准和规范；预防和控制职业病及工作相关疾病，保护劳动者健康；应符合本单位实际，适合本单位的规模和活动性质；保证全员参与。

职业卫生方针应达到以下要求：内容明确，注明制定日期，并经法定代表人签字生效，或签发实施；及时公布，保证全体劳动者及所有相关方及时得知；定期评估，确保职业卫生方针持续的适用性。

二、设立职业卫生领导机构

法定代表人是用人单位职业卫生管理体系的最高责任人，全面负责用人单位的职业病防治工作。

用人单位法定代表人可在最高决策层任命一名或几名人员作为分管职业卫生工作的负责人，其职责是：建立、实施、定期评审职业卫生管理体系；定期向最高管理层报告职业卫生管理体系的绩效；组织并推动全体劳动者参加职业卫生管理活动。

职业卫生领导机构由法定代表人、管理者代表、相关职能部门以及工会代表组成，其主要职责是审议职业卫生工作计划和方案，布置、督查和推动职业病防治工作。

三、设置职业卫生管理机构

用人单位应设置或者指定职业卫生管理机构及其相关组织，负责本单位职业卫生管理体系的建立和运行。

职业卫生管理机构及其相关组织的责任是：组织执行职业卫生管理体系的方针政策；制定职业卫生管理工作计划，确定明确的目标及量化指标，并组织实施；组织对劳动者的职业卫生培训以及劳动者之间（包括劳动者及其代表）的合作与交流，以全面实施其职业卫生管理体系要素；负责确定职业危害识别、评价及其控制人员的职责、义务和权利，并告知劳动者；制定有效的职业病防治方案，以识别、控制和消除职业病危害及工作有关疾病；监督管理和评估本单位的职业病防治工作；负责工作场所职业卫生监测和职工职业健康监护。

四、用人单位应明确相关组织的职能

用人单位应明确工会、人事及劳动工资、企业管理、财务、生产调度、工程技术、职业卫生管理等相关部门在职业卫生管理方面的职责和要求。

五、配备专（兼）职的职业卫生专业人员

用人单位应配备专（兼）职的职业卫生专业人员，对本单位职业卫生工作提供技术指导和管理。用人单位按职工总数的千分之二到千分之五配备职业卫生专（兼）职人员，职工人数少于三百人的用人单位至少应配备一名职业卫生专（兼）职人员。应检查职业卫生专（兼）职人员的书面聘用文件、个人资质（职业卫生专业知识背景、工作经历和执业医师资格）文件和专业档案。

六、职业卫生管理工作纳入目标管理责任制

用人单位在制定生产经营整体规划时，应将职业卫生管理工作纳入法定代表人的目标管理责任制中，并通过层层分解的目标使下属机构都有相应的职责、任务、目标、进度和考核指标。

七、制定职业卫生管理工作计划和实施方案

用人单位制定的年度职业卫生管理工作计划应包括目的、目标、措施、考核指标、保障条件等内容。实施方案应包括时间、进度、实施步骤、技术要求、考核内容、验收方法等内容。

用人单位每年应对职业卫生管理工作计划和实施方案的落实情况进行必要的评估，并撰写年度评估报告。评估报告应包括存在的问题和下一步的工作重点。书面评估报告应送达决策层阅知，并作为下一年度制定计划和实施方案的参考。

八、建立、健全职业卫生管理制度

用人单位应根据国家、地方的职业卫生管理法律法规的要求，结合本单位实际制定相应的规章制度。职业卫生管理制度应涵盖职业病危害项目申报、建设项目职业病危害评价、作业场所管理、作业场所职业病有害因素监测、职业病防护设施管理、个人职业病防护用品管理、职业健康监护管理、职业卫生培训、职业危害告知等方面。

职业卫生管理制度应包括管理部门、职责、目标、内容、保障措施、评估方法等要素。

九、设置岗位操作规程

岗位操作规程应经科学论证，并与岗位职责相对应，其内容应包括职业卫生防护措施，可张贴或以其他方式展示，方便劳动者了解，提示劳动者遵守。

十、建立、健全职业卫生档案

职业卫生档案是职业病防治过程的真实记录和反映，也是卫生行政执法的重要参考依

据。用人单位应建立职业卫生档案，指定专（兼）职人员负责，并应对档案的借阅作出规定。

职业卫生档案应包括用人单位职业卫生基本情况、生产工艺流程、所使用的原辅材料名称及用量、产品、副产品、中间产品产量、职业性有害因素动态监测结果及其汇总、职业健康监护结果、职业病病人档案、职业病防护设施运转及维护档案等内容。

十一、建立、健全职业健康监护档案

根据规定，用人单位应为存在劳动关系的劳动者（含临时工）建立职业健康监护档案。劳动者名册应按照上岗前、在岗期间和离岗后分别建立存档。

职业健康监护档案应包括以下内容：劳动者姓名、性别、年龄、籍贯、婚姻、文化程度、嗜好等一般概况；劳动者职业史、既往史和职业病危害接触史；相应工作场所职业病危害因素监测情况表；历次职业健康检查结果及处理情况；职业病诊疗等劳动者健康资料。

十二、建立、健全工作场所职业病危害因素监测及评价制度

用人单位应建立、健全工作场所职业病危害因素监测及评价制度。监测及评价制度应包括应检测的车间（分厂）、岗位、职业性有害因素、经职业卫生现场调查确定的检测岗位点分布图及应测点应测样品数、检测周期、委托的检测机构（有相应资质）和经费保障等内容。

十三、确保职业卫生管理必要的经费投入

职业卫生管理经费包括人员配备、机构设置、职业卫生预防和治理、建设项目职业危害预评价和控制效果评价、职业卫生防护设施配置与维护、个人职业病防护用品配置与维护、职业危害因素检测与评价、职业健康监护、职业卫生培训、职业病病人诊断、治疗、赔偿与康复、工伤保险等方面。

为了建立企业安全生产投入长效机制，维护社会公共利益，根据《中华人民共和国安全生产法》等有关法律法规和国务院有关决定，财政部、国家安全生产监督管理总局联合制定了《企业安全生产费用提取和使用管理办法》（财企〔2012〕16 号）。安全生产费用（以下简称安全费用）是指企业按照规定标准提取在成本中列支，专门用于完善和改进企业或者项目安全生产条件的资金。职业卫生管理的相关费用也属于安全费用，所以用人单位应该严格按照财企〔2012〕16 号的相关规定提取和使用安全费用。

用人单位应定期评估职业卫生管理经费投入是否与生产经营规模、职业危害的控制需求相适应。

十四、依法参加工伤保险

用人单位应为存在劳动关系的劳动者（含临时工）缴纳工伤保险费。

第二节　职业危害项目申报

一、《作业场所职业危害申报管理办法》存在的问题

《作业场所职业危害申报管理办法》（安监总局令第 27 号）颁布实施以来，对于促进用人单位申报职业危害，推动安全监管部门加强职业卫生监督管理发挥了重要作用。但在施行过程中也出现了一些不适应之处。

（1）规定职业危害每年申报一次过于频繁。"作业场所职业危害每年申报一次"，这样规

定的目的是使安全监管部门通过用人单位的申报，及时掌握用人单位作业场所职业病危害因素的最新情况。但在具体实施过程中发现，大多数用人单位的生产经营活动相对稳定，职业病危害因素种类及用人单位基本情况等在较长时间内不会发生大的变化，每年一次申报只是申报原来的内容，增加了用人单位和安全监管部门的工作负担。

（2）要求申报的内容较多，多数用人单位难以准确申报，在一定程度上制约了申报工作的开展。在职业危害项目申报过程中，基层安全监管部门和用人单位反映，原来的申报内容过于全面和细致，在目前职业卫生技术服务机构数量严重不足的情况下，受制于职业病危害因素检测和职业危害现状评价工作滞后，多数用人单位难以准确申报工作场所职业病危害因素的浓度或强度等，这也在客观上制约了职业危害项目申报工作的开展。

因此，应当对《作业场所职业危害申报管理办法》进行必要的修订，使职业危害项目申报工作回归《职业病防治法》的立法原意，规定用人单位仅申报存在的职业危害等主要内容，改变申报受制于检测和评价的状况，使申报工作服务于摸清用人单位职业危害底数即可。

二、《职业病危害项目申报办法》（安监总局令第 48 号）解读

为了规范职业危害项目的申报工作，加强对用人单位职业卫生工作的监督管理，国家安全生产监督管理总局颁布了《职业病危害项目申报办法》（以下简称《申报办法》），替代了《作业场所职业危害申报管理办法》。二者比较，主要有以下变化。

1. 修改规章名称

根据修改后的《职业病防治法》第十六条第一款"国家建立职业危害项目申报制度"、第三款"职业危害项目申报的具体办法由国务院安全生产监督管理部门制定"的规定，将规章名称修改为《职业病危害项目申报办法》。

2. 明确申报主体和受理申报的部门

根据《职业病防治法》第十八条的规定，《申报办法》规定，用人单位工作场所存在职业病目录所列职业病的危害因素的，应当及时、如实向所在地安全生产监督管理部门申报危害项目。考虑到煤矿安全监察机构一直负责煤矿的职业卫生工作，为了推动煤矿安全监察工作的开展，保证煤矿职业卫生监督检查工作的连续性，《申报办法》规定，煤矿安全监察机构依照本办法负责煤矿职业危害项目申报的监察、管理工作。

3. 改进申报内容和要求

一是简化申报内容，保留"用人单位的基本情况，工作场所职业病危害因素种类、分布情况以及接触人数"等主要内容。二是删除原办法"作业场所职业危害每年申报一次"的内容，增加了"用人单位职业危害项目发生重大变化后向原申报机关进行变更申报"的内容（第八条）。既与新修改的《职业病防治法》保持一致，保证职业危害项目申报的需要，又减轻了用人单位的负担。

4. 增加了举报的内容

为了加强职业卫生工作的社会监督，促进职业危害项目的申报工作，《申报办法》规定："安全生产监督管理部门应当建立健全举报制度，受理对用人单位违反本办法行为的举报。任何单位和个人均有权向安全生产监督管理部门举报用人单位违反本办法的行为。"

5. 规范申报内容和申报程序

根据《申报办法》的修订，国家安全监管总局相应修订了《职业危害项目申报表》（以下简称《申报表》），明确了申报内容。为提高申报工作效率，国家安全监管总局组织研发了职业危害申报与备案管理系统（以下简称申报系统，网址：http：//www.chinasafety.ac.cn）。

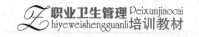

用人单位应通过该申报系统进行申报。

申报工作流程为：①登录申报系统注册；②在线填写和提交《申报表》；③安全监管部门审查备案；④打印审查备案的《申报表》并签字盖章，按规定报送地方安全监管部门。

安全监管部门收到用人单位报送的纸质《申报表》后，应当即为用人单位开具《职业危害项目申报回执》，并将《申报表》归入职业卫生管理档案。

三、职业危害申报

(一)职业危害项目概念及依据

职业危害项目，是指存在职业病危害因素的项目。职业病危害因素按照《职业病危害因素分类目录》确定。

(二)职业危害申报的原则

职业危害项目申报工作实行属地分级管理的原则。中央用人单位、省属用人单位及其所属用人单位的职业危害项目，向其所在地设区的市级人民政府安全生产监督管理部门申报。

上述规定以外的其他用人单位的职业危害项目，向其所在地县级人民政府安全生产监督管理部门申报。

(三)职业危害项目申报所需材料

用人单位申报职业危害项目时，应当提交《职业危害项目申报表》和下列文件、资料：
(1)用人单位的基本情况。
(2)工作场所职业病危害因素种类、分布情况以及接触人数。
(3)法律、法规和规章规定的其他文件、资料。

(四)职业危害申报与受理

职业危害项目申报同时采取电子数据和纸质文本两种方式。

用人单位应当首先通过"职业危害项目申报系统"进行电子数据申报，同时将《职业危害项目申报表》加盖公章并由本单位主要负责人签字后，按照相关规定，连同有关文件、资料一并上报所在地设区的市级、县级安全生产监督管理部门。

受理申报的安全生产监督管理部门应当自收到申报文件、资料之日起5个工作日内，出具《职业危害项目申报回执》。

(五)职业危害项目变更

用人单位有下列情形之一的，应当按照本条规定向原申报机关申报变更职业危害项目内容：
(1)进行新建、改建、扩建、技术改造或者技术引进建设项目的，自建设项目竣工验收之日起30日内进行申报。
(2)因技术、工艺、设备或者材料等发生变化导致原申报的职业病危害因素及其相关内容发生重大变化的，自发生变化之日起15日内进行申报。
(3)用人单位工作场所、名称、法定代表人或者主要负责人发生变化的，自发生变化之日起15日内进行申报。
(4)经过职业病危害因素检测、评价，发现原申报内容发生变化的，自收到有关检测、评价结果之日起15日内进行申报。

(六)职业危害申报其他事项

职业危害项目申报不得收取任何费用。

用人单位终止生产经营活动的，应当自生产经营活动终止之日起 15 日内向原申报机关报告并办理注销手续。

四、职业危害项目申报的监督管理

受理申报的安全生产监督管理部门应当建立职业危害项目管理档案。职业危害项目管理档案应当包括辖区内存在职业病危害因素的用人单位数量、职业病危害因素种类、行业及地区分布、接触人数等内容。

安全生产监督管理部门应当依法对用人单位职业危害项目申报情况进行抽查，并对职业危害项目实施监督检查。

安全生产监督管理部门应当建立健全举报制度，依法受理和查处有关用人单位违反本办法行为的举报。任何单位和个人均有权向安全生产监督管理部门举报用人单位违反本办法的行为。

用人单位未按照本办法规定及时、如实地申报职业危害项目的，责令限期改正，给予警告，可以并处 5 万元以上 10 万元以下的罚款。

用人单位有关事项发生重大变化，未按照本办法的规定申报变更职业危害项目内容的，责令限期改正，可以并处 5 千元以上 3 万元以下的罚款。

第三节　职业卫生安全许可管理

一、职业卫生安全许可工作

为规范使用有毒物品工作场所的职业卫生安全条件，进一步加强工作场所职业卫生安全监督管理，预防、控制和消除职业中毒危害，国家将实行职业卫生安全许可制度。

职业卫生安全许可工作是国家行政许可的一项重要内容，也是安全监管部门的一项重要职责。根据《使用有毒物品作业场所劳动保护条例》(国务院令第 352 号)有关规定，为严格规范使用有毒物品工作场所的职业卫生安全条件，预防、控制和消除职业中毒危害，逐步建立职业卫生安全许可制度，2011 年 6 月至 2012 年 3 月国家安监总局在河北省、江苏省、重庆市开展职业卫生安全许可证试点工作。

通过开展职业卫生安全许可证试点工作，研究制定并完善职业卫生安全许可证管理的相关规章制度，规范许可证发放标准、发证流程、现状评估和监督管理等环节，摸索职业卫生安全许可管理的有效办法，积累经验，为国家安全生产监督管理总局制定出台《使用有毒物品职业卫生安全许可证实施办法》，全面启动职业卫生安全许可工作创造条件、提供依据。

二、江苏省木制家具制造企业职业卫生安全许可管理

为进一步做好木制家具制造用人单位职业卫生安全许可证试点工作，根据修订后的《职业病防治法》和《工作场所职业卫生监督管理规定》(安监总局令第 47 号)等有关法律、法规和规章的规定，在总结前期试点工作运行情况的基础上，江苏省安监局征求相关人员意见，对2012 年 1 月起实施的《江苏省木制家具制造企业职业卫生安全许可证实施办法(试行)》进行了修订。

(一)适用范围

在江苏省行政区域内的木制家具制造企业(以下简称企业)，必须依照本实施办法的规定取

得职业卫生安全许可证(以下简称许可证)。未取得许可证的，不得从事使用有毒物品作业。

(二)管理原则

许可证的颁发管理工作实行企业申请、分级发证、属地监管的原则。

江苏省安全生产监督管理局(以下简称省安监局)指导、监督全省开展木制家具制造企业职业卫生安全许可工作，负责中央企业驻苏分公司和省属企业集团公司、总公司许可证的颁发和管理工作。

设区的市安全生产监督管理局(以下简称市安监局)负责本辖区内上述以外企业许可证的颁发和管理工作。

各市安监局可以委托县级安监部门进行申请材料的初审和受理工作。

(三)许可条件

(1)企业应当符合有关法律、行政法规规定的设立条件，并依法办理有关手续，取得工商营业执照或者工商预先核准文件。

(2)企业取得许可证，应当具备下列职业卫生安全基本条件：

①应当根据职业危害严重程度和劳动者人数设置或者指定职业卫生管理机构或者组织，配备专职或者兼职职业卫生管理人员。

②主要负责人、职业卫生管理人员应当具备与本单位所从事的生产经营活动相适应的职业卫生知识和管理能力，并接受职业卫生培训；对职业危害严重的岗位的劳动者进行专门的职业卫生培训，经培训合格后方可上岗作业；企业应当按照规定对接触职业危害的劳动者进行上岗前和在岗期间的职业卫生培训，因变更工艺、技术、设备、材料，或者岗位调整导致劳动者接触的职业病危害因素发生变化的，企业应当重新对劳动者进行上岗前的职业卫生培训。

③建立健全职业卫生管理制度和操作规程，应当包括各级人员职业病防治责任制和危害警示与告知、危害项目申报、宣传教育培训、防护设施维护检修、防护用品管理、监测及评价管理、职业卫生"三同时"管理、健康监护及其档案管理、事故处置与报告、应急救援与管理等制度以及职业卫生操作规程。

④有害作业与无害作业分开，工作场所与生活场所分开，工作场所不得住人。

⑤喷漆作业应当在独立的密闭喷漆间进行，喷漆间内应当安装水帘(水幕)降毒、流水排毒及上送风下排风等装置；刷漆、调漆、晾漆、涂胶、开料、打磨等作业场所应当按照相关标准设置有效通风、除尘装置。

⑥应当在醒目位置设置公告栏，公布有关职业病防治的规章制度、操作规程、职业危害事故应急措施和工作场所职业病危害因素检测结果。存在或者产生职业危害的工作场所、作业岗位、设备、设施，应当按照《工作场所职业危害警示标志》(GBZ 158—2003)的规定，在醒目位置设置图形、警示线、警示语句等警示标志和中文警示说明。警示说明应当载明产生职业危害的种类、后果、预防和应急处置措施等内容。存在或产生高毒物品的作业岗位，应当按照《高毒物品作业岗位职业危害告知规范》(GBZ/T 203—2007)的规定，在醒目位置设置高毒物品告知卡，告知卡应当载明高毒物品的名称、理化特性、健康危害、防护措施及应急处理等告知内容与警示标志。

⑦按照规定为劳动者配备符合国家职业卫生标准的个体防护用品。定期检查督促劳动者正确使用个体防护用品，及时更换、维护，并做好相关记录。

⑧按照规定由具有相应资质的职业卫生技术服务机构(以下简称技术服务机构)开展职业病危害因素检测和职业危害现状评价。

⑨按照规定由具有相应资质的职业健康检查机构对接触职业危害的劳动者进行上岗前、在岗期间、离岗时和应急时的职业健康检查，并建立职业健康监护档案。

⑩按照规定及时、如实申报职业危害项目。

⑪符合法律、法规规定和国家标准要求的其他职业卫生安全条件以及省、设区的市安全生产监督管理部门（以下统称为实施机关）认为应当具备的其他条件。

（3）企业在申请许可证前应当委托技术服务机构进行职业危害现状评价。

企业应当根据职业危害现状评价报告书的评价意见和整改建议进行整改。整改完成后，由技术服务机构对整改情况进行验收，并将验收记录作为现状评价报告的附件。

承担现状评价的技术服务机构还必须根据职业病危害因素检测报告、职业危害现状评价报告书，依照《江苏省木制家具制造企业职业卫生安全许可条件评价表（试行）》（以下简称许可条件评价表）对企业是否具备职业卫生安全许可条件进行评价，并作出明确结论。

技术服务机构对其出具的检测结果、评价报告和许可条件评价结论负法律责任。

（四）许可证的申请

中央企业驻苏分公司和省属企业集团公司、总公司向省安监局提出申请，其他企业向作业场所所在地的市安监局提出申请。

企业申请许可证，应当提交下列文件、资料：

（1）职业卫生安全许可证申请书（一式二份）。

（2）工商营业执照副本（或者工商预先核准文件）复制件。

（3）明确职业卫生管理机构，配备专（兼）职职业卫生管理人员的文件复制件。

（4）企业主要负责人和职业卫生管理人员职业卫生培训证书复制件或者培训证明材料，接触职业危害的劳动者职业卫生教育培训的有关证明材料。

（5）职业病防治岗位责任制、规章制度和操作规程目录清单。

（6）使用有毒物品作业的主要生产工序说明，使用的有毒物品名称和用量。

（7）职业病防护设施设置一览表，个体防护用品配备一览表及最近一次个体防护用品发放登记记录复制件。

（8）接触职业危害的劳动者一览表和职业健康检查总结报告复制件。

（9）工作场所职业危害项目申报回执复制件。

（10）职业危害事故应急设施一览表，包括设置报警装置和配置现场急救用品、冲洗设备、应急撤离通道等。

（11）职业病危害因素检测报告、职业危害现状评价报告书和许可条件评价表。

（12）法律、法规和规章规定以及实施机关要求提供的其他资料。

新建、改建、扩建建设项目（含搬迁项目）和技术改造、技术引进项目还需提供职业危害控制效果评价报告书和职业危害防护设施竣工验收备案或批复文件复制件。申请前1年内完成竣工验收的建设项目，可不再进行职业危害现状评价，但必须由控制效果评价报告书编制单位出具许可条件评价表。

企业申请许可证，应当在书面申请材料和有关证明材料上加盖企业公章，对其提交的文件、资料内容的真实性负责，并承担相应的法律责任。

（五）许可证申请的受理

实施机关收到企业提交的文件、资料后，应当按照规定分别作出处理。实施机关受理或者不予受理行政许可申请，应当出具加盖本实施机关专用印章和注明日期的书面凭证。

对已受理的申请，实施机关应当组织对企业提交的文件、资料进行审查；审查人员对企业提交的申请文件、资料实质性内容存在疑问，需要到现场核查的，实施机关应当指派 2 名以上工作人员及专家就有关内容进行现场核查，审查人员及现场核查的人员应当提出审查及核查意见。

实施机关应当对审查意见进行集体讨论，并在受理申请之日起 30 个工作日内作出颁发或者不予颁发许可证的决定。依法需要核查、检验、检测等，所需时间不计算在本款规定的期限内。对决定颁发的，实施机关应当自决定之日起 10 个工作日内送达或者通知企业领取许可证；对不予颁发的，应当在 10 个工作日内书面通知企业并说明理由。

(六)许可证的重新申请、变更、延期

企业改变使用有毒物品工艺流程、改变有毒物品使用场所、改变使用高毒物品种类的，必须按照规定做好职业卫生相关审查工作，并按相关规定提交文件、资料，向原实施机关重新提出申请。

企业在许可证有效期内有下列情形之一的，应当自变更之日起 10 个工作日内向原实施机关申请变更许可证：

(1)变更企业名称的。

(2)变更企业主要负责人的。

(3)变更企业注册地址的。

许可证有效期为 3 年。许可证有效期满后需要延期的，应当在许可证有效期届满前 3 个月向原实施机关申请办理延期手续，并提交下列文件、资料：

(1)职业卫生安全许可证延期申请书(一式二份)。

(2)原许可证正、副本。

(3)相关规定的相应文件、资料，其中职业病危害因素检测报告、职业危害现状评价报告和许可条件评价表必须为延期申请前 1 年内由具有相应资质的技术服务机构依法出具的有效文件。

企业符合下列条件的，其许可证有效期满申请延期时，经原实施机关同意，可不再审查，直接办理延期手续：

(1)严格遵守有关职业卫生的法律、法规、规章、标准和本实施办法的。

(2)取得许可证后，加强日常职业卫生管理，未降低职业卫生安全条件的。

(3)3 年内未发生职业危害事故的。

(4)3 年内未新增职业病病例的。

(5)符合安全生产监督管理部门规定的其他相关要求的。

上述条件必须由企业所在地安全生产监督管理部门出具证明材料。

(七)许可证的监督管理

企业隐瞒有关情况或者提供虚假材料申请许可证的，其申请不予受理或者不予颁发许可证，该企业自实施机关不予受理或者不予颁发许可证决定之日起，1 年内不得再次申请许可证。

企业以欺骗、贿赂等不正当手段取得许可证的，实施机关应当依法吊销许可证，该企业自许可证吊销之日起，3 年内不得再次申请许可证。

许可证不得出租、出借、转让、冒用、买卖、涂改和伪造。

任何单位或者个人对违反《使用有毒物品作业场所劳动保护条例》、《工作场所职业卫生监督管理规定》和本实施办法规定的行为，有权向安全生产监督管理部门举报。

第四节　职业危害防治责任制度

一、职业危害防治责任制度要求

《职业病防治法》第五条明确规定，用人单位应当建立、健全职业危害防治责任制，加强对职业病防治的管理，提高职业病防治水平，对本单位产生的职业危害承担责任。职业危害防治责任制度是指用人单位内部按照法定代表人（或负责人）总负责，部门分工负责和岗位各负其责而建立的一种责任体系和责任保证制度。

根据国内外的实践经验，工作场所职业危害的控制效果取决于用人单位职业危害防治管理效能，而职业危害防治责任制则是提高用人单位职业危害防治管理效能的制度保证。鉴于职业危害防治工作对先行性、稳定性、连续性和有效性的要求，消除职业危害，关键在于用人单位。为了有效保护用人单位劳动者的健康，必须使职业危害防治工作规范化、制度化，必须从制度上强化用人单位的职业危害的防治管理责任。用人单位要根据本单位的实际情况，结合不同职业危害的工作场所和不同的职业危害防治岗位，建立、健全职业危害防治责任制度。

二、用人单位应当建立的职业卫生管理制度

存在职业危害的用人单位应当制定职业危害防治计划和实施方案，建立、健全下列职业卫生管理制度和操作规程：①职业危害防治责任制度；②职业危害警示与告知制度；③职业危害项目申报制度；④职业病防治宣传教育培训制度；⑤职业病防护设施维护检修制度；⑥职业病防护用品管理制度；⑦职业危害监测及评价管理制度；⑧建设项目职业卫生"三同时"管理制度；⑨劳动者职业健康监护及其档案管理制度；⑩职业危害事故处置与报告制度；⑪职业危害应急救援与管理制度；⑫岗位职业卫生操作规程；⑬法律、法规、规章规定的其他职业病防治制度。

第五节　职业危害告知

职业危害告知制度是《职业病防治法》规定的重要内容之一，要求用人单位对劳动者充分履行职业危害告知义务，保证劳动者职业卫生知情权的实现。劳动者的职业卫生知情权是《职业病防治法》赋予劳动者的一项职业卫生保护权利。劳动者职业卫生知情权的范围很广，与生命健康权有着密切的联系，贯穿劳动者从事存在职业危害工作的整个过程中，包括对工作场所作业环境、原材料、生产设备等有可能产生的职业病危害因素，对职业病危害因素的性质、危害后果及防护措施、职业健康检查结果、劳动防护用品使用与维护等知识。劳动者职业卫生知情权的实现，是保护劳动者自身生命健康权的重要前提。保障劳动者健康是用人单位不可推卸的责任，用人单位理应对劳动者进行职业危害告知。用人单位的职业危害告知包括：合同职业危害告知、工作场所职业危害公告栏、警示告知、职业危害标志告知等。

一、合同告知职业危害

《中华人民共和国劳动合同法》（以下简称《劳动合同法》）规定，用人单位招用劳动者时，应当如实告知劳动者工作内容、工作条件、工作地点、职业危害、安全生产状况、劳动报

酬，以及劳动者要求了解的其他情况；用人单位有权了解劳动者与劳动合同直接相关的基本情况，劳动者应当如实说明。

用人单位与劳动者订立劳动合同(含聘用合同，下同)时，应当将工作过程中可能产生的职业危害及其后果、职业病防护措施和待遇等如实告知劳动者，并在劳动合同中写明，不得隐瞒或者欺骗。

劳动者在已订立劳动合同期间因工作岗位或者工作内容变更，从事与所订立劳动合同中未告知的存在职业危害的作业时，用人单位应当依照前款规定，向劳动者履行如实告知的义务，并协商变更原劳动合同相关条款。

用人单位违反前两款规定的，劳动者有权拒绝从事存在职业危害的作业，用人单位不得因此解除与劳动者所订立的劳动合同。

二、工作场所职业危害公告栏和警示告知

工作场所是劳动者工作的地方，也是劳动者可能受到职业危害的场所，同时是劳动者经常活动的场所。

《职业病防治法》规定：产生职业危害的用人单位，应当在醒目位置设置公告栏，公布有关职业病防治的规章制度、操作规程、职业危害事故应急救援措施和工作场所职业病危害因素检测结果。

对产生严重职业危害的作业岗位，应当在其醒目位置，设置警示标志和中文警示说明。警示说明应当载明产生职业危害的种类、后果、预防以及应急救治措施等内容。

三、职业危害说明书和标志告知

职业危害防治的根本目的在于控制和消除职业病危害因素。职业危害与采用的技术、工艺、设备、材料有着密切的关系，用人单位对于采用的技术、工艺、设备、材料，应当知悉其产生的职业危害。《职业病防治法》一方面规定了用人单位对其所采用的技术、工艺、设备、材料负有查证是否有职业危害的责任，另一方面又要求提供可能产生职业危害的设备、产生职业危害的化学品、放射性同位素和含放射物质的材料的生产、经营者，其产品说明书、标志应当符合《职业病防治法》的要求，并告知存在或可能产生的职业危害。《职业病防治法》作出了如下规定：

(1)向用人单位提供可能产生职业危害的设备的，应当提供中文说明书，并在设备的醒目位置设置警示标志和中文警示说明。警示说明应当载明设备性能、可能产生的职业危害、安全操作和维护注意事项、职业病防护以及应急救治措施等内容。

(2)向用人单位提供可能产生职业危害的化学品、放射性同位素和含有放射性物质的材料的，应当提供中文说明书。说明书应当载明产品特性、主要成分、存在的有害因素、可能产生的危害后果、安全使用注意事项、职业病防护以及应急救治措施等内容。产品包装应当有醒目的警示标志和中文警示说明。储存上述材料的场所应当在规定的部位设置危险物品标志或者放射性警示标志。

(3)国内首次使用或者首次进口与职业危害有关的化学材料，使用单位或者进口单位按照国家规定经国务院有关部门批准后，应当向国务院卫生行政部门、安全生产监督管理部门报送该化学材料的毒性鉴定以及经有关部门登记注册或者批准进口的文件等资料。

(4)进口放射性同位素、射线装置和含有放射性物质的物品的，按照国家有关规定办理。

四、职业危害警示标志

《工作场所职业卫生监督管理规定》（安监总局令第 47 号）规定：存在或者产生职业危害的工作场所、作业岗位、设备、设施，应当按照《工作场所职业病危害警示标志》（GBZ 158）的规定，在醒目位置设置图形、警示线、警示语句等警示标志和中文警示说明。警示说明应当载明产生职业危害的种类、后果、预防和应急处置措施等内容。

《工作场所职业病危害警示标志》（GBZ 158）规定了在工作场所设置的可以使劳动者对职业危害产生警觉，并采取相应防护措施的图形标志、警示线、警示语句和文字。本标准适用于可产生职业危害的工作场所、设备及产品。根据工作场所实际情况，组合使用各类警示标志。

（一）工作场所职业病危害警示标志

1. 图形标志

图形标志分为禁止标志、警告标志、指令标志和提示标志。

（1）禁止标志——禁止不安全行为的图形，如"禁止入内"标志，见表 4-1。

表 4-1 禁止标志（示例）

编号	图形符号和名称	标志含义	设置范围和地点
1	禁止入内	未经防护和允许不得入内	可能引起职业危害的工作场所入口处或泄险区周边，如高毒物品工作场所、放射工作场所等；或可能产生职业危害的设备发生故障时；或维护、检修存在有毒物品的生产装置时，根据现场实际情况设置

（2）警告标志——提醒对周围环境需要注意，以避免可能发生危险的图形，如"当心中毒"标志和"当心腐蚀"标志，见表 4-2。

表 4-2 警告标志（示例）

编号	图形符号和名称	标志含义	设置范围和地点
1	当心中毒	应当注意中毒危害	使用有毒物品的工作场所
2	当心腐蚀	应当注意腐蚀性危害	存在腐蚀物质的工作场所

（3）指令标志——强制做出某种动作或采用防范措施的图形，如"戴防护镜"标志和"戴防毒面具"标志，见表4-3。

表4-3　指令标志（示例）

编号	图形符号和名称	标志含义	设置范围和地点
1	戴防护镜	必须戴防护镜	对眼睛有危害的工作场所
2	戴防毒面具	必须戴防毒面具	可能产生职业中毒的工作场所

（4）提示标志——提供相关安全信息的图形，如"紧急出口"标志，见表4-4。

表4-4　提示标志（示例）

编号	图形符号和名称	标志含义	设置范围和地点
1	左行紧急出口	左行的紧急撤离出口	安全疏散的紧急出口处，通向紧急出口的通道处
2	右行紧急出口	右行的紧急撤离出口	安全疏散的紧急出口处，通向紧急出口的通道处

图形标志可与相应的警示语句配合使用，设置在作业场所入口处或作业场所的显著位置。

2. 警示线

警示线是界定和分隔危险区域的标志线，分为红色、黄色和绿色三种。按照需要，警示线可喷涂在地面或制成色带设置。见表4-5。

表4-5　警示线

编号	图形符号和名称	标志含义	设置范围和地点	说明
1	红色警示线	将严重危害源与其他区域分开	高毒物品工作场所、放射工作场所，紧邻事故危害源周边	限佩戴相应防护用具的专业人员进入；生产、储存、运输和使用高毒物品、放射源，必须置备

（续表）

编号	图形符号和名称	标志含义	设置范围和地点	说明
2	黄色警示线	将一般危害源与其他区域分开	一般有毒物品工作场所、紧邻事故危害区域的周边	出入此区域的人员必须进行洗消处理； 生产、储存、运输和使用一般有毒物品，必须置备
3	绿色警示线	将救援人员与公众隔离开来	事故现场救援区域的周边	患者的抢救治疗、指挥机构设在此区域； 可能发生急性中毒危害的工作场所，必须置备

3. 警示语句

警示语句是一组表示禁止、警告、指令、提示或描述工作场所职业危害的词语，共 56 种。警示语句可单独使用，也可与图形标志组合使用。

4. 《有毒物品作业岗位职业危害告知卡》

《有毒物品作业岗位职业危害告知卡》（以下简称《告知卡》）是用人单位根据实际需要由各类图形标志和文字组合而成的，如图 4-1 所示。《告知卡》是针对某一职业病危害因素，告知劳动者危害后果及其防护措施的提示卡。《告知卡》设置在使用有毒物品作业岗位的醒目位置。

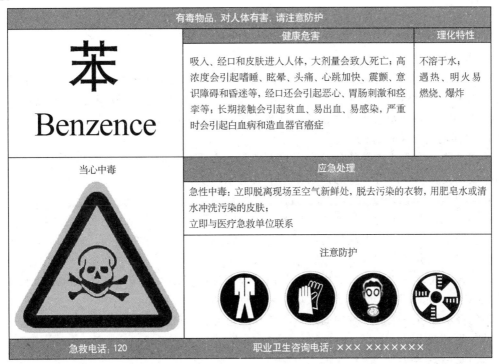

图 4-1　职业危害告知卡

(二)警示标志的设置

1. 使用有毒物品作业场所警示标志的设置

在使用有毒物品作业场所入口或作业场所的显著位置,根据需要,设置"当心中毒"或者"当心有毒气体"警告标志,"戴防毒面具"、"穿防护服"、"注意通风"等指令标志和"紧急出口"、"救援电话"等提示标志。

依据《高毒物品目录》,在使用高毒物品作业岗位醒目位置设置《告知卡》。在高毒物品作业场所,设置红色警示线。在一般有毒物品作业场所,设置黄色警示线。警示线设在使用有毒作业场所外缘不少于 30cm 处。

在高毒物品作业场所应急撤离通道设置紧急出口提示标志。在泄险区启用时,设置"禁止入内"、"禁止停留"警示标志,并加注必要的警示语句。

可能产生职业危害的设备发生故障时,或者维修、检修存在有毒物品的生产装置时,根据现场实际情况设置"禁止启动"或"禁止入内"警示标志,可加注必要的警示语句。

2. 其他职业危害工作场所警示标志的设置

在产生粉尘的作业场所设置"注意防尘"警告标志和"戴防尘口罩"指令标志。

在可能产生职业性灼伤和腐蚀的作业场所,设置"当心腐蚀"警告标志和"穿防护服"、"戴防护手套"、"穿防护鞋"等指令标志。

在产生噪声的作业场所,设置"噪声有害"警告标志和"戴护耳器"指令标志。

在高温作业场所,设置"注意高温"警告标志。

在可引起电光性眼炎的作业场所,设置"当心弧光"警告标志和"戴防护镜"指令标志。

存在生物性职业危害因素的作业场所,设置"当心感染"警告标志和相应的指令标志。

存在放射性同位素和使用放射性装置的作业场所,设置"当心电离辐射"警告标志和相应的指令标志。

3. 设备警示标志的设置

在可能产生职业危害的设备上或其前方醒目位置设置相应的警示标志。

4. 产品包装警示标志的设置

可能产生职业危害的化学品、放射性同位素和含放射性物质的材料,其产品包装要设置醒目的相应的警示标志和简明中文警示说明。警示说明载明产品特性、存在的有害因素、可能产生的危害后果、安全使用注意事项以及应急救治措施内容。

5. 储存场所警示标志的设置

储存可能产生职业危害的化学品、放射性同位素和含有放射性物质材料的场所,在入口处和存放处设置相应的警示标志以及简明中文警示说明。

6. 职业危害事故现场警示线的设置

在职业危害事故现场,根据实际情况,设置临时警示线,划分出不同功能区。

红色警示线设在紧邻事故危害源周边,将危害源与其他的区域分隔开来。限佩戴相应防护用具的专业人员可以进入此区域。

黄色警示线设在危害区域的周边,其内外分别是危害区和洁净区,此区域内的人员要佩戴适当的防护用具,出入此区域的人员必须进行洗消处理。

绿色警示线设在救援区域的周边,将救援人员与公众隔离开来。患者的抢救治疗、指挥机构设在此区域内。

(三)警示标志设置要求

除警示线外,警示标志设置的高度,尽量与人眼的视线高度一致,悬挂式和柱式的环境信息警示标志的下缘距地面的高度不宜小于 2m；局部信息警示标志的设置高度视具体情况确定。

警示标志设在与职业病危险工作场所有关的醒目位置，并有足够的时间来注意它所表示的内容；警示标志不设在门、窗等可移动的物体上。警示标志前不得放置妨碍认读的障碍物；警示标志(不包括警示线)的平面与视线夹角应接近 90°，观察者位于最大观察距离时，最小夹角不小于 75°，如图 4-2 所示。

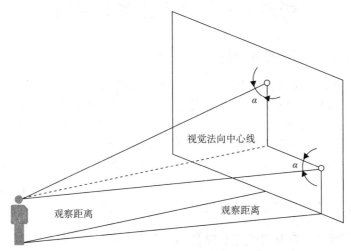

图 4-2　警示标志平面与视线夹角 α 不小于 75°

警示标志设置的位置应具有良好的照明条件。警示标志(不包括警示线)的固定方式分附着式、悬挂式和柱式三种。悬挂式和附着式的固定要稳固不倾斜，柱式的警示标志和支架应牢固地连接在一起。

警示标志(不包括警示线)要有衬边。除警告标志边框用黄色勾边外，其余全部用白色将边框勾一窄边，即为警示标志的衬边。衬边宽度为标志边长或直径的 0.025 倍。警示标志(不包括警示线)采用坚固耐用的材料制作，一般不宜使用易变形、变质或易燃的材料。有触电危险的作业场所使用绝缘材料。可能产生职业危害的设备、化学品、放射性同位素和含放射性物质的材料产品包装上，可直接粘贴、印刷或者喷涂警示标志。

警示标志牌(不包括警示线)表面要光滑，无孔洞和影响使用的任何缺陷，图形要清楚。警示标志牌(不包括警示线)的尺寸，见表 4-6。

表 4-6　警示标志牌尺寸表　　　　　　　　　　　　　　单位：m

型号	观察距离	圆形标志的外直径	三角形标志外边长	正方形标志外边长	长方形附加提示标志（长×宽）
1	0～2.5	0.070	0.088	0.063	0.126×0.063
2	2.6～4.0	0.110	0.140	0.100	0.200×0.100
3	4.1～6.3	0.175	0.220	0.160	0.320×0.160
4	6.4～10.0	0.280	0.350	0.250	0.500×0.250
5	10.1～16.0	0.450	0.560	0.400	0.800×0.400
6	16.1～25.0	0.700	0.880	0.630	1.260×0.630
7	25.1～40.0	1.110	1.400	1.000	2.000×1.000

注：1. 允许有±3%的误差。

　　2. 在特殊情况下，警示标志牌的尺寸可适当调整。

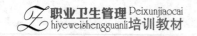

设在固定场所的警示线宽度为 10cm，警示线可用涂料制作。临时警示线宽度为 10cm，可用纤维等材料制作。

警示标志所用的颜色要符合 GB 2893 的规定。警示标志每半年至少检查一次，如发现有破损、变形、褪色等不符合要求的情况时要及时修整或更换。

第六节　职业卫生教育培训

一、职业卫生教育培训的规划

《国家职业病防治规划（2009—2015 年）》对我国职业防治教育培训作出了如下规划："制定职业病防治宣传教育规划和计划，健全职业病防治宣传教育体系和网络。加强对基层领导干部的职业病防治知识培训。强化对存在职业危害的用人单位主要负责人、管理人员和劳动者的培训，积极推进作业场所健康教育。把职业病防治相关法律法规纳入全民普法教育范围，列为健康教育和职业教育的重要内容。充分发挥新闻媒体作用，深入开展多种形式的职业病防治宣传教育活动，在全社会形成关心劳动者健康、重视职业病防治的良好氛围。发挥舆论监督和公众监督作用，鼓励群众举报职业病防治违法行为。"

二、职业卫生"百千万"培训工程简介

我国石棉、石英砂和木质家具制造行业（以下简称三个行业）的职业危害较为突出。国家安全监管总局决定开展百家石棉开采及石棉制品用人单位、千家石英砂加工用人单位和万家木质家具制造用人单位的主要负责人和职业卫生管理人员职业卫生培训工作，为此下发了《国家安全监管总局办公厅关于开展职业卫生"百千万"培训工程的通知》（安监总厅安健〔2011〕156 号）（以下简称"百千万"培训工程）。

"百千万"培训工程以学习领会职业卫生法律、法规及相关技术、管理知识为重点，以全面提高三个行业主要负责人和职业卫生管理人员的职业卫生意识和管理能力为目标，以预防和减少职业病为目的，通过严格培训考核，尽快改变目前三个行业主要负责人和职业卫生管理人员职业卫生意识薄弱、专业知识和管理能力不适应职业卫生工作要求的状况，为扭转三个行业职业危害较为突出的严峻形势提供技术支撑和管理人才保障。

通过开展职业卫生"百千万"培训工程，在三个行业里培养一批职业卫生法律意识强、懂职业卫生管理的用人单位负责人和一支素质优良的职业卫生管理人才队伍，使全国三个行业的用人单位决策者和职业卫生管理人员的职业卫生管理水平明显提升，职业危害防治能力明显提高，使用人单位的职业卫生状况得到明显改善。

三、相关人员的职业卫生培训教育

（一）用人单位主要负责人和职业卫生管理人员的培训教育

用人单位职业危害防治的责任是由其在职业危害防治工作中所处的地位和作用所决定的，因为一切职业危害防治活动都是以用人单位为基础组织的，用人单位对职业危害防治活动处于支配地位，自然成为职业危害的责任主体。用人单位应当给劳动者提供符合职业卫生要求的作业环境和工作场所，切实保障劳动者的健康权益，其责任主要在单位的负责人。只有用人单位负责人重视职业危害防治工作，掌握职业危害防治知识，才能把职业危害防治工作纳入到用人单位管理的工作范畴，全面考虑统筹安排。用人单位要做好职业危害防治的管

理工作，首先是用人单位负责人要学好、用好《职业病防治法》等法律、法规，增强职业危害防治的法律意识。同时要学好有关的职业卫生知识，用科学的态度正确认识职业危害防治的意义，处理好发展经济与保护劳动者健康的关系，从根本上转变观念，积极、主动地做好职业危害防治的管理。

《职业病防治法》规定：用人单位的主要负责人和职业卫生管理人员应当接受职业卫生培训，遵守职业病防治法律、法规，依法组织本单位的职业病防治工作。

《工作场所职业卫生监督管理规定》（安监总局令第 47 号）要求：用人单位的主要负责人和职业卫生管理人员应当具备与本单位所从事的生产经营活动相适应的职业卫生知识和管理能力，并接受职业卫生培训。

用人单位主要负责人、职业卫生管理人员的职业卫生培训，应当包括下列主要内容：①职业卫生相关法律、法规、规章和国家职业卫生标准；②职业危害预防和控制的基本知识；③职业卫生管理相关知识；④国家安全生产监督管理总局规定的其他内容。

(二)用人单位应当对劳动者进行职业卫生教育培训

用人单位应当对劳动者进行上岗前的职业卫生培训和在岗期间的定期职业卫生培训，普及职业卫生知识，督促劳动者遵守职业病防治法律、法规、规章和操作规程，指导劳动者正确使用职业病防护设备和劳动防护用品。

用人单位应当对职业危害严重的岗位的劳动者，进行专门的职业卫生培训，经培训合格后方可上岗作业。

劳动者应当学习和掌握相关的职业卫生知识，增强职业病防范意识，遵守职业病防治法律、法规、规章和操作规程，正确使用、维护职业病防护设备和个人使用的职业病防护用品，发现职业危害事故隐患应当及时报告。劳动者不履行规定义务的，用人单位应当对其进行教育。

因变更工艺、技术、设备、材料，或者岗位调整导致劳动者接触的职业病危害因素发生变化的，用人单位应当重新对劳动者进行上岗前的职业卫生培训。

(三)职业卫生技术服务机构专业技术人员培训

专业技术人员培训考核工作具体由国家安全监管总局、省级安全监管部门指定的有能力的培训机构承担。专业技术人员经培训合格后，方可从事职业卫生技术服务工作，并按照所参加的培训类别从业。专业技术人员不得同时在两个以上(含两个)职业卫生技术服务机构从业。考试成绩合格者，由国家安全监管总局或省级安全监管部门指定的培训机构颁发培训合格证书。培训合格证书有效期为三年。有效期届满，专业技术人员应当按要求参加继续教育培训。

第七节　职业危害的日常监测

一、职业危害日常监测的法律规定

用人单位应当实施由专人负责的职业病危害因素日常监测，并确保监测系统处于正常运行状态。

用人单位应当按照国务院安全生产监督管理部门的规定，定期对工作场所进行职业病危害因素检测、评价。检测、评价结果存入用人单位职业卫生档案，定期向所在地安全生产监督管理部门报告并向劳动者公布。

职业病危害因素检测、评价由依法设立的取得国务院安全生产监督管理部门或者设区的市级以上地方人民政府安全生产监督管理部门按照职责分工给予资质认可的职业卫生技术服务机构进行。职业卫生技术服务机构所作检测、评价应当客观、真实。

发现工作场所职业病危害因素不符合国家职业卫生标准和卫生要求时，用人单位应当立即采取相应治理措施，仍然达不到国家职业卫生标准和卫生要求的，必须停止存在职业病危害因素的作业；职业病危害因素经治理后，符合国家职业卫生标准和卫生要求的，方可重新作业。

职业卫生技术服务机构依法从事职业病危害因素检测、评价工作，接受安全生产监督管理部门的监督检查。安全生产监督管理部门应当依法履行监督职责。

二、职业病危害因素日常监测的目的

职业危害日常监测的目的是：及时了解和掌握工作场所的职业病危害因素的浓度、强度；及时了解和掌握工作场所的职业危害防护设施的运行情况；及时发现职业危害事故隐患。

三、职业病危害因素日常监测的要求

(1)用人单位应当依据有关国家标准和规范，根据工作场所职业病危害因素的类别，确定日常监测点、监测项目、监测方法、监测频率(次)，建立监测系统，建立监测仪器设备使用管理制度和监测结果统计公布报告制度等。

(2)用人单位要确保日常监测系统处于正常的运行状态，及时发现职业危害事故的隐患。

四、工作场所职业病危害因素的定期检测、评价

工作场所进行职业病危害因素检测和评价，是用人单位按照国务院相关部门的规定，定期对工作场所进行职业病危害因素检测并对职业病危害因素的控制效果作出评价。

定期对工作场所进行职业病危害因素检测、评价的目的在于对工作场所职业病危害因素进行全面的检测，在对检测结果进行全面分析的基础上，对工作场所职业病危害因素的种类、危害程度(浓度或强度)、防护措施及其效果进行评价，确定危害类别，为工作场所分类管理、职业危害治理、职业病诊断鉴定和相关行政部门的执法提供依据。用人单位开展本单位的职业病危害因素定期检测、评价工作，必须由取得当地省级卫生行政部门批准合格，具有法定资质的职业卫生技术服务资质的专业机构进行。其检测的结果具有客观性、真实性、科学性和准确性。根据这个检测结果，可以确定工作场所职业危害的类别和危害程度。

五、个人剂量计的使用

放射工作场所和放射性同位素的运输、储存用人单位必须为工作人员佩戴个人剂量计。

放射线是看不见、摸不着也感觉不到的特殊职业病危害因素，一旦受到放射线超剂量照射，其造成的健康损害后果；除了大剂量造成急性放射损伤外，小剂量还可能导致慢性放射损伤、遗传效应，做好防护是预防放射性职业病的关键措施。个人剂量计是测量从事放射工作的劳动者接触放射线及受放射照射强度与量大小的唯一有效手段，是防护效果评价和健康影响评价的主要依据，同时在事故条件下，能及时准确地测量出工作人员受到的照射剂量，为临床救治赢得宝贵时间。

六、职业卫生监测仪器的管理

监测仪器设备要由专人负责、定期检修、定期检定。要建立仪器设备档案，监测仪器设备

的采购单、验收记录、使用说明书、合格证、检定证书等均应存入设备档案中；监测仪器设备每年必须委托专门的检定机构进行检定；使用、维修、检定情况要记录在仪器设备档案中。

第八节 职业危害防护设备、设施与劳动防护用品管理

一、相关概念

职业危害防护设备、设施是以预防、消除或者降低工作场所的职业危害，减少职业病危害因素对劳动者健康的损害或影响，达到保护劳动者健康目的的装置。职业危害劳动防护用品是指劳动者在职业活动中个人随身穿(佩)戴的特殊用品，这些用品能消除或减轻职业病危害因素对劳动者健康的影响，如防护帽、防护服、防护手套、防护眼镜、防护口(面)罩、防护耳罩（塞）、呼吸防护器和皮肤防护用品等。

二、相关法律规定

(一)关于职业危害防护设备、设施的法律规定

在可能发生急性职业损伤的有毒、有害工作场所，用人单位应当设置报警装置，配置现场急救用品、冲洗设备、应急撤离通道和必要的泄险区。

现场急救用品、冲洗设备等应当设在可能发生急性职业损伤的工作场所或者临近地点，并在醒目位置设置清晰的标志。

在可能突然泄漏或者逸出大量有害物质的密闭或者半密闭工作场所，除遵守相关规定外，用人单位还应当安装事故通风装置以及与事故排风系统相连锁的泄漏报警装置。

生产、销售、使用、储存放射性同位素和射线装置的场所，应当按照国家有关规定设置明显的放射性标志，其入口处应当按照国家有关安全和防护标准的要求，设置安全和防护设施以及必要的防护安全连锁、报警装置或者工作信号。放射性装置的生产调试和使用场所，应当具有防止误操作、防止工作人员受到意外照射的安全措施。用人单位必须配备与辐射类型和辐射水平相适应的防护用品和监测仪器，包括个人剂量测量报警、固定式和便携式辐射监测、表面污染监测、流出物监测等设备，并保证可能接触放射线的工作人员佩戴个人剂量计。

用人单位应当对职业病防护设备、应急救援设施进行经常性的维护、检修和保养，定期检测其性能和效果，确保其处于正常状态，不得擅自拆除或者停止使用。

(二)关于职业危害劳动防护用品的法律规定

用人单位应当为劳动者提供符合国家职业卫生标准的职业病防护用品，并督促、指导劳动者按照使用规则正确佩戴、使用，不得发放钱物替代发放职业病防护用品。用人单位应当对职业病防护用品进行经常性的维护、保养，确保防护用品有效，不得使用不符合国家职业卫生标准或者已经失效的职业病防护用品。

三、工作场所防护设备、设施管理

用人单位存在职业病危害因素的，应当对有职业病危害因素的作业环境采取有效的防护措施，保障劳动者工作环境中职业病危害因素浓度(强度)符合国家的职业卫生标准和卫生要求。

用人单位在购置定型的防护设备、设施产品时，产品应当符合下列内容：产品名称、型号、生产企业名称及地址、合格证和使用说明书，使用说明书应当同时载明防护性能、适应对象、使用方法及注意事项。

用人单位应当建立防护设备、设施管理责任制，并采取下列管理措施：设置防护设备、设

施管理机构或者组织，配备专（兼）职防护设施管理员；制定并实施防护设备、设施管理规章制度；制定定期对防护设备、设施的运行和防护效果检查制度。

用人单位应当对防护设备、设施进行定期或不定期的检查、维修、保养，保证防护设备、设施正常运转，每年应当对防护设备、设施的防护效果进行综合性检测，评定防护设备、设施对职业病危害因素控制的效果。用人单位应当对劳动者进行使用防护设备、设施操作规程、防护设备、设施性能和使用要求等相关知识的培训，指导劳动者正确使用职业危害防护设备、设施。用人单位不得擅自拆除或停用防护设备、设施。如因检修需要拆除的，应当采取临时防护措施，并向劳动者配发防护用品，检修后及时恢复原状。经工艺改革已消除了职业病危害因素而需拆除防护设备、设施的，应当经所在地相关行政部门确认，并在职业病防治档案中做好记录。未经检测或者检测不符合国家职业卫生标准和卫生要求的防护设备、设施，不得使用。

四、劳动防护用品管理

（一）劳动防护用品的基本概念

劳动防护用品，指由生产经营单位为从业人员配备的，使其在劳动过程中免遭或者减轻事故伤害及职业危害的个人防护装备。使用劳动防护用品，是保障从业人员人身安全健康的重要措施，也是生产经营单位安全生产日常管理的重要工作内容。

劳动防护用品分为特种劳动防护用品和一般劳动防护用品。特种劳动防护用品目录由国家安全生产监督管理总局确定并公布；未列入目录的劳动防护用品为一般劳动防护用品。

1. 特种劳动防护用品

2005 年 10 月国家安监总局发布的《特种劳动防护用品安全标志实施细则》（已于 2016 年 2 月 4 日失效）的特种劳动防护用品目录中，将特种劳动防护用品分为 6 大类 21 个小类：①头部护具类，包括安全帽；②呼吸护具类，包括防尘口罩、过滤式防毒面具、自给式空气呼吸器、长管面具；③眼（面）护具类，包括焊接眼面防护具、防冲击眼护具；④防护服类，包括阻燃防护服、防酸工作服、防静电工作服；⑤防护鞋类，包括保护足趾安全鞋、防静电鞋和导电鞋、防刺穿鞋、胶面防砸安全靴、电绝缘鞋、耐酸碱皮鞋、耐酸碱胶靴、耐酸碱塑料模压靴；⑥防坠落护具类，包括安全带、安全网、密目式安全立网。

2. 一般劳动防护用品

未列入特种劳动防护用品目录的劳动防护用品为一般劳动防护用品，如一般的工作服、手套等。

（二）特种劳动防护用品安全标志

特种劳动防护用品安全标志是确认特种劳动防护用品安全防护性能符合国家标准、行业标准，准许生产经营单位配发和使用该劳动防护用品的凭证。

特种劳动防护用品安全标志由安全标志证书和安全标志标识两部分组成。特种劳动防护用品安全标志证书由国家安全生产监督管理总局监制，加盖特种劳动防护用品安全标志管理中心印章。特种劳动防护用品安全标志标识由图形和特种劳动防护用品安全标志编号构成，如图 4-3 所示。特种劳动防护用品安全标志标识加施在产品的明显位置。

特种劳动防护用品安全标志标识采用古代盾牌之形状，取"防护"之意，盾牌中间采用字母"LA"表示"劳动安全"之意。"xx－xx－xxxxxx"是标志的编号。编号采用三层数字和字母组合编号方法编制。第一层的两位数字代表获得标志使用授权的年份；第二层的两位数字代表获得标志使用授权的生产企业所属的省级行政地区的区划代码（若是进口产品，第二层的代码则以两位英文字母缩写表示该进口产品产地的国家或地区代码);第三层代码的前三位数字代表产品的名称代码,后三位数字代表获得标志使用授权的顺序。

(三)劳动防护用品选用与配备

1. 劳动防护用品选用原则

生产经营单位应当按照《劳动防护用品选用规则》(GB 11651)和国家颁发的劳动防护用品配备标准以及有关规定,为从业人员配备劳动防护用品。劳动防护用品选用的基本原则是:根据国家标准、行业标准或地方标准选用;根据生产作业环境、劳动强度以及生产岗位接触有害因素的存在形式、性质、浓度(或强度)和防护用品的防护性能进行选用;穿戴舒适方便,不影响工作。

2. 劳动防护用品配备要求

生产经营单位应当根据作业场所的职业病危害因素及其危害程度,为从业人员提供的劳动防护用品,必须符合国家标准或者行业标准,不得超过使用期限。生产经营单位不得以货币或者其他物品替代应当按规定配备的劳动防护用品。

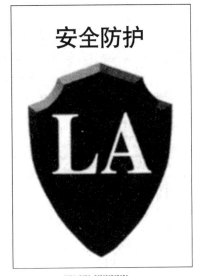

安全防护

XX-XX-XXXXXX

图 4-3 特种劳动防护用品
安全标志标识

生产经营单位不得采购和使用无安全标志的特种劳动防护用品;购买的特种劳动防护用品须经本单位的安全生产技术部门或者管理人员检查验收。

生产经营单位应教育从业人员按照防护用品的使用规则和防护要求正确使用护品,使职工做到“三会”:会检查护品的可靠性、会正确使用护品、会正确维护保养护品。用人单位应定期进行监督检查。

生产经营单位应当按照产品说明书,及时更换、报废过期和失效的护品。

生产经营单位应当建立健全劳动防护用品的采购、验收、保管、发放、使用、报废等管理制度和使用档案,并进行必要的监督检查。

《劳动防护用品配备标准(试行)》(国经贸安全〔2000〕189号)参照《中华人民共和国工种分类目录》和国家标准《劳动防护用品选用规则》,选择了116个工种为典型工种,根据各工种的劳动环境和劳动条件,规定了具有相应安全、卫生性能的职业危害防护用品配备标准,见表4-7。

表 4-7 劳动防护用品配备标准(试行)

序号	名称 典型工种	工作服	工作帽	工作鞋	防护手套	防寒服	雨衣	胶鞋	眼护具	防尘口罩	防毒护具	安全帽	安全带	护听器
1	商品送货员	√	√	fz	√	√	√	jf						
2	冷藏工	√	√	fz	√	√		jf						
3	加油站操作工	jd	jd	fz jd ny	√	jd	√	jf ny						
4	仓库保管工	√	√	fz	√									
5	机舱拆解工	√	√	fz cc	√		√	jf	cj		√		√	√

（续表）

序号	名称 典型工种	工作服	工作帽	工作鞋	防护手套	防寒服	雨衣	胶鞋	眼护具	防尘口罩	防毒护具	安全帽	安全带	护听器
6	农艺工	√	√	√			√	√						
7	家禽饲养工	√	√	√	fs	√	√	√			√			
8	水产品干燥工	√	√	√	√		√	√						
9	农机修理工	√	√	fz	√		√	√	cj					
10	带锯工	√	√	fz	fg	√	√	√	cj		√			√
11	铸造工	zr	zr	fz	zr	√			hw cj	√		√		
12	电镀工	sj	sj	fz sj	sj	√		sj	fy		√			
13	喷砂工	√	√	fz		√		jf	cj			√		
14	钳工	√	√	fz	√	√			cj			√		
15	车工	√	√	fz					cj					
16	油漆工	√	√	√	√	√					√			
17	电工	√	√	fz jy	jy		√							
18	电焊工	zr	zr	fz	√				hj			√		
19	冷作工	√	√	fz	√	√			cj			√		
20	绕线工	√	√	fz					fy					
21	电机(汽机)装配工	√	√	fz	√							√		
22	制铅粉工	sj	√	fz sj	sj	√			fy	√	√			
23	仪器调修工	√	√	fz	√									
24	热力运行工	zr	√	fz		√						√		
25	电系操作工	√	√	fz jy	jy	√	√		jf jy			√	√	
26	开挖钻工	√	√	fz	√		√		jf	cj	√	√	√	√
27	河道修防工	√	√	√	√		√		jf					
28	木工	√	√	fz cc	√	√	√	√	cj	√		√		
29	砌筑工	√	√	fz cc	√	√	√		jf		√	√		
30	泵站起重工	√	√	fz	fs	√	√	√						
31	安装起重工	√	√	fz	√		√	√	jf			√	√	
32	筑路工	√	√	fz	√				jf	fy	√			√
33	下水道工	√	√	√	fs	√		√	fy		√	√		
34	沥青加工工	√	√	fz	fs				jf	fy				
35	机械煤气发生炉工	zr	√	fz	√	√	√				√	√		
36	液化石油气罐装工	jd	jd	fz jd	√	√					√			
37	道路清扫工	√	√	√	√	√	√	√		√				

（续表）

序号	名称 典型工种	工作服	工作帽	工作鞋	防护手套	防寒服	雨衣	胶鞋	眼护具	防尘口罩	防毒护具	安全帽	安全带	护听器
38	配料工	√	√	fz	√	√			√	√		√		
39	炉前工	zr	zr	fz	zr	√			hw	√		√		
40	酸洗工	sj	sj	fz、sj	sj	√		sj	fy		√			
41	拉丝工	√	√	fz	√	√			cj					
42	碳素制品加工工	√	√	fz	√	√			√	√				
43	炼胶工	√	√	fz	√	√		jf		√				
44	纺织设备保全工	√	√	fz										
45	挡车工	√	√	√										
46	造纸工	√	√	fz										
47	电光源导丝制造工	√	√	fz	√				√					
48	油墨颜料制作工	√	√	fz、ny	ny						√			
49	酿酒工	√	√	√	√	√	√	√						
50	制革鞣制工	√	√	fz	√	√	√	√		√	√			
51	圆珠笔芯制作工	√	√	√										
52	塑料注塑工	√	√	fz	√									
53	工具装配工	√	√	fz					√					
54	试验工	√	√	√										
55	机车司机	√	√	√	√	√	√		√					
56	汽车驾驶员	√	√	√	√	√	√	zw						
57	汽车维修工	√	√	fz	√	√	√	√	fy					
58	船舶水手	√	√	fz	√	√		jf	zw					
59	灯塔工	√	√	√	√	√	√	jf	√					
60	无线电导航发射工	√	√	√										
61	中小型机械操作工	√	√	fz	√	√		jf		√		√		
62	电影洗片工	√	√	√	√									
63	水泥制成工	√	√	fz	√	√		jf	fy	√				
64	玻璃熔化工	zr	√	fz	zr	√			hw	√				
65	玻璃切裁工	√	√	fz	fg	√			cj	√				
66	玻纤拉丝工	√	√	fz					√					
67	玻璃钢压型工	√	√	fz	√	√		jf		√	√			
68	砖瓦成型工	√	√	fz	√	√		jf		√				
69	包装工	√	√	fz	√									
70	卷烟工	√	√	√						√				

（续表）

序号	名称 典型工种	工作服	工作帽	工作鞋	防护手套	防寒服	雨衣	胶鞋	眼护具	防尘口罩	防毒护具	安全帽	安全带	护听器
71	合成药化学操作工	√	√	√	√	√		jf	fy					
72	CT组装调试工	√	√	fz	√									
73	计算机调试工	√	√	√										
74	电解工	sj	sj	fz sj	sj	√			√	√				
75	配液工	sj	sj	sj	sj	√			√	√				
76	挤压工	√	√	fz ny	√	√			cj			√		
77	研磨工	√	√	fz	√	√			√	√				
78	线材轧制工	√	√	fz	√	√			√			√		√
79	成衫染色工	√	√	√	√	√		√						
80	钟（表）零件制造工	√	√	√	√									
81	陶瓷机械成型工	√	√	fz	√	√			√	√				
82	检验工	√	√	fz	√	√			√	√				
83	制卤工	√	√	√	√	√	√	√						
84	糖机工	√	√	√	√	√								
85	生牛（羊）乳裁工	√	√	√	√	√	√	√						
86	皮鞋划裁工	√	√	√	√									
87	釉料工	√	√	√										
88	车站（场）值班员	√	√	√		√		√						
89	汽车客运服务员	√	√	√		√		√	√					
90	邮电营业员	√	√	√		√		√						
91	文物修复工	√	√	√	√					√				
92	石棉纺织工	√	√	√	√				fy	√				
93	建筑石膏制备工	√	√	fz	√	√	√	√		√				
94	塔台集中控制机务员	√	√	√										
95	海洋水文气象观测工	√	√	√				√	fy					
96	长度量具计量检定工	√	√	√										
97	中药临方制剂员	√	√	√	√	√			fy					
98	天文测量工						√	√	fy					
99	印制电路照相制版员	√	√	√	√	√								
100	钨铜粉末制造工	√	√	fz	√	√			√	√				
101	单晶制备工	√	√	fz	√	√			√					

序号	名称 典型工种	工作服	工作帽	工作鞋	防护手套	防寒服	雨衣	胶鞋	眼护具	防尘口罩	防毒护具	安全帽	安全带	护听器
102	光敏电阻制造工	√	√	√	√									
103	光电线缆绞制工	√	√	fz	√	√			√					
104	石油钻井工	ny	ny	fz ny	√	√	√	ny	√			√		
105	采煤工	√	√	fz	√	√	√	√	√	√		√		
106	中式烹调师	√	√	√				√						
107	旅店服务员	√	√	√										
108	尸体防腐工	√	√					√			√			
109	印刷工	√	√	√										
110	牛羊屠宰工	√	√	fz	√			√						
111	制粉清理工	√	√	√					√	√				
112	化工操作工	sj	sj	fz sj	sj		√			√	√			
113	化纤操作工	√	√	√	√									
114	超声探伤工	ff	ff	fz	fs		√							
115	水产养殖工	√	√	√	√		√	√						
116	调剂工	√	√	√					√					

注：1.“√”表示该种类职业危害防护用品必须配备。

　　2. 字母表示该种类必须配备的劳动防护用品应具有的防护性能。

　　3. 防护性能字母对照如下：cc——防刺穿；cj——防冲击；fg——防割；ff——防辐射；fh——防寒；fs——防水；fy——防异物；fz——防砸（1～5级）；hj——焊接护目；hw——防红外线；jd——防静电；jf——胶面防砸；jy——绝缘；ny——耐油；sj——耐酸碱；zr——阻燃耐高温；zw——防紫外线。

（四）劳动防护用品的使用管理

1. 验收检查

生产经营单位应统一进行劳动防护用品的采购，到货后应由安全生产管理部门组织相关人员按照标准进行验收。一是验收“三证一标”是否齐全有效；二是对相关劳动防护用品做外观检查，必要时应进行实验验收。

2. 使用前检查

从业人员每次使用劳动防护用品前应对其进行检查，生产经营单位可制定相应检查表格，以便从业人员检查使用，防止使用功能损坏的劳动防护用品。

3. 使用中检查

安全生产监督管理部门在组织安全检查时，应将劳动防护用品的检查列入检查表，进行经常性的检查。重点是必须在其性能范围内，不得超极限使用等。

4. 正确使用

从业人员在作业过程中，必须按照安全生产规章制度和劳动防护用品使用规则，正确佩戴和使用劳动防护用品；未按规定佩戴和使用劳动防护用品的，不得上岗作业。生产经营单位主要负责人和安全生产管理人员应经常深入现场，检查指导从业人员正确使用劳动防护用品。

第九节　职业健康监护

一、职业健康监护的概念

《职业健康监护技术规范》(GBZ 188—2014)将职业健康监护定义为：以预防为目的，根据劳动者的职业接触史，通过定期或不定期的医学健康检查和健康相关资料的收集，连续性地监测劳动者的健康状况，分析劳动者健康变化与所接触的职业病危害因素的关系，并及时地将健康检查和资料分析结果报告给用人单位和劳动者本人，以便及时采取干预措施，保护劳动者健康。

职业健康监护制度是《职业病防治法》要求建立的主要职业卫生制度之一，是落实企业责任、实现职工职业健康保护权利的重要保障制度，是落实职业病诊断鉴定制度的前提，是社会保障制度的基础，有利于保障劳动者的健康及相关权益，减少健康损害和经济损失，减少社会负担。

职业健康监护的目的在于检索和发现职业易感人群，及时发现、诊断职业病，以利于及时治疗或安置职业病人；为职业危害评价、职业危害治理效果评价和监督执法提供依据。

用人单位应当建立健全职业健康监护制度，保证职业健康监护工作的落实。用人单位是职业健康监护工作的责任主体，其主要负责人对本单位职业健康监护工作全面负责。

二、职业健康监护人群的界定

(1)接触需要开展强制性健康监护的职业病危害因素的人群，都应接受职业健康监护。

(2)接触需要开展推荐性健康监护的职业病危害因素的人群，原则上应根据用人单位的安排接受健康监护。

(3)虽不是直接从事接触需要开展职业健康监护的职业病危害因素作业，但在工作中受到与直接接触人员同样的或几乎同样的接触，应视同职业性接触，必须和直接接触人员一样接受健康监护。

(4)根据不同职业病危害因素暴露和发病的特点及剂量—效应关系，应确定暴露人群或个体需要接受健康监护的最低暴露水平，其主要根据是工作场所有害因素的浓度或强度以及个体累计暴露的时间。

(5)离岗后健康监护的随访时间，主要根据个体累积暴露量和职业病危害因素所致健康损害的流行病学和临床的特点决定。

三、职业健康检查的程序

职业健康检查工作并不是所有的医疗卫生机构都能承担，《用人单位职业健康监护监督管理办法》(安监总局令第 49 号)(以下简称《监护监管办法》)规定，用人单位应当选择由省级以上人民政府卫生行政部门批准的医疗卫生机构承担职业健康检查工作。之所以这样规定，是考虑到职业健康检查既关系到劳动者的身体健康，也涉及劳动者的合法权益，同时还涉及用人单位的利益，所以应当由省级以上卫生行政部门对从事职业健康检查的医疗卫生机构进行把关，必须具备一定的条件才能承担这项工作。在日常实践中，我们也发现，一些用人单位选择无职业健康检查资质的医疗卫生机构对接触职业危害的劳动者进行职业健康检查，以普通体检代替职业健康检查，这种做法既不符合法律法规的要求，也达不到及时发现和控制职业危害、及时保障劳动者健康权益的目的。

用人单位在委托职业健康检查机构对从事接触职业危害作业的劳动者进行职业健康检查时，应当如实提供下列文件、资料：①用人单位的基本情况；②工作场所职业病危害因素种类及其接触人员名册；③职业病危害因素定期检测、评价结果。

四、职业健康检查分类

用人单位应当依照本办法以及《职业健康监护技术规范》(GBZ 188—2014)、《放射工作人员职业健康监护技术规范》(GBZ 235—2011)等国家职业卫生标准的要求，制定、落实本单位职业健康检查年度计划，并保证所需要的专项经费。

用人单位应当组织劳动者进行职业健康检查，并承担职业健康检查费用。劳动者接受职业健康检查应当视同正常出勤。

职业人群健康监护分为上岗前健康检查、在岗期间定期健康检查、离岗时健康检查、离岗后医学随访检查以及应急职业健康检查 5 类。

(一)上岗前健康检查

用人单位应当对下列劳动者进行上岗前的职业健康检查：①拟从事接触职业危害作业的新录用劳动者，包括转岗到该作业岗位的劳动者；②拟从事有特殊健康要求作业的劳动者。用人单位不得安排未经上岗前职业健康检查的劳动者从事接触职业危害的作业，不得安排有职业禁忌的劳动者从事其所禁忌的作业。用人单位不得安排未成年工从事接触职业危害的作业，不得安排孕期、哺乳期的女职工从事对本人和胎儿、婴儿有危害的作业。

上岗前职业健康检查，其目的在于检查劳动者的健康状况、发现职业禁忌证，进行合理的劳动分工。检查内容是根据劳动者拟从事的工种和工作岗位，分析该工种和岗位存在的职业病危害因素及其对人体的健康影响，确定特定的健康检查项目，根据检查结果，评价劳动者是否适合从事该工种的作业。通过上岗前的职业健康检查，可以防止职业病发生，减少或消除职业危害易感劳动者的健康损害。

上岗前，根据工种和岗位确定检查项目，评价劳动者是否适合从事相关作业。

(二)在岗期间定期健康检查

用人单位应当根据劳动者所接触的职业病危害因素，定期安排劳动者进行在岗期间的职业健康检查。对在岗期间的职业健康检查，用人单位应当按照《职业健康监护技术规范》(GBZ 188—2014)等国家职业卫生标准的规定和要求，确定接触职业危害的劳动者的检查项目和检查周期。需要复查的，应当根据复查要求增加相应的检查项目。

在岗期间的职业健康检查，其目的在于及时发现劳动者的健康损害。在岗期间的职业健康检查要定期进行，根据检查结果，评价劳动者的健康变化是否与职业病危害因素有关，判断劳动者是否适合继续从事该工种的作业。通过对劳动者进行在岗期间的职业健康检查，可以早期发现健康损害，及时治疗，减轻职业危害后果，减少劳动者的痛苦。

在岗期间，定期检查，评价健康变化，判断劳动者是否适合继续从事相关作业。

(三)离岗时健康检查

对准备脱离所从事的职业危害作业或者岗位的劳动者，用人单位应当在劳动者离岗前30 日内组织劳动者进行离岗时的职业健康检查。劳动者离岗前 90 日内的在岗期间的职业健康检查可以视为离岗时的职业健康检查。用人单位对未进行离岗时职业健康检查的劳动者，不得解除或者终止与其订立的劳动合同。

离岗时职业健康检查，其目的是了解劳动者离开工作者离开工作岗位时的健康状况，以分清健康损害的责任，特别是依照《职业病防治法》规定所要承担的民事赔偿责任。检查的内容为评价劳动者在离开工作岗位时的健康变化是否与职业病危害因素有关。其健康检查的结论是职业健康损害的医学证据，有助于明确健康损害责任，保障劳动者健康权益。

离岗时，评价劳动者健康变化是否与职业病危害因素有关，以分清责任。

(四)离岗后医学随访检查

如在岗期间接触的职业病危害因素具有长期的慢性作用，且有较长的接触时间或有较高的累积接触量，在脱离接触后仍有可能发生职业病，需进行离岗后的医学随访检查。随访时间的长短和周期应根据劳动者累积暴露量和该职业病危害因素的流行病学和所致职业病的临床特点确定。

慢性职业病患者在脱离接触职业病危害因素后，疾病仍有可能继续变化，或逐步好转直至痊愈，或继续加重，为了观察疾病的转轨，进行积极有效的治疗或康复，保障劳动者合法的健康权益和社会保障权益，需进行随访健康监护。

考虑到目前劳动者流动频繁，时间跨度较大，实施离岗后医学随访难度较大，为此，《监护监管办法》未将离岗后医学随访纳入职业健康监护工作的内容。

(五)应急职业健康检查

出现下列情况之一的，用人单位应当立即组织有关劳动者进行应急职业健康检查：①接触职业病危害因素的劳动者在作业过程中出现与所接触职业病危害因素相关的不适症状的；②劳动者受到急性职业中毒危害或者出现职业中毒症状的。

五、针对职业健康检查结果所采取的措施

用人单位应当及时将职业健康检查结果及职业健康检查机构的建议以书面形式如实告知劳动者。

用人单位应当根据职业健康检查报告，采取下列措施：①对有职业禁忌的劳动者，调离或者暂时脱离原工作岗位；②对健康损害可能与所从事的职业相关的劳动者，进行妥善安置；③对需要复查的劳动者，按照职业健康检查机构要求的时间安排复查和医学观察；④对疑似职业病病人，按照职业健康检查机构的建议安排其进行医学观察或者职业病诊断；⑤对存在职业危害的岗位，立即改善劳动条件，完善职业病防护设施，为劳动者配备符合国家标准的职业危害防护用品。

职业健康监护中出现新发生职业病(职业中毒)或者两例以上疑似职业病(职业中毒)的，用人单位应当及时向所在地安全生产监督管理部门报告。

六、职业健康监护档案

职业健康监护档案是健康监护全过程的客观记录资料，是系统地观察劳动者健康状况的变化，评价个体和群体健康损害的依据。用人单位应当建立劳动者职业健康监护档案，并按规定妥善保存。劳动者职业健康监护档案包括：①劳动者姓名、性别、年龄、籍贯、婚姻、文化程度、嗜好等情况；②劳动者职业史、既往病史和职业危害接触史；③历次职业健康检查结果及处理情况；④职业病诊疗资料；⑤需要存入职业健康监护档案的其他有关资料。

安全生产行政执法人员、劳动者或者其近亲属、劳动者委托的代理人有权查阅、复印劳动者的职业健康监护档案。劳动者离开用人单位时，有权索取本人职业健康监护档案复印件，用人单位应当如实、无偿提供，并在所提供的复印件上签章。

用人单位发生分立、合并、解散、破产等情形时，应当对劳动者进行职业健康检查，并依照国家有关规定妥善安置职业病病人；其职业健康监护档案应当依照国家有关规定实施移交保管。

第十节　职业卫生档案管理

一、《职业卫生档案管理规范》概况

根据《中华人民共和国职业病防治法》、《工作场所职业卫生监督管理规定》(国家安全监管总局令第47号)、《用人单位职业健康监护监督管理办法》(国家安全监管总局令第49号)的要求，为加强用人单位职业卫生管理，保证职业卫生档案完整、准确和有效利用，推进用人单位职业病防治主体责任的落实，国家安全监管总局研究制定了《职业卫生档案管理规范》(以下简称本规范)。

二、用人单位职业卫生档案的相关内容

(1)用人单位职业卫生档案，是指用人单位在职业病危害防治和职业卫生管理活动中形成的，能够准确、完整反映本单位职业卫生工作全过程的文字、图纸、照片、报表、音像资料、电子文档等文件材料。

(2)用人单位应建立健全职业卫生档案，包括以下主要内容：①建设项目职业卫生"三同时"档案；②职业卫生管理档案；③职业卫生宣传培训档案；④职业病危害因素监测与检测评价档案；⑤用人单位职业健康监护管理档案；⑥劳动者个人职业健康监护档案；⑦法律、行政法规、规章要求的其他资料文件。各档案样表文件可从国家安监总局网站下载。

(3)用人单位可根据工作实际对职业卫生档案的样表作适当调整，但主要内容不能删减。涉及项目及人员较多的，可参照样表予以补充。

(4)职业卫生档案中某项档案材料较多或者与其他档案交叉的，可在档案中注明其保存地点。

(5)用人单位应设立档案室或指定专门的区域存放职业卫生档案，并指定专门机构和专(兼)职人员负责管理。

(6)用人单位应做好职业卫生档案的归档工作，按年度或建设项目进行案卷归档，及时编号登记，入库保管。

(7)用人单位要严格职业卫生档案的日常管理，防止出现遗失。

(8)职业卫生监管部门查阅或者复制职业卫生档案材料时，用人单位必须如实提供。

(9)劳动者离开用人单位时，有权索取本人职业健康监护档案复印件，用人单位应如实、无偿提供，并在所提供的复印件上签章。

(10)劳动者在申请职业病诊断、鉴定时，用人单位应如实提供职业病诊断、鉴定所需的劳动者职业病危害接触史、工作场所职业病危害因素检测结果等资料。

(11)本规范印发前用人单位已建立职业卫生档案的，应当按本规范要求进行完善，分类归档。

(12)用人单位发生分立、合并、解散、破产等情形的，职业卫生档案应按照国家档案管理的有关规定移交保管。

(13)职业卫生档案管理的其他规定，按照国家现行的法律、行政法规、规章的要求执行。

第十一节　女职工和未成年工的特殊劳动保护

女职工和未成年工是我国社会主义建设中的一支重要力量。由于妇女和未成年在身体和生理方面同男子和成年人有着不同的特征。为保护女职工和未成年工的身心健康，推动社会

进步，我国对女职工和未成年工实施特殊劳动保护，颁布了《女职工劳动保护特别规定》《禁止使用童工规定》《未成年工特殊保护规定》等文件。

一、女职工禁忌从事的劳动范围

1. 女职工禁忌从事的劳动范围
(1)矿山井下作业。
(2)体力劳动强度分级标准中规定的第四级体力劳动强度的作业。
(3)每小时负重6次以上、每次负重超过20公斤的作业，或者间断负重、每次负重超过25公斤的作业。

2. 女职工在经期禁忌从事的劳动范围
(1)冷水作业分级标准中规定的第二级、第三级、第四级冷水作业。
(2)低温作业分级标准中规定的第二级、第三级、第四级低温作业。
(3)体力劳动强度分级标准中规定的第三级、第四级体力劳动强度的作业。
(4)高处作业分级标准中规定的第三级、第四级高处作业。

3. 女职工在孕期禁忌从事的劳动范围：
(1)作业场所空气中铅及其化合物、汞及其化合物、苯、镉、铍、砷、氰化物、氮氧化物、一氧化碳、二硫化碳、氯、己内酰胺、氯丁二烯、氯乙烯、环氧乙烷、苯胺、甲醛等有毒物质浓度超过国家职业卫生标准的作业。
(2)从事抗癌药物、己烯雌酚生产，接触麻醉剂气体等的作业。
(3)非密封源放射性物质的操作，核事故与放射事故的应急处置。
(4)高处作业分级标准中规定的高处作业。
(5)冷水作业分级标准中规定的冷水作业。
(6)低温作业分级标准中规定的低温作业。
(7)高温作业分级标准中规定的第三级、第四级的作业。
(8)噪声作业分级标准中规定的第三级、第四级的作业。
(9)体力劳动强度分级标准中规定的第三级、第四级体力劳动强度的作业。
(10)在密闭空间、高压室作业或者潜水作业，伴有强烈振动的作业，或者需要频繁弯腰、攀高、下蹲的作业。

4. 女职工在哺乳期禁忌从事的劳动范围
(1)孕期禁忌从事的劳动范围的第(1)项、第(3)项、第(9)项。
(2)作业场所空气中锰、氟、溴、甲醇、有机磷化合物、有机氯化合物等有毒物质浓度超过国家职业卫生标准的作业。

二、未满16周岁的未成年人不得就业

《禁止使用童工规定》(2002版)规定，国家机关、社会团体、企事业单位、民办非企业单位或者个体工商户等各种用人单位(以下统称用人单位)均不得招用不满16周岁的未成年人(招用不满16周岁的未成年人，以下统称使用童工)。禁止任何单位或者个人为不满16周岁的未成年人介绍就业。禁止不满16周岁的未成年人从事个体经营活动。不满16周岁的未成年人的父母或者其他监护人应当保护其身心健康，保障其接受义务教育的权利，不得允许其被用人单位非法招用。任何单位或者个人使用童工或者为不满16周岁的未成年人介绍就业的，依法进行处罚，触犯刑律的，依法追究刑事责任。不满16周岁的未成年人的父母或者其他监护人允许其被用人单位非法招用的，所在地的乡(镇)人民政府、城市街道办事处以及村民委员会、居民委员会应当给予批评教育。

三、未成年工保护

未成年工是指年满 16 周岁，未满 18 周岁的劳动者。未成年工的特殊保护是针对未成年工处于生长发育期的特点，以及接受义务教育的需要，采取的特殊劳动保护措施。

(1)用人单位不得安排未成年工从事以下范围的劳动：

①《生产性粉尘作业危害程度分级》国家标准中第一级以上的接尘作业。

②《有毒作业分级》国家标准中第一级以上的有毒作业。

③《高处作业分级》国家标准中第二级以上的高处作业。

④《冷水作业分级》国家标准中第二级以上的冷水作业。

⑤《高温作业分级》国家标准中第三级以上的高温作业。

⑥《低温作业分级》国家标准中第三级以上的低温作业。

⑦《体力劳动强度分级》国家标准中第四级体力劳动强度的作业。

⑧矿山井下及矿山地面采石作业。

⑨森林业中的伐木、流放及守林作业。

⑩工作场所接触放射性物质的作业。

⑪有易燃易爆、化学性烧伤和热烧伤等危险性大的作业。

⑫地质勘探和资源勘探的野外作业。

⑬潜水、涵洞、涵道作业和海拔 3000 m 以上的高原作业(不包括世居高原者)。

⑭连续负重每小时在 6 次以上并且每次超过 20 kg，间断负重每次超过 25 kg 的作业。

⑮使用凿岩机、捣固机、风镐、气铲、铆钉机、电锤的作业。

⑯工作中需要长时间保持低头、弯腰、上举、下蹲等强迫体位和动作频率每分钟大于 50 次的流水线作业。

⑰锅炉司炉。

(2)未成年工患有某种疾病或具有某些生理缺陷(非残疾型)时，用人单位不得安排其从事以下范围的劳动：

①《高处作业分级》国家标准中第一级以上的高处作业。

②《低温作业分级》国家标准中第二级以上的低温作业。

③《高温作业分级》国家标准中第二级以上的高温作业。

④《体力劳动强度分级》国家标准中第三级以上体力劳动强度的作业。

⑤接触铅、苯、汞、甲醛、二硫化碳等易引起过敏反应的作业。

(3)患有某种疾病或具有某些生理缺陷(非残疾型)的未成年工，是指有以下一种或一种以上情况者。

①心血管系统：先天性心脏病；克山病；收缩期或舒张期二级以上心脏杂音。

②呼吸系统：中度以上气管炎或支气管哮喘；呼吸音明显减弱；各类结核病；体弱儿，呼吸道反复感染者。

③消化系统：各类肝炎；肝、脾肿大；胃、十二指肠溃疡；各种消化道疝。

④泌尿系统：急、慢性肾炎；泌尿系感染。

⑤内分泌系统：甲状腺功能亢进；中度以上糖尿病。

⑥精神神经系统：智力明显低下；精神忧郁或狂暴。

⑦肌肉、骨骼运动系统：身高和体重低于同龄人标准；一个及一个以上肢体存在明显功能障碍；躯干四分之一以上部位活动受限，包括强直或不能旋转。

⑧其他：结核性胸膜炎；各类重度关节炎；血吸虫病；严重贫血，其血色素每升低于 95 g。

第五章

工作场所常见职业病危害因素与职业病

第一节 工作场所常见职业病危害因素

工作场所存在着各种职业病危害因素，它们会对劳动者的健康产生不良影响，严重时会导致职业病。

一、职业病危害因素的分类

职业病危害因素按照其来源可以分为生产工艺过程中产生的危害因素、劳动过程中的危害因素和生产环境中的危害因素三大类。

(一)生产工艺过程中产生的危害因素

1. 化学因素

(1)有毒物质，如铅、汞、氯、一氧化碳、苯、有机磷农药等。

(2)生产性粉尘，如矽尘、煤尘、石棉尘、有机粉尘等。

2. 物理因素

(1)异常气象条件，如高温、低温、高湿等。

(2)异常气压，如高气压、低气压。

(3)噪声、振动。

(4)非电离辐射，如可见光、射频辐射、紫外线、红外线、激光等。

(5)电离辐射，如 X 射线、γ 射线等。

3. 生物因素

如炭疽杆菌、布氏杆菌、森林脑炎病毒等传染性病原体。

(二)劳动过程中的危害因素

(1)劳动组织和制度不合理，劳动作息制度不合理等。

(2)心理性职业紧张。

(3)劳动强度过大或生产定额不当，如安排的作业与劳动者的生理状况不相适应等。

(4)劳动时个别器官或系统过度紧张，如视力紧张等。

(5)长时间处于不良体位、使用不合理的工具等。

(三)生产环境中的危害因素

(1)自然环境中的因素，如炎热季节的太阳辐射。

(2)厂房建筑或布局不合理，如将有毒与无毒的工段安排在同一车间里。

(3)不合理生产过程所引起的环境污染。

实际上，在生产场所中常常同时存在多种危害因素对劳动者的健康产生联合作用。

二、常见职业病危害因素

(一)金属与类金属

金属主要是指原子结构中外层电子数目较少，容易放出电子形成带正电阳离子的一类元素。金属多具有导电性、延展性、传热性，并有较高的熔点和硬度，有光泽，除汞外，在室温下均呈固态。这里所提到的金属与类金属包括铅、汞、砷、镉、镍、锰、铬、锌、硒、铊、锡、磷、硼等。

生产环境中经常可以见到金属化合物，如金属氧化物、金属硫化物、金属盐类和金属有机化合物等。有些金属与一氧化碳结合生成羰基金属，其特性是易挥发、毒性较大，如羰基镍$[Ni(CO)_4]$等。金属的有机化合物与其无机化合物在理化性质、毒性及临床表现方面有很大差别，如铅和四乙基铅、汞和甲基汞、锡和有机锡等。

1. 接触机会

金属和类金属在工业上的应用很广泛，特别是在建筑业、汽车、航空航天、油漆、电子、涂料、催化剂等生产中。这些物质常常污染工作场所，给作业人员的健康造成潜在危害。

2. 金属的代谢

（1）吸收。在生产环境中，金属及其化合物常以粉尘、烟和气溶胶状态存在于空气中，主要通过呼吸道吸入。进入呼吸道的金属及其化合物粉尘，根据其颗粒大小和水溶性，可有以下转换形式：

①支气管上的纤毛将沉积在其上较大或难溶性的粉尘送到喉部，以咳出或咽下方式排出体外。

②较小的粉尘可进入肺泡，其中水溶性小的多随痰排出，少部分粉尘可长期存留在肺内，其中有的对肺的损伤较小，如铁、锡等；有的可形成刺激、致敏、恶性病变，如铍、铬等；有的可致纤维化，如二氧化硅等。水溶性大的可被吸收，如铅、汞、镉等，由肺进入大循环，再选择性地影响不同系统或器官。

③少数生产环境中的金属经消化道吸收。皮肤在正常情况下是保护机体的有效屏障，只有少数金属及其化合物如具有脂溶性的四乙基铅、有机汞化合物、有机锡化合物等可通过皮肤吸收。

（2）转运。人体吸入的金属不会被破坏分解，但可改变其原有价态，如Hg可被氧化成Hg^{2+}。大多数金属在体内可与血浆蛋白质、多肽、氨基酸等结合进行转运，仅有少数金属能与相对分子质量较小的肽类、氨基酸结合，并被转运到全身各系统或器官，被称为"可扩散金属"。

（3）生物转化。吸收的金属不会被破坏，在体内可改变其物理状态，或经过生物转化变为不同的化合物。例如，无机硒在体内经甲基化后可形成二甲基硒，毒性明显降低。

（4）分布与蓄积。金属在体内的分布与器官组织的血流量、金属对该器官或组织细胞的透过能力有关。金属在体内的再分布则与金属对体内某些系统或器官的特殊亲和力、金属的侵入途径、存在状态、溶解性、代谢特点、金属本身的毒性以及器官或组织的特殊条件等有密切关系，例如，吸入可溶性铍盐时，铍主要沉积于骨内；吸入不溶性氧化铍时，铍主要存留在肺内；汞离子具有水溶性，较少进入脑组织；烷基汞不易分解，脂溶性较强，可通过血脑屏障进入脑组织。

金属毒物的蓄积部位，既可成为该种金属毒物的靶器官，又可能是该种金属的代谢解毒场所、排泄部位或储存库。

（5）排泄。经消化道进入的难溶性金属主要经粪便排出；经呼吸道吸入的较大金属粒子及难溶的较小粒子可随痰排出。吸收进血液的金属，除"可扩散"部分能够进入到各组织细胞外，其余部分可经肾脏排出，但仍会有一部分被肾小管重吸收蓄积在肾脏。有些金属经胆汁排入肠道，其中也会有一部分经肝肠循环重返肝脏。

因此，血液、尿液、粪便中的金属水平，可作为金属被吸收的指标。有些金属还可经呼出气、唾液、汗液、乳汁、毛发、指甲等排出或蓄积，这些标本中的金属水平，可从不同角度来评价金属在体内的排泄或蓄积状况。

（二）刺激性气体与窒息性气体

1. 刺激性气体

刺激性气体是指对眼、呼吸道黏膜和皮肤具有刺激作用的一类有害气体，多具有腐蚀性。刺激性气体多为化学工业的重要原料和副产品。生产过程中常因设备、管道被腐蚀而发生刺激性气体的跑、冒、滴、漏现象，或因管道、容器内压力增高而大量外溢造成中毒事故，其危害不仅限于工厂车间，还可污染周围环境。在失火、爆炸和大量泄漏等情况下可造成人群的急性中毒。

（1）刺激性气体种类。刺激性气体种类繁多，按其化学结构可分为以下几个方面：①酸，包括无机酸，如硫酸、氢氟酸、铬酸等；有机酸，如甲酸、乙酸、丙酸、乙二酸、丙二酸等；②成酸氧化物，如二氧化硫、二氧化氮、铬酐等；③成酸氢化物，如氟化氢、氯化氢、溴化氢等；④卤族元素，如氟、氯、溴、碘等；⑤无机氯化物，如光气、三氯化砷、三氯化磷等；⑥卤烃类，如溴甲烷、氯化苄等；⑦酯类，如硫酸二甲酯、二异氰酸甲苯酯等；⑧醛类，如甲醛、乙醛、丙烯醛、糠醛等；⑨强氧化剂，如臭氧等；⑩金属化合物，如氧化镉、五氧化二钒等。

常见的刺激性气体有氯气、氨气、光气、氮氧化物、氟化氢、二氧化硫、三氧化硫等。

（2）刺激性气体的毒性作用。刺激性气体的毒性作用形式各有不同。例如，卤素、氮和硫的氧化物遇水可形成酸；氧、臭氧、二氧化氮不仅可以直接氧化很多细胞成分，而且还可以通过自由基损伤细胞。刺激性气体对机体毒性作用的共同点是对眼结膜、呼吸道黏膜及皮肤产生不同程度的刺激作用。通常，刺激性气体以局部损伤为主，严重刺激作用条件下可产生全身反应，例如头晕、头痛、乏力。

病变程度主要取决于毒物的浓度和溶解度、作用时间与病变的部位等。水溶性大的刺激性气体，如氨、氯、氯化氢、二氧化硫、三氧化氯等极易溶于水，接触到较湿润的眼结膜和上呼吸道黏膜时，会立即引起局部刺激作用，表现为流泪、流涕、咽痒和呛咳等症状。这种刺激作用较为明显，易使人察觉，较少造成严重中毒。若在意外事故中吸入较高浓度的刺激性气体时，可引起化学性肺炎或肺水肿，吸入极高浓度的刺激性气体时，可出现昏迷和休克。水溶性小的刺激性气体，如氮氧化物、光气等的刺激作用较小，但可引起严重的肺水肿。因此，当吸入水溶性小的刺激性气体后，尽管开始没有明显的上呼吸道刺激症状，还是应该密切观察，积极治疗，以防肺水肿的发生。

（3）氯气示例分析。

①理化特性。氯气（Cl_2）为黄绿色、具有强烈刺激性的气体。可溶于水和碱性溶液，易溶于二硫化碳和四氯化碳等有机溶液。遇水可生成次氯酸和盐酸，次氯酸再分解为盐酸和新生态氧。

②接触机会：电解食盐；制造各种含氯化合物，如漂白粉、四氯化碳等；颜料、造纸、印染等工业；水的消毒等。

③毒理。氯气是一种刺激性气体，低浓度可侵犯眼睛和上呼吸道，对局部黏膜有烧灼和刺激作用。高浓度接触时间过长，可引起支气管痉挛，呼吸道深部损伤甚至肺水肿。吸入高浓度氯气还可出现电击样死亡。

2. 窒息性气体

以气体形式侵入机体直接影响氧的供给、摄取、运输和利用，造成机体缺氧的化学性毒物，称为窒息性气体。

(1)窒息性气体的种类。按其作用机制可分为三种：①单纯窒息性气体。这类气体本身毒性很低或属惰性气体，常见有氮气、二氧化碳、甲烷、乙烷、乙烯等。通常，因它们在空气中的大量存在，使得空气中氧的相对含量明显降低，导致机体缺氧窒息。例如，当气压在101 kPa时，空气中氧的相对含量约为20.96%，当氧的相对含量低于16%时，机体会出现缺氧表现；当氧的相对含量低于10%时，可引起昏迷甚至死亡。②血液窒息性气体。血液窒息性气体可阻碍血红蛋白与氧气的化学结合或阻碍它们向组织细胞释放携带的氧气，从而导致组织供氧障碍，此类气体也称化学窒息性气体，如一氧化碳等。③细胞窒息性气体。这类气体主要影响细胞对氧的利用，使生物氧化过程不能进行，造成机体发生细胞内的"窒息"，如氰化氢和硫化氢等。

(2)窒息性气体毒性机制。上述三类窒息性气体主要引起机体缺氧。大脑是机体耗氧量最大的组织，尽管它只占体重的2%～3%，但耗氧量却占全身总耗氧量的20%～25%。因此，大脑对缺氧最为敏感。通常，大部分神经细胞在缺氧时只发生功能性改变，经适当治疗后可恢复其正常功能，若供氧继续受到抑制，则很难恢复神经细胞的正常功能，甚至造成这些细胞死亡。

(3)一氧化碳示例分析。

①理化特性。一氧化碳(CO)为无色、无味、无臭、无刺激性气体。几乎不溶于水，易溶于氨水，易燃、易爆，在空气中爆炸极限为12.5%～74%。不容易被活性炭吸附。

②接触机会。含碳物质的不完全燃烧过程均可产生一氧化碳。生产中接触一氧化碳的作业不下70余种，主要有冶金工业中的炼钢、炼焦、炼铁等；化学工业中用一氧化碳做原料制造光气、甲醇、甲酸、丙酮、合成氨；采矿的爆破作业；机械制造工业中的铸造、锻造作业；耐火材料、玻璃、陶瓷、建筑材料等工业使用的窑炉、煤气发生炉等。

③毒理。主要引起机体组织缺氧。

(三)有机溶剂

有机溶剂是指能够溶解油脂、树脂、蜡、橡胶和染料等有机化合物的液体，其本身也为有机化合物。

有机溶剂的种类很多，用途广泛，可以作为化学工业的基本原料或重要的中间产物。除用作溶剂外，还可作为燃料、稀释剂、萃取剂、麻醉剂、清洁剂及灭火剂等。

几乎各种类型的工业都会接触到有机溶剂。使用最多的行业有涂料工业、化学工业、塑料工业、橡胶工业、机械制造、汽车制造、印刷业、制鞋业、皮革业、医药卫生以及生活服务方面的洗染业等。

1. 有机溶剂种类

目前已在工业及科学研究领域获得广泛应用的有机溶剂有500多种，按其化学结构可大致分为以下几大类。

(1)烃类。芳香烃类，如苯、甲苯、二甲苯、苯乙烯等；脂肪烃类，如正己烷等；环烷烃类，如环己烷等；混合烃类，如汽油等。

(2)卤代烃类。如三氯甲烷(氯仿)、四氯化碳、二氯乙烷等。

(3)醇类。如甲醇、乙醇、异丙醇、正丁醇等。

(4)醚类。如乙醚、异丙醚、正丁醚等。

(5)酮类。如丙酮、丁酮、环己酮等。

(6)脂类。如甲酸酯、乙酸酯等。

(7)其他。如二硫化碳、二甲基甲酰胺等。

2. 理化特性与毒作用

(1)结构与毒性。在脂肪族烃类化学物中，随着碳原子数的增加，其毒性相应增强，如丁醇、戊醇的毒性较甲醇、乙醇大；卤代烃对肝脏的毒性也随着卤代原子数的增加而增加，如四氯化碳＞氯仿＞二氯乙烷＞氯甲烷＞甲烷。化学结构除可影响其毒性大小外，还可影响其毒性作用的性质，如苯可抑制造血功能，当苯环中的氢原子被氨基或硝基取代时，就具有形成高铁血红蛋白的作用。

(2)挥发性。通常情况下，熔点、沸点越低，越易挥发。一般情况下，有机溶剂的熔点均在 20℃ 以上，沸点在 165℃ 以下。因此，有机溶剂多具有挥发性，其挥发性的大小，决定其在生产环境空气中的浓度。挥发性越大，其致毒危险度越大。许多有机溶剂如苯、甲苯、四氯化碳和汽油等都具有高挥发性。

(3)油/水分配系数。油/水分配系数是指有机溶剂在脂相和水相的溶解分配率。一种物质的油/水分配系数较大，表明它易溶于脂类，反之则易溶于水。凡是溶于脂类的化学物质，在机体内就呈现亲脂现象，而易溶于水就呈疏脂性。若一种化学物的油/水分配系数大，即具有亲脂性，就容易穿透生物膜，但经体液转运相对较慢。相反，油/水分配系数小，呈疏脂性，虽然其在体液中易于转运，但不易通过生物膜，易经肾脏排出。例如，乙醇不仅具有良好的脂溶性，而且还具有良好的水溶性，进入机体能很快分布到全身多个脏器，对人体的危害很大。

(4)有机溶剂接触途径。有机溶剂的接触途径多以吸入为主，主要经呼吸道进入人体。空气中的有机溶剂由肺部吸入向血流及组织中扩散，其动力首先取决于吸入空气中的溶剂浓度。有机溶剂进入机体的另一途径是经皮肤。

3. 苯

苯的分子式是 C_6H_6，相对分子质量为 78.12。

(1)理化特性。苯在常温下是有特殊芳香气味的无色液体。其相对密度（水＝1）为 0.9，熔点为 6℃，沸点为 80.1℃，蒸气相对密度为 2.77；微溶于水，易溶于乙醇、乙醚、三氯甲烷（氯仿）、汽油、丙酮、二硫化碳等有机溶剂。

(2)存在与接触机会。苯在工农业生产中被广泛使用，主要经煤焦油分馏或石油裂解制取。常用做化工原料，如生产含苯环的染料、塑料、农药、香料、合成纤维、合成橡胶、炸药等，以及作为有机溶剂、萃取剂、稀释剂用于油漆、油墨、树脂、喷漆等。某些苯系化合物中也含有苯，如工业汽油与甲苯中苯的含量可高达 10% 以上，使用中也能接触到苯。

(3)毒理。苯属中等急性毒类。苯中毒表现为病人状态兴奋，乱跑或震颤，然后发生剧烈的全身抽搐，吸入时间稍久会进入麻醉状态，出现剧烈、持久、阵发性痉挛，最后因呼吸中枢麻痹而死亡。

4. 苯的氨基和硝基化合物

苯的氨基和硝基化合物属芳香族氨基和硝基化合物，是苯及其同系物，如甲苯、二甲苯、酚等的苯环不同位置上代入不同数量的氨基（$-NH_2$）或硝基（$-NO_2$）以及卤素或烷基而生成的多种衍生物。常见的有苯二胺、联苯胺、二硝基苯、三硝基甲苯和硝基苯等。苯胺和硝基苯是这类化合物的代表。

(1)理化特性。这类化合物在常温下是挥发性低的固体或液体。大多数沸点高，如苯胺沸点为 184.4℃，硝基苯为 210.9℃，联苯胺为 401.3℃。难溶或不溶于水，易溶于脂肪、三氯甲烷（氯仿）、醚、醇及其他有机溶剂，广泛用于染料、药物、橡胶、油墨、炸药、塑料、鞋油、香料、农药、涂料等化学工业。

在生产条件下，该类化合物主要以粉末或蒸气的形态存在于空气中，可经呼吸道吸入和皮肤吸收。对于液态化合物，经皮肤吸收途径更为严重。常因生产过程中热料喷洒到身上，或在搬运、装卸过程中，外溢的液体经浸湿的衣服、鞋袜沾染皮肤而吸收中毒，其吸收率随气温、相对湿度的增加而增加。

（2）毒理。该类化合物吸入体内后（如苯胺经氧化、硝基苯经还原）均转化为对氨基酚，经肾脏随尿排出。但硝基苯远比苯胺转化慢，所产生的中间代谢物的毒性常比母体大，如苯基羟胺的高铁血红蛋白形成能力比苯胺大10倍。

苯的氨基、硝基化合物的毒性作用有许多共同之处，大多数可引起高铁血红蛋白血症、溶血症。由于苯环上的氨基或硝基的结合位置及数目不同，毒物的毒性作用有所不同，如苯胺以形成高铁血红蛋白为主要毒性作用，硝基苯对神经系统毒性明显，三硝基甲苯则以肝、晶体损伤最为明显，邻甲苯胺可引起血尿，联苯胺和β-萘胺可诱发膀胱癌。一般来说，氨基或硝基取代的数目越多，毒性也越大。烷基、羧基、磺基取代或乙酰化可使毒性大大减弱。当苯胺和硝基苯分子中含有氯时，对血液的毒性更大。

（四）高分子化合物生产中的毒物

1. 高分子化合物及其毒性

高分子化合物范围极广，包括塑料、合成纤维、合成橡胶、黏合剂、离子交换树脂等。由于高分子化合物具有许多优点和特殊性能，如高强度、耐腐蚀、绝缘性能好、成品无毒或毒性很小等，所以人工合成的高分子化合物在工农业生产、国防建设以及日常生活中获得广泛应用。

高分子化合物又名聚合物或共聚物，其相对分子质量高达几千至几百万，但其化学组成比较简单，都是由一种或几种单体经聚合或缩聚而成。聚合是指由许多单体连接形成高分子化合物的过程，此过程不产生任何副产品，如由许多乙烯单体聚合成聚乙烯，许多氯乙烯单体聚合成聚氯乙烯。缩聚是指单体间先缩合析出一分子水、氨、氯化氢或醇以后，再聚合成高分子化合物的过程，如苯酚与甲醛缩合为酚醛，析出一分子水，酚醛再聚合为酚醛树脂。

高分子化合物生产中的毒物主要来自三个方面：①生产基本化工原料、单体过程中产生的毒物；②生产中的助剂；③树脂、氟塑料在加工、受热时产生的毒物。

高分子化合物的生产过程中的有害物质对作业人员健康的危害问题比较突出。例如，在棉纶生产中先制造己内酰胺单体，经聚合成聚己内酰胺再加工成各种纺织用品。其中在前两个过程中作业人员接触毒物的机会较多。此外，聚合物在塑制和加工过程中会产生具有毒性更大的热裂解产物，如聚四氟乙烯热裂解产生的八氟异丁烯，其毒性比聚四氟乙烯大几千倍。高分子化合物本身对人无毒或毒性很小，但高分子化合物的粉尘吸入后可致肺轻度纤维化。高分子化合物生产中某些化学物质的远期作用值得重视，如临床资料证实氯乙烯可致接触作业者发生肝血管肉瘤，丙烯腈对动物有致癌作用，氯乙烯、丙烯腈、氯丁二烯、苯乙烯都是致突变物质，对人类遗传物质DNA具有损伤作用。

2. 氯乙烯

氯乙烯的分子式为C_2H_3Cl，其相对分子质量为62.50。

（1）理化性质。常温常压下为无色、略有芳香气味的气体。其相对密度（水＝1）为0.9（液体），沸点为-13.9℃，熔点为-159.8℃。

（2）存在与接触机会。工业上通常用乙炔和氯化氢反应、甲烷氯化以及乙烷或乙烯的氧氯化来制取氯乙烯。氯乙烯用途极为广泛，如生产聚氯乙烯树脂，与醋酸乙烯及丙烯腈制成共聚物，用做黏合剂、涂料、绝缘材料和合成纤维，也用做化学中间体或溶剂。氯乙烯的合成生产、设备检修作业，特别是清洗和维修氯乙烯的合成反应釜或者氯乙烯生产设备发生意外事故时，可接触到大量氯乙烯。

（3）毒理。常温下氯乙烯主要经呼吸道进入人体。氯乙烯急性毒性的靶器官为中枢神经系统，慢性毒性的靶器官为肝脏。氯乙烯还具有致癌、致畸作用。

（五）生产性粉尘

1. 生产性粉尘及其危害

生产性粉尘是指在生产中形成的、能长时间飘浮在空气中的固体微粒。它是污染作业环境、损害劳动者健康的重要职业病危害因素，可引起多种职业性肺部疾患。尘肺病是在生产过程中长期吸入粉尘而发生的以肺组织纤维化为主的疾病。

粉尘的分类方法很多，按粉尘的性质可概括为三大类：①无机粉尘。矿物性粉尘，如石英、石棉、滑石、煤等；金属性粉尘，如铅、锰、铁、锡、锌等及其化合物；人工无机粉尘，如金刚砂、水泥、玻璃纤维等。②有机粉尘。动物性粉尘，如皮毛、丝、骨质等；植物性粉尘，如棉、麻、谷物、茶等；人工有机粉尘，如有机染料、农药、合成树脂、橡胶、纤维等。③混合性粉尘。在生产环境中，以单纯一种粉尘存在的较少见，大部分情况下为两种或多种粉尘混合存在，一般称之为混合性粉尘。

工作场所空气中粉尘的化学成分和浓度是直接决定其对人体危害性质和严重程度的重要因素。根据化学成分的不同，粉尘对人体可有致纤维化、刺激、中毒和致敏作用。同一种粉尘，作业环境空气中浓度越高，暴露时间越长，对人体危害越严重。坚硬的尘粒能引起呼吸道黏膜机械性损伤；某些有毒粉尘可在呼吸道被溶解吸收，溶解度越高，对人体毒作用越强；石英粉尘很难溶解，可在体内持续产生危害作用；物质在粉碎过程和流动中相互摩擦或吸附空气中离子而带电；可氧化的粉尘如煤、铅、面粉等，在适宜的浓度下，一旦遇到明火、电火花和防电时，即会发生爆炸，导致人员伤亡和财产损失。

2. 游离二氧化硅粉尘

游离二氧化硅粉尘，俗称矽尘，以石英粉尘为代表。在生产过程中因长期吸入含有游离二氧化硅的粉尘达到一定量后而引起的以肺纤维化为主的疾病称尘肺病。

（1）接触游离二氧化硅的主要作业。在煤矿或非煤矿山采掘作业凿岩、爆破、运输，修建铁路、水利等工程开挖隧道，采石等作业常可产生大量石英（主要成分是二氧化硅）粉尘。在石粉厂、玻璃厂、耐火材料厂等生产过程的原料破碎、研磨、配料等工序，以及机械制造中铸造车间的原料粉碎、配料、铸型、打箱、清砂、喷砂等生产过程和陶瓷厂原料车间，均可产生大量含游离二氧化硅粉尘。

（2）影响尘肺病发病的主要因素。尘肺病发病与粉尘中游离二氧化硅含量、二氧化硅类型、粉尘浓度、分散度、接尘时间（接尘工龄）、防护措施和接触者个体因素有关。

①粉尘中游离二氧化硅含量越高，发病时间越短，病情越重。

②尘肺病的发生发展及病变程度还与肺内粉尘蓄积量有关。肺内粉尘蓄积量主要取决于粉尘浓度、分散度、接尘时间和防护措施。空气中粉尘浓度越高，分散度越大，接尘时间越长，防护措施越差，吸入和蓄积在肺内的粉尘量就越大，越容易发生尘肺病，病情越严重。

③尘肺病发病比较缓慢，接触较低浓度二氧化硅粉尘多在 $15 \sim 20$ 年后发病。确诊发病后，即使脱离粉尘作业，病变仍可继续发展。少数病例，由于持续吸入高浓度、高游离二氧化硅含量的粉尘，经 $1 \sim 2$ 年即可发病。

④与工人健康素质有关，如患有肺结核、慢性呼吸系统疾病的患者更容易患尘肺病。

(六)物理因素

1. 气象条件

生产环境的气象条件主要指空气的温度、湿度、风速和热辐射。

(1)生产环境中的气温除取决于大气温度外，还受太阳辐射、生产上的热源和人体散热等影响。热源通过传导、对流使生产环境的空气加热，并通过辐射加热四周物体，形成第二热源，扩大了直接加热空气的面积，使气温升高。

高温作业类型如下：

①高温、强热辐射作业。存在于如冶金工业的炼焦、炼铁、轧钢等车间，机械制造工业的铸造、锻造等车间，陶瓷、玻璃、搪瓷、砖瓦等工业的炉窑车间，火力发电厂和轮船的锅炉间等。

②高温、高湿作业。如印染、造纸等工业中液体加热或蒸煮时，车间气温可达 35℃ 以上，相对湿度在 90% 以上。

③夏季露天作业。如夏季的农田劳动、建筑等露天作业，除受太阳的辐射作用外，还受被加热的地面和周围物体放出的热辐射作用。

(2)生产环境的气湿以相对湿度表示。相对湿度在 80% 以上称为高气湿，在 30% 以下称为低气湿。高气湿主要由于水分蒸发和释放蒸汽所致，如纺织、印染、造纸、屠宰和潮湿的矿井、隧道等作业。低气湿可见于冬季高温车间中的作业。

(3)生产环境的气流除受外界风力的影响外，主要与厂房中的热源有关。室内外温差越大，产生的气流越强。

(4)热辐射主要指红外线及一部分可视线。太阳和生产环境中的各种熔炉、开放的火焰等热源均能产生大量热辐射。红外线不直接加热空气，但可使周围物体加热。

2. 噪声

(1)噪声的分类

生产过程中产生的声音频率和强度没有规律，听起来使人感到厌烦，称为生产性噪声或工业噪声。

按照来源，噪声可分为：

①机械性噪声。由于机械的撞击、摩擦、转动所产生的噪声，如冲压、打磨等发出的声音。

②流体动力性噪声。气体压力或体积的突然变化或流体流动所产生的声音，如空气压缩或施放发出的声音。

③电磁性噪声，如变压器所发出的声音。

噪声按时间分布可分为：

①连续声。按照随时间的变化程度，又可分为稳态噪声和非稳态噪声。随着时间的变化，声压波动小于 5 dB(A)的称为稳态噪声，否则是非稳态噪声。对于稳态噪声，根据频率特性，又可分为低频噪声(主频率在 300 Hz 以下)、中频噪声(主频率在 300～800 Hz)和高频噪声(主频率在 800 Hz 以上)。此外，还可以分为窄频带和宽频带噪声。

②间断声，包括脉冲声。声音持续时间小于 0.5 s，间隔时间大于 1 s，声压有效值变化大于 40 dB(A)者称为脉冲噪声。

(2)影响噪声对机体作用的因素

①噪声的强度和频谱特性。一般来讲，噪声强度大、频率高，则危害大。现场调查表明，接触噪声作业工人中耳鸣、神经衰弱综合征的检出率随噪声强度增加而增加。

②接触时间和接触方式。同样的噪声，接触时间越长对人体影响越大，噪声性耳聋的发生率与工龄有密切关系，缩短接触时间有利于减轻噪声的危害。

③噪声的性质。脉冲噪声比稳态噪声危害大，接触脉冲噪声的工人无论耳聋、高血压及中枢神经系统调节功能等异常改变的检出率均较稳态噪声的人高。

④其他危害因素共同存在。振动、高温、寒冷或有毒物质共同存在时，能增加噪声的不良作用，对听觉器官和心血管系统方面的影响更为明显。

⑤机体健康状况及个人敏感性。在同样条件下，对噪声敏感或有病的人，特别是患有耳病者会加重噪声对其的危害程度。

⑥个体防护。有无防护设备和是否正确使用防护设备也与噪声危害有直接关系。

3. 振动

振动是指一个质点或物体在外力作用下沿直线或弧线围绕于一平衡位置来回重复的运动。长期接触生产性振动可对机体产生不良影响。

根据振动作用于人体的部位和传导方式，可将生产性振动分为局部振动和全身振动。局部振动常称作手传振动，是指手部接触振动工具、机械或加工部件，振动通过手臂传导至全身。如使用风动工具气铲、风镐、气锤等；使用电动工具如电钻、电锯等。全身振动是指工作地点或坐椅的振动，人体足部或臀部接触振动，通过下肢或躯干传导至全身。例如，驾驶拖拉机、汽车、火车、飞机等；在作业台如钻井平台、振动筛操作台等。

有些作业如驾驶摩托车，可同时接触全身振动和局部振动。

第二节　职业病

一、职业性病损及致病模式

职业性病损是指职业病危害因素所致的各种身体健康损害，包括工伤和职业性疾患。职业性病损包括轻微的健康影响、严重的健康损害、伤残以及死亡。职业性疾患分为职业病和工作有关疾病两大类。

职业病危害因素是引发职业性病损的病原性因素，但这些是否会使接触者(机体)产生职业性病损，还取决于若干作用条件。只有当危害因素、作用条件和接触者个体特征三者综合在一起，符合一般疾病的致病模式，才能造成职业性病损。

(一)职业性病损的作用条件

(1)接触机会。如在生产工艺过程中，经常接触某些有毒有害因素。

(2)接触方式。经呼吸道、皮肤或其他途径可进入人体或由于意外事故造成病伤。

(3)接触时间。指每天或一生中累计接触的总时间。

(4)接触强度。指接触浓度或水平。

后两个条件是决定机体接受危害剂量的主要因素，常用接触水平表示，与实际接受量有所区别。所以说，改善作业条件，控制接触水平，降低进入机体的实际接受量，是预防职业性病损的根本措施。

(二)引起职业病损的其他因素

在同一作业条件下，不同个体发生职业性病损的机会和程度也有一定的差别，这与以下因素有关：

(1)遗传因素。如患有某些遗传性疾病或存在遗传缺陷(变异)的人，容易受某些危害因素的作用。

(2)性别和年龄差异。如妇女从事对胎儿、婴儿健康有影响的工作；未成年和老年工人对某些危害因素作用的易感性。

（3）营养不良。如膳食结构不合理，可致机体抵抗力降低。

（4）其他疾病。如患有皮肤病，降低皮肤防护能力；肝病影响机体对毒物的解毒功能等。

（5）文化水平和生活方式。如缺乏卫生及自我保健意识，吸烟、酗酒、缺乏体育锻炼、过度精神过度紧张等，均能增加职业病危害因素的致病机会和程度。

二、职业病相关知识

（一）法定职业病概念

医学上所称的职业病泛指职业病危害因素所引起的疾病，而在立法意义上，职业病有其特定的范围，即指政府所规定的法定职业病。

《职业病防治法》将职业病定义为：企业、事业单位和个体经济组织等用人单位的劳动者在职业活动中，因接触粉尘、放射性物质和其他有毒、危害因素而引起的疾病。职业病的分类和目录由国务院卫生行政部门会同国务院安全生产监督管理部门、劳动保障行政部门制定、调整并公布。

根据我国相关法律规定，确诊的法定职业病必须向主管部门报告。凡属于法定职业病的患者，在治疗和休息期间及在确定为伤残或治疗无效而死亡时，均应按照劳动保险条例有关规定给予劳保待遇。

（二）职业病分类

国家卫生计生委、人力资源社会保障部、国家安全监管总局、全国总工会等 4 部门2013 年 12 月 23 日联合颁布了《关于印发〈职业病分类和目录〉的通知》（国卫疾控发〔2013〕48号）；2002 年 4 月 18 日原卫生部和原劳动保障部联合印发的《职业病目录》同时废止。新的职业病分类和目录如表 5-1 所示。

表 5-1　职业病分类和目录（2013 版）

分类		目录
一、职业性尘肺病及其他呼吸系统疾病	（一）尘肺病	1. 矽肺；2. 煤工尘肺；3. 石墨尘肺；4. 碳黑尘肺；5. 石棉尘肺；6. 滑石尘肺；7. 水泥尘肺；8. 云母尘肺；9. 陶工尘肺；10. 铝尘肺；11. 电焊工尘肺；12. 铸工尘肺；13. 根据《尘肺病诊断标准》和《尘肺病理诊断标准》可以诊断的其他尘肺病。
	（二）其他呼吸系统疾病	1. 过敏性肺炎；2. 棉尘病；3. 哮喘；4. 金属及其化合物粉尘肺沉着病（锡、铁、锑、钡及其化合物等）；5. 刺激性化学物所致慢性阻塞性肺疾病；6. 硬金属肺病。
二、职业性皮肤病		1. 接触性皮炎；2. 光接触性皮炎；3. 电光性皮炎；4. 黑变病；5. 痤疮；6. 溃疡；7. 化学性皮肤灼伤；8. 白斑；9. 根据《职业性皮肤病的诊断总则》可以诊断的其他职业性皮肤病。
三、职业性眼病		1. 化学性眼部灼伤；2. 电光性眼炎；3. 白内障（含放射性白内障、三硝基甲苯白内障）。
四、职业性耳鼻喉口腔疾病		1. 噪声聋；2. 铬鼻病；3. 牙酸蚀病；4. 爆震聋。

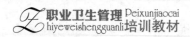

（续表）

分类	目录
五、职业性化学中毒	1. 铅及其化合物中毒（不包括四乙基铅）；2. 汞及其化合物中毒；3. 锰及其化合物中毒；4. 镉及其化合物中毒；5. 铍病；6. 铊及其化合物中毒；7. 钡及其化合物中毒；8. 钒及其化合物中毒；9. 磷及其化合物中毒；10. 砷及其化合物中毒；11. 铀及其化合物中毒；12. 砷化氢中毒；13. 氯气中毒；14. 二氧化硫中毒；15. 光气中毒；16. 氨中毒；17. 偏二甲基肼中毒；18. 氮氧化合物中毒；19. 一氧化碳中毒；20. 二硫化碳中毒；21. 硫化氢中毒；22. 磷化氢、磷化锌、磷化铝中毒；23. 氟及其无机化合物中毒；24. 氰及腈类化合物中毒；25. 四乙基铅中毒；26. 有机锡中毒；27. 羰基镍中毒；28. 苯中毒；29. 甲苯中毒；30. 二甲苯中毒；31. 正己烷中毒；32. 汽油中毒；33. 一甲胺中毒；34. 有机氟聚合物单体及其热裂解物中毒；35. 二氯乙烷中毒；36. 四氯化碳中毒；37. 氯乙烯中毒；38. 三氯乙烯中毒；39. 氯丙烯中毒；40. 氯丁二烯中毒；41. 苯的氨基及硝基化合物（不包括三硝基甲苯）中毒；42. 三硝基甲苯中毒；43. 甲醇中毒；44. 酚中毒；45. 五氯酚（钠）中毒；46. 甲醛中毒；47. 硫酸二甲酯中毒；48. 丙烯酰胺中毒；49. 二甲基甲酰胺中毒；50. 有机磷中毒；51. 氨基甲酸酯类中毒；52. 杀虫脒中毒；53. 溴甲烷中毒；54. 拟除虫菊酯类中毒；55. 铟及其化合物中毒；56. 溴丙烷中毒；57. 碘甲烷中毒；58. 氯乙酸中毒；59. 环氧乙烷中毒；60. 上述条目未提及的与职业有害因素接触之间存在直接因果联系的其他化学中毒。
六、物理因素所致职业病	1. 中暑；2. 减压病；3. 高原病；4. 航空病；5. 手臂振动病；6. 激光所致眼（角膜、晶状体、视网膜）损伤；7. 冻伤。
七、职业性放射性疾病	1. 外照射急性放射病；2. 外照射亚急性放射病；3. 外照射慢性放射病；4. 内照射放射病；5. 放射性皮肤疾病；6. 放射性肿瘤（含矿工高氡暴露所致肺癌）；7. 放射性骨损伤；8. 放射性甲状腺疾病；9. 放射性腺疾病；10. 放射复合伤；11. 根据《职业性放射性疾病诊断标准（总则）》可以诊断的其他放射性损伤。
八、职业性传染病	1. 炭疽；2. 森林脑炎；3. 布鲁氏菌病；4. 艾滋病（限于医疗卫生人员及人民警察）；5. 莱姆病。
九、职业性肿瘤	1. 石棉所致肺癌、间皮瘤；2. 联苯胺所致膀胱癌；3. 苯所致白血病；4. 氯甲醚、双氯甲醚所致肺癌；5. 砷及其化合物所致肺癌、皮肤癌；6. 氯乙烯所致肝血管肉瘤；7. 焦炉逸散物所致肺癌；8. 六价铬化合物所致肺癌；9. 毛沸石所致肺癌、胸膜间皮瘤；10. 煤焦油、煤焦油沥青、石油沥青所致皮肤癌；11. β-萘胺所致膀胱癌。
十、其他职业病	1. 金属烟热；2. 滑囊炎（限于井下工人）；3. 股静脉血栓综合征、股动脉闭塞症或淋巴管闭塞症（限于刮研作业人员）。

（三）职业病的特点

（1）病因明确。病因即职业病危害因素，在控制病因或作用条件后，可消除或减少发病。

（2）所接触的病因大多是可检测的，需达到一定的强度（浓度或剂量）才能致病，一般存在接触水平（剂量）—效应（反应）关系。

（3）在接触同一因素的人群中常有一定的发病率，很少只出现个别病人。

（4）大多数职业病如能早期诊断、处理，康复效果较好，但有些职业病，例如尘肺病，目前尚无特效疗法，只能对症综合处理，故发现越晚，疗效越差。

(5)除职业性传染病外，治疗个体无助于控制人群发病。从病因学上说，职业病是完全可以预防的，故必须强调"预防为主"。

职业性疾病可涉及很多器官、系统，涵盖临床医学的各个分科，如内科、外科、神经科、皮肤科、眼科、耳鼻喉科等。所以，需要牢固掌握和充分运用临床多学科的综合知识和技能，处理职业性疾病的诊断、治疗、康复，以及职业禁忌证、劳动能力鉴定等问题。

(四)工作有关疾病

工作有关疾病与职业病有所区别。广义上，职业病是指与工作有关，并直接与职业病危害因素有因果联系的疾病，而工作有关疾病则具有以下三层含义：

(1)职业因素是该病发生和发展的诸多因素之一，但不是唯一的直接病因。

(2)职业因素影响了健康，从而促使潜在的疾病显露或加重已有疾病的病情。

(3)通过改善工作条件，可使所患疾病得到控制或缓解。常见的工作有关疾病有矿工的消化性溃疡、建筑工的肌肉骨骼疾病如腰背痛等。

此外，作用轻微的职业病危害因素，有时虽不至于引起病理性损害，但可产生体表的某些改变如胼胝、皮肤色素增加等。这些改变尚在生理范围之内，故可视为机体的一种代偿或适应性变化，通常称为职业特征。

三、职业中毒

在生产环境中，由工业毒物引起的作业人员中毒称为职业中毒。职业中毒的局部作用表现为引起皮肤黏膜的刺激和腐蚀作用，全身作用表现为接触部位以外的器官损害如缺氧和麻醉等全身损伤，以及肝、肾、血液等损害。

(一)职业中毒类型

职业中毒可分为急性、慢性和亚急性中毒三种临床类型。

(1)急性中毒。急性中毒是指毒物一次或在短时间(几分钟至数小时)大量进入人体而引起的中毒。

(2)慢性中毒。慢性中毒是指毒物少量长期进入人体而引起的中毒，如慢性铅中毒。

(3)亚急性中毒。发病情况介于急性和慢性之间，接触浓度较高，工龄一般在一个月内发病者，称为亚急性中毒或亚慢性中毒，如亚急性铅中毒。

各种工业毒物的毒性作用特点不同。有些毒物在作业环境中，难以达到引起急性中毒的浓度，一般只有慢性中毒，如铅、锰、镉等金属毒物；有些毒物的毒性大，且易散发到车间空气中或污染作业人员的皮肤，往往引起急性中毒，如氯气、二氧化硫、二氧化氮、苯等；有些毒物在生产过程中易引起急性中毒，通常它们在体内的蓄积作用不明显，如氰化氢、硫化氢、一氧化碳、二氧化碳等。

(二)职业中毒命名

职业中毒可按工业毒物的化学名称来命名，如铅中毒、汞中毒、苯中毒等；也可按工业毒物的类别来命名，如金属中毒，苯的氨基、硝基化合物中毒；还可按工业毒物的毒性作用来命名，如刺激性气体中毒、窒息性气体中毒等；以及按工业毒物的用途来命名，如有机溶剂中毒、农药中毒等。

(三)职业中毒的临床表现

工业毒物的种类很多，可引起人体不同系统的损伤，甚至多系统损害，出现各种临床表现。同一毒物，不同中毒类型对人体的损害有时可累及不同的靶器官。以苯为例，急性苯中毒主要影响中枢神经系统，慢性苯中毒则主要引起造血系统损害。职业中毒按主要受损系统而具有不同表现。

1. 神经系统

工业毒物进入人体后，可造成中枢神经系统缺氧，也可直接造成神经系统损伤，临床上可出现不同的症状和体征。例如，慢性铅中毒的早期表现为头晕、失眠、记忆力减退、情绪不稳定、乏力等症状。这些症状多属于功能性改变，脱离铅接触后可逐渐恢复；急性汽油中毒的临床表现则是哭笑异常、易怒、妄想等；一氧化碳中毒后遗症的表现为痴呆、严重记忆力减退等。

2. 呼吸系统

在作业环境中，工业毒物进入机体的主要途径为呼吸系统。因此，工业毒物可引起呼吸系统多种损害。例如，刺激性气体氯气、氮氧化物、二氧化硫等可引起咽炎、喉炎、气管炎、支气管炎等呼吸道病变，严重时可产生化学性肺炎、化学性肺水肿；汽油可引起胸闷、剧咳、咳痰、咯血等；氮氧化物、有机磷农药中毒可引起明显的呼吸困难、发绀、剧咳；长期吸入砷和铬等可引起肺癌。

3. 血液系统

工业毒物对血液系统的影响通常表现为贫血、出血、溶血、白血病等。例如，铅可引起低色素性贫血；苯、三硝基甲苯可抑制骨髓造血功能，引起白细胞、血小板减少，甚至造成再生障碍性贫血；苯的氨基和硝基化合物、亚硝酸盐可引起高铁血红蛋白血症。

4. 消化系统

消化系统是工业毒物吸收、生物转化、排出和肝肠循环再吸收的场所。例如，经口进入人体的汞盐、三氧化二砷所致的急性中毒，可引起恶心、呕吐等症状；铅、汞中毒时，可见牙釉质脱落；慢性铅中毒时，经常出现脐周或全腹剧烈的持续性或阵发性绞痛等症状；工业毒物中许多亲肝毒物，如黄磷、砷、四氯化碳、三氯甲烷、氯乙烯和三硝基甲苯及其他苯的氨基、硝基化合物等，均可引起急性或慢性肝损伤，其症状和体征与病毒性肝炎相似。

5. 泌尿系统

职业性泌尿系统损害大致有四种临床类型。它们分别是急性中毒性肾病、慢性中毒性肾病、中毒性泌尿道损害及泌尿道肿瘤。前两种类型较多见。例如，铅、汞、镉、砷及砷化物、四氯化碳、乙二醇、苯酚等均可引起肾损伤，但其机制各不相同。β-萘胺和联苯胺可诱发膀胱癌。

6. 循环系统

许多金属毒物和有机溶剂可直接损害心肌。窒息性气体和刺激性气体中毒可导致心肌缺氧；有机溶剂、有机磷农药中毒可引起心律不齐；慢性二硫化碳中毒可诱发冠心病。

7. 生殖系统

毒物对生殖系统的毒性作用涉及对接触者本人及其对子代发育过程的不良影响，即所谓"生殖毒性与发育毒性"。生殖毒性表现为对接触者本人生殖器官、相关内分泌系统、性周期和性行为、生育能力、妊娠结局、分娩过程等方面的影响。发育毒性包括可引起胎儿畸形、发育迟缓、功能缺陷，甚至死亡等。

有研究显示，对睾丸有损伤的工业毒物有二硫化碳、二溴氯丙烷、铅、三硝基甲苯等；对女性生殖产生危害的工业毒物有铅、汞、镉、农药、氯乙烯等。

8. 皮肤

职业性皮肤病占职业病总数的 $40\%\sim50\%$。其致病涉及因素很多，其中化学因素占 90% 以上。职业性皮肤病主要有如下几种：

(1)化学灼伤。常由酸、碱等引起，出现剧烈疼痛等症状。

(2)接触性皮炎。常由酸、碱、有机溶剂等引起，出现红斑、水肿、丘疹等症状。

(3)光感性皮炎。常见于沥青作业人员，受日光照射后皮肤出现发红、刺痛、水疱、痒感等症状。

(4)职业性痤疮。常见于接触各种矿物油、卤代芳烃化合物。

(5)皮肤黑变病。常见于接触焦油、沥青等所致的皮肤变色。

(6)职业性皮肤溃疡。常见于接触铬、铍等。

(7)职业性疣赘。常见于接触焦油、沥青、砷等，少数人可转变为鳞状上皮癌。

(8)职业性角化过度和皲裂。常见于接触有机溶剂、碱性物质等，可使皮肤脱脂、粗糙、干裂等。

(9)职业性毛发改变。氯丁二烯可引起暂时性脱发。

(10)皮肤肿瘤。常见于接触砷、煤焦油等。

9. 眼部

工业毒物可引起多种眼部病变。酸、碱可引起急性结膜炎、角膜炎，主要表现为涩痒、流泪、灼痛；腐蚀性强酸、强碱进入眼部可引起化学烧伤，常引起结膜、角膜的坏死、糜烂；镍、铍等可引起过敏反应，表现为眼睑及结膜充血、水肿等；三硝基甲苯、二硝基酚可引起白内障；甲醇可引起视神经炎、视网膜水肿、视神经萎缩，甚至失明等。

10. 发热

五氯酚、二硝基酚等中毒可引起发热。吸入锌、铜等金属烟后，可引起发热，称"金属烟尘热"。吸入聚四氟乙烯的热解物可产生"聚合物烟尘热"。

(四)职业中毒的诊断

职业中毒的诊断是指根据临床检查，结合现场职业卫生学调查，综合分析，排除其他疾病后做出的诊断。职业中毒的诊断与一般疾病诊断不同，是一项政策性和科学性很强的工作，关系到劳动者的健康和劳动保护政策的贯彻，应及时而准确。职业中毒与生产环境有密切的关系，而临床表现又常缺乏明显的特异性，因而确诊特别是慢性中毒的确诊存在一定的困难。

1. 病史

让患者按顺序叙述症状的发生、起病时间和方式，症状的性质和持续时间、频率，伴随症状、病情发展情况，诱发或缓解因素等，询问发病与工作的关系以及同一接触条件下的其他人员有无相似的症状。此外，还应询问既往患何种疾病，如是否患过结核、病毒性肝炎，有何遗传性疾病，是否有吸烟和饮酒史等。

2. 职业史

详细了解职业接触情况，对职业中毒的诊断十分重要。应按顺序询问从开始到目前的职业史：从事生产过程的工艺流程、操作方法；接触工业毒物的种类，如原料、产品、中间产品等；接触形式与进入途径；每月或每日连续或间接的接触时间；车间空气中工业毒物浓度、卫生措施以及个人卫生防护用品的使用情况等。

如果为急性中毒，应了解当时的生产情况，有无事故发生、违反操作规程或防护设备失效等。

3. 现场调查

向厂方有关领导或工作人员、作业人员了解劳动卫生条件，包括生产过程中所用的原料、助剂、中间品和成品，防护设备和劳动防护用品，历年作业环境空气中工业毒物浓度的测定结果，并分析采样条件、测定方法的可靠性等。

4. 体格检查

判断临床表现是否与所接触毒物的毒性作用相符。在询问和检查中，尤其应该注意各种症状发生的时间和顺序及其与接触职业病危害因素的关系。一般来说，急性职业中毒因果关系较容易确立，慢性职业中毒的因果关系有时不太容易确立。

由于劳动卫生条件的改善，明显的体征已比较少见。可根据接触有害工业毒物的种类，对一些工业毒物的毒性特点进行检查。例如，汞中毒的震颤；锰中毒的肌张力增强和震颤；苯的氨基和硝基化合物中毒的发绀；三硝基甲苯中毒的肝肿大；甲醇中毒的视神经萎缩；刺激性气体中毒的肺水肿；铬中毒的鼻中膈穿孔；铅、砷中毒的周围神经病变等。

5.实验室检查

检查内容主要有两个方面的指标，即接触指标和效应指标。

接触指标包括测定生物材料中的毒物或其代谢物，如尿铅、血铅、尿酚等。

效应指标涉及测定的内容很广，主要有以下方面：

(1)反映毒性作用的指标，如铅中毒时可测定血和尿中 $\delta-$ 氨基 $-\gamma-$ 酮戊酸（$\delta-$ALA）水平，这是因为铅对卟啉代谢有影响，可导致 $\delta-$ALA 等指标改变。

(2)反映毒物所致组织器官病损的指标，如检查血、尿、肝、肾功能以及其他相关指标等。常见于毒物进入人体的量大、作用时间长所产生的组织器官损伤。

上述各项诊断依据，要经过全面的综合分析，才能做出切合实际的诊断。有时会因分析不当、资料不全而引起误诊。因此，对有些暂时尚不能明确诊断的患者，应先作对症处理，动态观察，逐步深化认识，再做出正确的判断。

四、尘肺

(一)尘肺基本知识

尘肺病是在职业活动中由于长期吸入生产性粉尘并在肺内滞留而引起以肺组织弥漫性纤维化为主的全身性疾病。我国《职业病分类和目录》规定的职业病名单中列出的法定尘肺病有 13 种(详见表 5-1)。矽肺和煤工尘肺是我国目前发病人数最多的尘肺病。

我国以往的职业病专项调查数据和十几年来卫生部公布的职业病报告数据都表明，矽肺和煤工尘肺一直是我国最主要的尘肺病，两者占报告尘肺病例总数的 90％左右。

尘肺病目前尚无特效治疗药及根治办法。主要是综合治疗，即在用药治疗的同时积极对症治疗，预防并发症，增强营养，生活规律化，进行适当的体育锻炼。我国多年来研究的一些尘肺病治疗药物，在临床试用中观察到可以减轻症状、延缓病情进展，但确切疗效尚有待继续观察和评估。

尘肺病预防的关键在于最大限度防止有害粉尘的吸入，只要措施得当，尘肺病是完全可以预防的。

(二)尘肺病的临床表现

尘肺病人的临床表现主要有咳嗽、咳痰、胸痛、呼吸困难四大症状，此外一些病人有咯血以及某些全身症状。

早期尘肺病人咳嗽不明显，但随着病程的进展，咳嗽可明显加重。特别是合并慢性支气管炎或合并肺部感染者，咳嗽可非常严重。吸烟病人咳嗽较不吸烟者明显。

尘肺病人即使在咳嗽很少的情况下，也会有咳痰。煤工尘肺病人痰多为黑色，其中可明显地看到有煤尘颗粒。如合并肺内感染及慢性支气管炎，痰量则明显增多，痰呈黄色黏稠状或块状，常不易咳出。

几乎每个尘肺病人或轻或重有胸痛，其中可能以矽肺和石棉肺病人更多见。胸痛的部位不固定，多为局部性；疼痛性质多不严重，一般为隐痛、胀痛、刺痛等。

呼吸困难和病情的严重程度相关。肺部并发症的发生可明显加重呼吸困难的程度和发展速度，并可累及心脏，发生肺源性心脏病。

五、物理因素所致职业病

(一)中暑

中暑分为热射病、热痉挛和热衰竭三种。

1. 临床表现

(1)热射病。患者在高温环境中突然发病，体温可高达40℃以上，开始时大量出汗，以后出现"无汗"，伴有嗜睡、昏迷等症状。

(2)热痉挛。明显的肌肉痉挛，多见于经常活动的四肢肌肉等。患者神志清醒，体温多正常。

(3)热衰竭。患者先有头痛、心悸、恶心、面色苍白等症状，继而晕厥，体温不高或稍高。

2. 诊断

根据高温作业人员的职业史及体温、肌肉痉挛或晕厥等主要临床表现，排除其他类似疾病，可诊断为职业性中暑。

(二)噪声危害

噪声对人体的影响是全身性的，既可以引起听觉系统的变化，也可以对非听觉系统产生影响。听觉系统是人体感受声音的系统，噪声对听觉系统的影响最早引起人们的注意。目前，噪声危害的评价以及噪声标准的制定等主要还是以听觉系统损害为依据。

(三)局部振动病

1. 定义

局部振动病是长期使用振动工具而引起的以末梢循环障碍为主的疾病。

2. 临床表现

局部振动病主要有手痛、手麻、手凉、手胀、头痛、头昏、失眠、乏力、记忆力减退等症状。

3. 诊断

患者具有长期从事局部振动作业的职业史和主要的临床表现，可根据我国《职业性局部振动病诊断标准及处理原则》(GB 4869—1985)进行病情分析诊断。

第三节　职业病的防治

一、职业病的前期预防

用人单位应当依照法律、法规要求，严格遵守国家职业卫生标准，落实职业病预防措施，从源头上控制和消除职业危害。

产生职业危害的用人单位的设立除应当符合法律、行政法规规定的设立条件外，其工作场所还应当符合下列职业卫生要求：

(1)职业病危害因素的强度或者浓度符合国家职业卫生标准。

(2)有与职业危害防护相适应的设施。

(3)生产布局合理，符合有害与无害作业分开的原则。

(4)有配套的更衣间、洗浴间、孕妇休息间等卫生设施。

(5)设备、工具、用具等设施符合保护劳动者生理、心理健康的要求。

(6)法律、行政法规和国务院卫生行政部门、安全生产监督管理部门关于保护劳动者健康的其他要求。

二、劳动过程中的防护与管理

用人单位应当采取下列职业病防治管理措施：

(1)设置或者指定职业卫生管理机构或者组织，配备专职或者兼职的职业卫生管理人员，负责本单位的职业病防治工作。

(2)制定职业病防治计划和实施方案。

(3)建立、健全职业卫生管理制度和操作规程。

(4)建立、健全职业卫生档案和劳动者健康监护档案。

(5)建立、健全工作场所职业病危害因素监测及评价制度。

(6)建立、健全职业危害事故应急救援预案。

用人单位应当保障职业病防治所需的资金投入，不得挤占、挪用，并对因资金投入不足导致的后果承担责任。

三、职业中毒的预防措施

生产性毒物种类繁多，接触人数众多，因此，职业中毒在职业病中占有很大比例。做好职业中毒的预防，对保护劳动者健康、促进生产、保障国民经济可持续发展具有重大意义。防毒措施的具体方法有很多，就其作用可分为以下方面。

(一)消除毒物

在生产过程中消除有毒物质，用无毒或低毒物质代替有毒物质，是最理想的防毒措施。目前已有一些成功的实例，例如，用硅整流器代替汞整流器；用无汞仪表代替汞仪表；在喷漆作业中，使用多种无苯材料等。

(二)降低毒物浓度

降低作业环境空气中毒物含量使之低于最高容许浓度，是预防职业中毒的中心环节。首先，要使毒物不能发散到空气中，或消除作业人员接触毒物的机会；其次，要设法排出发散到空气中的毒物，控制其扩散，及时清除散落在地面的毒物；再者，减少毒物波及范围，以便于控制排出，减少受毒物危害的人数。主要包括以下方面。

1. 技术革新

尽量采用先进技术和工艺过程，以减轻劳动强度，避免开放式生产，尽可能采用密闭生产，消除毒物扩散的条件。采用新技术、新方法，从根本上控制毒物的扩散，例如采用静电喷漆、使用水性漆电泳涂漆等。在生产过程中，尽可能采用遥控或程序控制，最大限度地减少作业人员接触毒物的机会。

2. 通风排毒

在有毒物质生产过程中，生产设备应密闭。若密闭不严或条件不容许密闭，仍有毒物发散到作业环境空气中时，应安装通风排毒系统，将毒物排出，这是预防职业中毒的一项重要的辅助措施。使用最多的方法为局部抽出式通风，这种通风方式常与密闭毒物发生源的排放方式结合，并尽可能接近毒物发生源。局部通风排毒装置常用排毒柜、排毒罩及槽边吸风等。按毒物发生源及生产设备的不同特点，采用合适的排毒装置。其安装原则是靠近毒物发散处，防止毒物扩散而又不影响生产操作，并便于维护检修。经通风排出的毒物，必须加以净化处理后方可排出，并尽量回收利用。

3. 工序和建筑布局合理

生产过程中的工序布局，不仅需满足生产上的需要，而且还应考虑卫生学上的要求。有毒物发散的工序，应隔离在单独的房间内，安装排毒设施，防止工序间的相互影响。有毒物质发生源，应放置在下风侧。对容易积存或被吸附的毒物，如汞等，或能发生有毒粉尘飞扬的厂房，建筑物表面应符合卫生学要求，以便于清洗和收集、处理散落的物质。

(三)个人防护

个人防护在预防职业中毒中虽不是根本性措施，但在许多情况下起着重要作用。

1. 防护服

除普通防护服外，还需给一些作业人员提供特殊质地或样式的防护服。例如，耐酸、耐碱工作服，防尘工作服，必要时还应佩戴防护手套和防护眼镜等。

2. 防护面具

包括防毒口罩与防毒面具。根据实际操作过程，或抢险救灾工作需要，可佩戴机械过滤式与化学过滤式口罩与防毒面具。在作业环境毒物浓度过高或含氧量很低情况下，还应佩戴隔离式防护面具，使作业人员能吸入较清洁的氧气。

3. 个人卫生设施

为保持良好的个人卫生状况，减少毒物作用机会，应设置淋浴室或存衣室，配备个人专用更衣箱。对能经皮肤吸收及局部作用危险性大的毒物，要有冲洗皮肤、眼睛的设施。

(四)安全卫生管理

生产设备的维修和管理，特别是化工生产中防止"跑、冒、滴、漏"，对预防职业中毒具有重要意义。各种预防措施必须制定规章制度才能取得应有效果，例如，制定生产工艺操作规程、生产岗位责任制、安全卫生交班制度、生产设备定期检修制度、通风防毒设备定期检修制度、危险作业安全规程、新原材料、新产品的检验分析及毒性鉴定制度等。此外，还需要做好职业卫生知识的宣传教育，提高作业人员对防毒工作的认识和自觉性。

(五)职业卫生服务

对从事有害作业的用人单位，在预防职业中毒方面开展健全的职业卫生服务具有同样重要的意义。例如，定期或不定期监测工作场所空气中的毒物浓度，对接触有毒物质的劳动者实施就业前和定期体格检查，排除职业禁忌证，发现早期的健康损害，以便及时处理。此外，对接触毒物的劳动者执行有毒作业保健待遇制度，开展有益于身心健康的业余活动，并做好季节性多发病的预防等，对提高机体抵抗力有重要意义。

四、职业中毒治疗

职业中毒的治疗分为病因治疗、对症治疗和支持治疗三类。病因治疗的目的是尽可能消除或减少有害物质进入机体，并针对毒物致病机制进行处理。对症治疗的主要目的是保护体内重要器官的功能，解除病痛，甚至挽救中毒者的生命。支持治疗的目的是提高中毒者抗病能力，促使其早日恢复健康。

(一)急性职业中毒

(1)现场急救。立即将患者脱离中毒环境，尽快将其移至空气新鲜的地方，保持其呼吸道通畅。为防止毒物经皮肤吸收，须脱去中毒者已被毒物污染的衣服，用水彻底冲洗污染处皮肤(冬天宜用温水)，如遇水能发生化学反应的物质，应先用干布抹去污染物后，再用水冲洗；若是脂溶性毒物、杀虫剂和腐蚀性毒物则应用肥皂水冲洗。在现场急救过程中，应注意保护好中毒者的心、肺、脑、眼等器官。对严重中毒者，应密切注意其意识状态、瞳孔、呼吸、脉搏、血压等的变化。若出现呼吸、循环障碍，应及时进行复苏急救，具体措施与内科急救原则相同。

（2）防止毒物继续吸收。中毒者到达医院后，应进行详细检查。若在现场急救时，中毒者被污染的皮肤清洗不够彻底，此时应重复冲洗；若中毒者是气体或蒸气吸入中毒，可给予吸氧，以纠正缺氧，加速毒物经呼吸道排出；若中毒者是经口中毒，须尽早采取催吐、洗胃及导泻等措施。

（3）解毒、排毒。对于急性中毒者，若病因比较明确，应尽早使用解毒或排毒药物。一旦毒物已对机体造成严重损伤，其疗效有时会明显降低。常用的特效络合剂和解毒剂有金属络合剂，如依地酸二钠钙、二乙烯三胺五乙酸三钠钙、二巯基丙醇、二巯基丁二酸钠等，用于治疗急、慢性铅、砷、汞等中毒；高铁血红蛋白还原剂，如美蓝，主要用于治疗急性苯胺、硝基苯类中毒；氰化物中毒解毒剂，如亚硝酸钠—硫代硫酸钠，主要用于救治氰化物、丙烯腈等急性中毒；有机磷农药中毒解毒剂，如阿托品、氯磷啶等。必要时，可用透析疗法和换血疗法清除体内的毒物。

（4）对症治疗。职业中毒治疗时，针对病因的特效疗法种类有限。虽然有些化学中毒有特效解毒药，但为数不多，因此，对症治疗是职业中毒的重要疗法。

（二）慢性职业中毒

慢性职业中毒的早期通常是功能性、可逆性病变，继续接触化学毒物，则可能形成较严重的器质性改变。故应立足于慢性职业中毒的早期诊断、早期治疗，以防止病情发展。对于大多数慢性职业中毒患者，有必要及时调离毒物接触作业环境。

目前，只有少数慢性职业中毒有特效药，如依地酸二钠钙驱铅，二巯基丙磺酸钠驱汞，二巯基丁二酸钠驱铅、汞及砷等，也就是说对症治疗不可忽视。慢性职业中毒的常见症状有神经衰弱综合征、精神症状、震颤麻痹综合征、周围神经病变、慢性中毒性肝损伤、慢性肾衰竭、再生障碍性贫血、接触性皮炎等。针对这些症状给予对症处理、适当营养与休息对于慢性中毒患者健康的恢复是必需的。慢性职业中毒经治疗后，应对患者进行劳动能力鉴定，并合理安排工作。

五、尘肺病患者的处理

（一）治疗

目前还没有根治尘肺病的办法。我国学者多年来研究了一些尘肺病治疗药物如克矽平、柠檬酸铝等。在用上述药物治疗的同时应积极对症治疗，预防并发症，增强营养，生活规律化和进行适当的体育锻炼。

（二）职业病致残程度鉴定

尘肺病患者确诊后，应依据其诊断尘肺期别、肺功能损伤程度和呼吸困难程度，进行职业病致残程度鉴定。

（三）患者安置原则

（1）尘肺病一经确诊，不论级别，都应及时调离接尘作业。不能及时调离的，必须报告当地卫生行政主管部门及工会。

（2）伤残程度较轻者，在调离接尘作业后，可安排在非接尘作业区从事劳动强度不大的工作。

（3）伤残程度中等者，可安排在非接尘作业区做些力所能及的工作，或在医务人员指导下进行康复活动。

（4）伤残程度重者，不能从事任何工作，在医务人员指导下进行康复活动。

六、物理因素所致职业病的防治

（一）中暑的预防

1. 技术措施

（1）合理设计工艺流程，改进生产设备和操作方法。热源的布置应符合下列要求：①应尽量布置在车间的外面；②采用热压为主的自然通风，尽量布置在天窗下面；③采用穿堂风为主的自然风，尽量布置在夏季主导风向的下风侧；④对热源采取隔热措施；⑤使工作地点易于采用降温措施。

(2)隔热是防暑降温的一项重要措施，可以利用水或导热系数小的材料进行隔热。

(3)通风降温包括自然通风和机械通风两种。

2. 保健措施

(1)应向高温作业人员提供饮料，并及时补充营养。

(2)个人防护。高温作业人员的工作服应以耐热、导热系数小、透气性能好的织物制成。

(3)对高温作业人员应进行就业前和入暑前的体格检查。

3. 组织措施

严格遵照国家有关高温作业卫生标准、《高温作业分级》和《防暑降温措施管理办法》(安监总安健〔2012〕89 号)搞好厂矿防暑降温工作。

(二)防止噪声危害的措施

噪声能够对人体产生不良影响，但要完全消除生产性噪声，既不经济，也不可行。

(1)制定工业企业设计卫生标准。

制定合理的卫生标准，将噪声控制在一定范围之内，是防止噪声危害的重要措施之一。《工业企业设计卫生标准》(GBZ 1—2010)规定，工业企业噪声控制应按 GBJ 87 设计，对生产工艺、操作维修、降噪效果进行综合分析，采用行之有效的新技术、新材料、新工艺、新方法。

(2)控制噪声源。

采用无声或低声设备代替发出强噪声的设备，如用无声液压代替高噪声的锻压。

(3)控制噪声的传播。

采用吸声材料装饰在车间的内表面，如在工作场所内悬挂吸声体，吸收辐射和反射的声能，使噪声强度减低。

(4)个体防护。

佩戴劳动防护用品是保护听觉器官的一项有效措施，如佩戴耳塞、耳罩等。

(5)健康监护。

定期对接触噪声的工人进行健康检查，特别是听力检查，观察听力变化情况，以便及早发现听力损伤，及时采取有效防护措施。

(6)合理安排作业人员作息。

(三)局部振动病的防治

1. 治疗

目前还没有特效疗法，可进行对症支持疗法。

2. 预防措施

振动职业危害的预防要采取综合性措施，即消除或减弱振动工具的振动，限制接触时间，改善不良作业条件，有计划地对作业人员进行健康检查，采取个体防护等多项措施。

第四节　职业病的诊断与鉴定

新修订的《职业病诊断与鉴定管理办法》(卫生部令第 91 号)于 2013 年 1 月 9 日经卫生部部务会审议通过，自 2013 年 4 月 10 日起施行。职业病的诊断与鉴定必须按照新修订的《职业病诊断与鉴定管理办法》进行。

一、职业病诊断的原则

职业病诊断应当按照《职业病防治法》《职业病诊断与鉴定管理办法》有关规定和国家职业病诊断标准，依据劳动者的职业史、职业病危害接触史和工作场所职业病危害因素情况、临床表现以及辅助检查结果等，进行综合分析，由三名以上（单数）医师进行集体诊断，作出诊断结论。诊断机构独立行使诊断权，并对诊断结论负责。

当事人对诊断结论不服，可依法向职业病诊断机构所在地设区的市级卫生行政部门申请鉴定，对设区的市级职业病鉴定结论不服的，可依法向省级卫生行政部门申请再鉴定，省级鉴定结论为最终鉴定。此即"一次诊断、两级鉴定"。

二、劳动者在职业病诊断与鉴定过程中享受的权利

（1）选择诊断机构就诊的权利。劳动者可以选择用人单位所在地、本人户籍所在地或者经常居住地的职业病诊断机构进行职业病诊断，进一步扩大了劳动者选择职业病诊断机构的范围。劳动者依法要求进行职业病诊断的，职业病诊断机构应当接诊。

（2）知情权。职业病诊断、鉴定机构应当告知劳动者职业病诊断、鉴定所需材料和程序，并及时告知劳动者诊断、鉴定结果。

（3）申请劳动仲裁的权利。职业病诊断、鉴定过程中，在确认劳动者职业史、职业病危害接触史时，当事人对劳动关系、工种、工作岗位或者在岗时间有争议的，可以依法向用人单位所在地的劳动人事争议仲裁委员会申请仲裁。

（4）异议申诉权利。劳动者对用人单位提供的工作场所职业病危害因素检测结果等资料有异议的，职业病诊断机构应当提请用人单位所在地安全生产监督管理部门进行调查和判定。

（5）选择鉴定专家权。劳动者可以自己或者委托职业病鉴定办事机构从专家库中按照专业类别随机抽取鉴定专家。

（6）隐私受保护权。职业病诊断机构及其相关工作人员应当尊重、关心、爱护劳动者，保护劳动者的隐私。

三、职业病诊断所需资料及提供者

职业病诊断需要以下资料：①劳动者职业史和职业病危害接触史（包括在岗时间、工种、岗位、接触的职业病危害因素名称等）；②劳动者职业健康检查结果；③工作场所职业病危害因素检测结果；④职业性放射性疾病诊断还需要个人剂量监测档案等资料；⑤与诊断有关的其他资料。

上述资料主要由用人单位和劳动者提供，如劳动者不掌握，由职业病诊断机构书面通知用人单位提供，也可由有关机构和职业卫生监管部门提供。

四、职业病鉴定所需材料及提供者

职业病鉴定需要以下资料：①职业病鉴定申请书；②职业病诊断证明书，申请省级鉴定的还应当提交市级职业病鉴定书；③卫生行政部门要求提供的其他有关资料。

申请职业病鉴定的当事人应该提供职业病鉴定申请书和职业病诊断证明书（已作首次鉴定的需要提供鉴定书）。职业病鉴定办事机构根据需要可以向原职业病诊断机构或者首次职业病鉴定的办事机构调阅有关的诊断、鉴定材料，也可以向有关单位调取与职业病诊断、鉴定有关的材料。

五、劳动者职业史和职业病危害接触史的作用

职业病是从事特定职业、接触特定职业病危害因素而引起的疾病。因此，职业病诊断不同

于一般医学诊断，是在医学诊断的基础上判断疾病的发生是否与劳动者从事的职业有关，是一种归因诊断。职业病诊断首先要了解、分析劳动者的职业史，将因非工作原因患病的病人排除在职业病病人范围外。职业病危害接触史是指劳动者接触职业病危害因素的种类及接触时间等。职业病危害因素是职业病发生的客观、必要条件，劳动者不接触职业病危害因素是不可能发生职业病的。因此，职业病诊断需要劳动者职业史和职业病危害接触史。

六、职业病诊断与鉴定发生异议的解决办法

1. 用人单位不提供或者劳动者对用人单位提供的相关材料有异议

随着我国市场经济的快速发展，劳动用工和社会保障制度发生了较大变化，劳动人口流动频繁，劳动用工方式复杂化，造成劳动者职业史和职业病危害接触史确认困难。用人单位不配合，导致职业病诊断资料不全。针对用人单位不提供或者不如实提供相关材料的问题，卫生部曾发文要求职业病诊断、鉴定机构根据当事人的自述材料和相关人员证明材料等做出诊断鉴定结论，一定程度上解决了这个问题。

对此，新修订的《职业病诊断与鉴定管理办法》从四个方面作了规定：

(1)第二十三条规定，在确认劳动者职业史、职业病危害接触史时，当事人对劳动关系、工种、工作岗位或者在岗时间有争议的，向用人单位所在地的劳动人事争议仲裁委员会申请仲裁。

(2)第二十五条规定，用人单位未在规定时间内提供职业病诊断所需要的材料时，职业病诊断机构可以提请安全生产监督管理部门督促用人单位提供。

(3)第二十六条规定，劳动者对用人单位提供的工作场所职业病危害因素检测结果等资料有异议，或者因劳动者的用人单位解散、破产，无用人单位提供上述资料的，职业病诊断机构应当提请用人单位所在地安全生产监督管理部门进行调查。

(4)第二十八条规定，经安全生产监督管理部门督促，用人单位仍不提供工作场所职业病危害因素检测结果、职业健康监护档案等资料或者提供资料不全的，职业病诊断机构应当结合劳动者的临床表现、辅助检查结果和劳动者的职业史、职业病危害接触史，并参考劳动者自述、安全生产监督管理部门提供的日常监督检查信息等，作出职业病诊断结论。仍不能作出职业病诊断的，应当提出相关医学意见或者建议。

2. 当事人对职业病诊断结果或者职业病鉴定结论有异议

当事人如果对职业病诊断结果或是职业病鉴定结论有异议，新修订的《职业病诊断与鉴定管理办法》第三十六条规定，当事人可以在接到职业病诊断证明书之日起三十日内，向职业病诊断机构所在地设区的市级卫生行政部门申请鉴定。当事人对设区的市级职业病鉴定结论不服的，可以在接到鉴定书之日起十五日内，向原鉴定组织所在地省级卫生行政部门申请再鉴定。职业病鉴定实行两级鉴定制，省级职业病鉴定结论为最终鉴定。

七、职业病诊断与鉴定涉及的部门和机构

职业病诊断与鉴定工作涉及的机构和部门较多。除诊断、鉴定机构外，诊断与鉴定工作过程还涉及安全生产监督管理部门和劳动人事争议仲裁委员会等机构和组织，需要各个部门的支持和配合。

首先，在督促用人单位履行职业病诊断的举证义务时，需要安全生产监督管理部门督促用人单位提交已掌握的诊断与鉴定所需材料。此外，在协助取证方面诊断机构也需要安全生产监督管理部门支持和配合(如提请安全生产监督管理部门组织对工作场所进行现场调查)。

其次，劳动者与用人单位对职业病诊断所需的证据材料存在异议时，需要由安全生产监督管理部门和劳动人事争议仲裁委员会进行判定或裁定。

第六章

工作场所职业危害因素监测技术

《职业病防治法》和《工作场所职业卫生监督管理规定》等法律法规均对工作场所职业危害因素监测作出了具体的规定。职业危害因素监测是职业病防治工作中一项重要工作内容，是识别和评价职业病危害因素的一个重要环节，主要是通过各种采样仪器设备和检验仪器设备，按照相关标准规范要求，对工作场所存在的职业危害因素进行检验、识别与鉴定，从而达到以下目的：掌握工作场所职业危害因素的性质、强度及其在时间、空间上的分布情况；调查职业危害因素对接触人群健康的损害；评价工作场所作业环境、劳动条件职业卫生条件是否达到职业卫生标准的要求；为制定卫生标准和卫生防护措施，改善不良劳动条件，预防控制职业病，保障劳动者健康提供科学依据。

生产经营单位主要负责人和职业卫生管理人员除了要掌握职业卫生相关法律法规、职业卫生管理知识外，掌握基本的职业危害因素监测技术，对提高工作场所职业危害因素检验、识别与鉴定，改善职业卫生管理工作有很大的帮助。

第一节　工作场所职业危害因素监测概述

一、工作场所职业危害因素监测的目的

工作场所有害因素职业接触限值是用人单位监测工作场所环境污染情况、评价工作场所卫生状况和劳动条件以及劳动者接触化学因素的程度的重要技术依据，也可用于评估生产装置泄漏情况、评价防护措施效果等。工作场所有害因素职业接触限值也是职业卫生监督管理部门实施职业卫生监督检查、职业卫生技术服务机构开展职业病危害评价的重要技术法规依据。

二、工作场所职业危害因素监测的内容

工作场所职业危害因素监测主要包括空气监测和生物监测。空气监测通过定期地检测工作场所空气中毒物的浓度，以评价职业卫生状况和人员接触毒物的程度及对健康的可能影响；生物监测通过定期地检测人体生物材料中毒物及其代谢物含量或导致的无害性生化效应水平，以评价人员接触毒物的程度及对健康的可能影响（表 6-1）。

空气监测与生物监测的关系：①空气监测是生物监测的基础，生物监测指标的确定和检测结果的评价，离不开空气监测；②生物监测弥补了空气监测在个体接触剂量评价中的不足；③二者均用来评价职业危害接触程度，圆满的卫生评价需要空气监测和生物监测的结合（群体与个体相结合）。

表 6-1　空气监测和生物监测的比较

	空气监测	生物监测
测定对象	样品——空气 对象——毒物	样品——生物材料 对象——毒物及其代谢物、引起机体不适的反应物
评价指标	最高容许浓度 时间加权平均容许浓度 短时间接触容许浓度	职业接触生物限值 （生物限值）

（续表）

	空气监测	生物监测
优缺点	1. 适用范围广，可测多种毒物 2. 操作容易，较快 3. 适用于评价工作场所空气质量，不能反映出个体差异 4. 测定结果仅能反映经呼吸道进入人体的可能剂量 5. 一个毒物只有 1～2 个评价指标 6. 结果解释明确	1. 适用范围小，可检测的毒物少 2. 操作较难，较慢 3. 适用于评价个体接触剂量，能反映个体差异 4. 测定结果能反映经各种途径进入人体的剂量，不能指明进入途径 5. 一个毒物有多个评价指标 6. 结果解释需慎重

说明：由于生物监测较为复杂且专业性较强，对于工作场所职业危害监控来说操作不是特别方便，加之本书的读者对象主要是生产经营单位主要负责人和职业卫生管理人员，所以本书重点讲述空气监测方面的内容，生物监测、实验室检测以及采集后的数据分析等内容不在本书讨论之列。

三、工作场所职业危害因素监测的类型及采样要求

根据检测目的，工作场所职业危害因素监测分为评价监测（系统检测）、日常监测（定期定点检测）、监督监测（抽查检测）和事故监测。

1. 评价监测（系统检测）

适用于建设项目职业病危害因素预评价、建设项目职业病危害因素控制效果评价和职业病危害因素现状评价等。

在评价职业接触限值为时间加权平均容许浓度时，应选定有代表性的采样点，连续采样 3个工作日，其中应包括空气中有害物质浓度最高的工作日。

评价职业接触限值为短时间接触容许浓度或最高容许浓度时，应选定具有代表性的采样点，在 1 个工作日内空气中有害物质浓度最高的时段进行采样，连续采样 3 个工作日。

2. 日常监测（定期定点检测）

适用于对工作场所空气中有害物质浓度进行日常的定期监测。经常性地监测工作场所职业卫生状况，可以确保劳动者安全工作。

在评价职业接触限值为时间加权平均容许浓度时，应选定有代表性的采样点，在空气中有害物质浓度最高的工作日采样 1 个工作日（班）。

在评价职业接触限值为短时间接触容许浓度或最高容许浓度时，应选定具有代表性的采样点，在 1 个工作日（班）内空气中有害物质浓度最高的时段进行采样。

3. 监督监测（抽查检测）

用于职业卫生监督部门对用人单位进行监督时，对工作场所空气中有害物质浓度进行监测。目的在于监督检查工作场所职业卫生状况，考察定期定点检测的质量。

在评价职业接触限值为时间加权平均容许浓度时，应选定具有代表性的工作日和采样点进行采样。

在评价职业接触限值为短时间接触容许浓度或最高容许浓度时，应选定具有代表性的采样点，在 1 个工作日（班）内空气中有害物质浓度最高的时段进行采样。

4. 事故监测

用于工作场所发生职业病危害事故时进行紧急采样监测。事故发生后确定工作场所存在的毒物及其浓度，判断其危险程度，及时指导正确处理事故。监测至空气中有害物质浓度低于短时间接触容许浓度或最高容许浓度为止。

第二节 空气样品采集基本知识

在空气检测中，空气样品的采集是首要的和十分重要的一步，它决定检测结果的真实性、准确性和可靠性。检测结果的准确度和精密度依赖于采样和测定两个方面，而在实际检测中，相对样品的采集来说，测定过程的质量保证已得到足够的重视，已有完整的质量保证措施，而且比较容易得到实施。而空气样品的采集过程受较多因素的影响，尤其是环境因素和人为因素的影响很大，采样现场情况复杂，控制起来比较困难。同时，样品采集的重要性没有得到采样人员应有的重视，采样过程存在着很大的随意性，所以，空气样品的采集容易使结果产生很大的误差，甚至错误。空气样品采集主要依据是《工作场所空气中有害物质监测的采样规范》(GBZ 159—2004)。

一、空气样品采集的基本要求

进行空气样品采集时应满足以下基本要求：①应满足工作场所有害物质职业接触限值对采样的要求。②应满足职业卫生评价对采样的要求。③应满足工作场所环境条件对采样的要求。④在采样的同时应做对照试验，即将空气收集器带至采样点，除不连接空气采样器采集空气样品外，其余操作同样品，作为样品的空白对照。⑤采样时应避免有害物质直接飞溅进入空气收集器内；空气收集器的进气口应避免被衣物等阻隔；用无泵型采样器采样时应避免风扇等直吹。⑥在易燃、易爆工作场所采样时，应采用防爆型空气采样器。⑦采样过程中应保持采样流量稳定；长时间采样时应记录采样前后的流量，计算时用流量均值。⑧工作场所空气样品的采样体积，在采样点温度低于 5℃ 和高于 35℃、大气压低于 98.8 kPa 和高于 103.4 kPa 时，应将采样体积换算成标准采样体积。⑨在样品的采集、运输和保存的过程中，应注意防止样品的污染。⑩采样时，采样人员应注意实施个体防护。⑪采样时，应在专用的采样记录表上，边采样边记录。专用采样记录表见下列附录 A 定点采样记录表和附录 B 个体采样记录表。

附录 A(资料性附录)
(职业卫生技术服务机构名称)

工作场所空气中有害物质定点采样记录表　　　　　第　页
共　页

用人单位					项目编号	
监测类型			(评价　日常　监督)		待测物	
采样仪器					采样方法	

样品编号	仪器编号	采样地点	生产情况、工人在此停留时间以及工人个体防护措施	采样流量(L/min)		采样时间		温度、气压
				采样前	采样后	开始时间	结束时间	
						：	：	
						：	：	
						：	：	
						：	：	
						：	：	

采样人：　　　年　月　日　　　陪同人：　　　年　月　日

附录 B(资料性附录)
(职业卫生技术服务机构名称)

工作场所空气中有害物质个体采样记录表　　　　第　页

共　页

用人单位							项目编号		
监测类型				(评价　日常　监督)			待测物		
采样仪器							采样方法		

样品编号	仪器编号	采样地点	生产情况以及工人个体防护措施	采样流量(L/min)		采样时间		温度、气压
				采样前	采样后	开始时间	结束时间	
						：	：	
						：	：	
						：	：	
						：	：	
						：	：	

采样人：　　　　年　月　日　　　　陪同人：　　　　年　月　日

二、采样前的准备

1. 现场调查

为正确选择采样点、采样对象、采样方法和采样时机等，必须在采样前对工作场所进行现场调查。必要时可进行预采样。调查内容主要包括：

(1)工作过程中使用的原料、辅助材料，生产的产品、副产品和中间产物等的种类、数量、纯度、杂质及其理化性质等。

(2)工作流程，包括原料投入方式、生产工艺、加热温度和时间、生产方式和生产设备的完好程度等。

(3)劳动者的工作状况，包括劳动者数量，在工作地点停留时间，工作方式，接触有害物质的程度、频度及持续时间等。

(4)工作地点空气中有害物质的产生和扩散规律、存在状态、估计浓度等。

(5)工作地点的卫生状况和环境条件、卫生防护设施及其使用情况、个人防护设施及使用状况等。

2. 采样仪器的准备

采样仪器需符合以下要求：①检查所用的空气收集器和空气采样器的性能和规格，应符合 GB/T 17061 要求。②检查所用的空气收集器的空白、采样效率和解吸效率或洗脱效率。③校正空气采样器的采样流量。在校正时，必须串联与采样相同的空气收集器。④使用定时装置控制采样时间的采样，应校正定时装置。

三、定点采样

定点采样(area sampling)指将空气收集器放置在选定的采样点、劳动者的呼吸带进行采样。

1. 采样点的选择原则

采样点(sampled site)指根据监测需要和工作场所状况，选定具有代表性的、用于空气样品采集的工作地点。采样点选取应遵循以下原则：①选择有代表性的工作地点，其中应包括空气中有害物质浓度最高、劳动者接触时间最长的工作地点。②在不影响劳动者工作的情况下，采样点尽可能靠近劳动者；空气收集器应尽量接近劳动者工作时的呼吸带。③在评价工作场所防护设备或措施的防护效果时，应根据设备的情况选定采样点，在工作地点劳动者工作时的呼吸带进行采样。④采样点应设在工作地点的下风向，应远离排气口和可能产生涡流的地点。

2. 采样点数目的确定

采样点数目的确定需遵循以下原则：①工作场所按产品的生产工艺流程，凡逸散或存在有害物质的工作地点，至少应设置 1 个采样点。②一个有代表性的工作场所内有多台同类生产设备时，1～3 台设置 1 个采样点；4～10 台设置 2 个采样点；10 台以上，至少设置 3 个采样点。③一个有代表性的工作场所内，有 2 台以上不同类型的生产设备，逸散同一种有害物质时，采样点应设置在逸散有害物质浓度大的设备附近的工作地点；逸散不同种类有害物质时，将采样点设置在逸散待测有害物质设备的工作地点，采样点的数目参照②的确定。④劳动者在多个工作地点工作时，在每个工作地点设置 1 个采样点。⑤若劳动者工作是流动的，在流动的范围内，一般每 10 米设置 1 个采样点。⑥仪表控制室和劳动者休息室，至少设置 1 个采样点。

3. 采样时段的选择

采样时段（sampling period）指在一个监测周期（如工作日、周或年）中，选定的采样时刻。采样时段的选择应遵循以下规定：①采样必须在正常工作状态和环境下进行，避免人为因素的影响。②空气中有害物质浓度随季节发生变化的工作场所，应将空气中有害物质浓度最高的季节选择为重点采样季节。③在工作周内，应将空气中有害物质浓度最高的工作日选择为重点采样日。④在工作日内，应将空气中有害物质浓度最高的时段选择为重点采样时段。

4. 采样频率

采样频率是指每进行一次采样检测所需要的时间长短。采样频率主要由采样的目的决定。《工作场所职业卫生监督管理规定》（国家安监总局令第 47 号）第二十条规定：存在职业病危害的用人单位，应当委托具有相应资质的职业卫生技术服务机构，每年至少进行一次职业病危害因素检测；职业病危害严重的用人单位，除遵守前款规定外，应当委托具有相应资质的职业卫生技术服务机构，每三年至少进行一次职业病危害现状评价。

四、个体采样

个体采样（personal sampling）指将空气收集器佩戴在采样对象的前胸上部，其进气口尽量接近呼吸带所进行的采样。

1. 采样对象的选定

采样对象的选定应遵循以下规定：①要在现场调查的基础上，根据检测的目的和要求，选择采样对象。②在工作过程中，凡接触和可能接触有害物质的劳动者都列入采样对象范围。③采样对象中必须包括不同工作岗位的、接触有害物质浓度最高和接触时间最长的劳动者，其余的采样对象应随机选择。

2. 采样对象数量的确定

采样对象数量的确定应遵循以下规定：

（1）在采样对象范围内，能够确定接触有害物质浓度最高和接触时间最长的劳动者时，每种工作岗位按表 6-2 选定采样对象的数量，其中应包括接触有害物质浓度最高和接触时间最长的劳动者。每种工作岗位劳动者数不足 3 名时，全部选为采样对象。

表 6-2　采样对象数的选择（一）

劳动者数	采样对象数
3～5	2
6～10	3
>10	4

(2)在采样对象范围内，不能确定接触有害物质浓度最高和接触时间最长的劳动者时，每种工作岗位按表6-3选定采样对象的数量。每种工作岗位劳动者数不足6名时，全部选为采样对象。

表6-3　采样对象数的选择(二)

劳动者数	采样对象数
6	5
7～9	6
10～14	7
15～26	8
27～50	9
>50	11

第三节　职业接触限值

职业接触限值(occupational exposure limits，OELs)指劳动者在职业活动过程中长期反复接触，对绝大多数接触者的健康不引起有害作用的容许接触水平，是职业危害因素的接触限制量值。

工作场所有害因素职业接触限值是职业卫生的重要标准之一，分为两部分：化学有害因素和物理因素。

一、化学有害因素职业接触限值

化学有害因素的职业接触限值包括时间加权平均容许浓度、最高容许浓度、短时间接触容许浓度三类。

在实施职业卫生监督检查，评价工作场所职业卫生状况或个人接触状况时，应正确运用时间加权平均容许浓度、短时间接触容许浓度或最高容许浓度的职业接触限值，并按照有关标准的规定，进行空气采样、监测，以期正确地评价工作场所有害因素的污染状况和劳动者接触水平。

1. 时间加权平均容许浓度(permissible concentration-time weighted average，PC—TWA)

以时间为权数规定的8 h工作日的平均容许接触浓度，亦可是40 h工作周的平均容许接触浓度。

PC—TWA的应用：8h时间加权平均容许浓度(PC—TWA)是评价工作场所环境卫生状况和劳动者接触水平的主要指标。职业病危害控制效果评价，如建设项目竣工验收，定期危害评价，系统接触评估，因生产工艺、原材料、设备等发生改变需要对工作环境影响重新进行评价时，尤应着重进行时间加权平均浓度(TWA)的检测、评价。个体检测是测定TWA比较理想的方法，尤其适用于评价劳动者实际接触状况，是工作场所有害因素职业接触限值的主体性限值。定点检测也是测定TWA的一种方法，要求采集一个工作日内某一工作地点各时段的样品，按各时段的持续接触时间与其相应浓度乘积之和除以8，得出8 h工作日的时间加权平均浓度。定点检测除了反映个体接触水平，也适用于评价工作场所环境的卫生状况。

定点检测可按下式计算出时间加权平均浓度：

$$C_{TWA} = (C_1 T_1 + C_2 T_2 + \cdots + C_n T_n)/8$$

式中：

C_{TWA}——8 h工作日接触化学有害因素的时间加权平均浓度(mg/m³)；

8——一个工作日的工作时间(h)，工作时间不足8 h者，仍以8 h计；

C_1，C_2，…，C_n——T_1，T_2，…，T_n 时间段接触的相应浓度；

T_1，T_2，…，T_n——C_1，C_2，…，C_n 浓度下相应的持续接触时间。

【例1】 乙酸乙酯的 PC－TWA 为 200 mg/m³，劳动者接触状况为：400 mg/m³，接触 3 h；160 mg/m³，接触 2 h；120 mg/m³，接触 3 h。代入上述公式，C_{TWA}＝（400×3＋160×2＋120×3）mg/m³÷8＝235 mg/m³。此结果＞200 mg/m³，超过该物质的 PC－TWA。

2. 最高容许浓度（maximum allowable concentration，MAC）

指工作地点、在一个工作日内、任何时间均不应超过的有毒化学物质的浓度。

MAC 主要是针对具有明显刺激、窒息或中枢神经系统抑制作用，可导致严重急性损害的化学物质而制定的不应超过的最高容许接触限值，即任何情况都不容许超过的限值。最高浓度的检测应在了解生产工艺过程的基础上，根据不同工种和操作地点采集能够代表最高瞬间浓度的空气样品再进行检测。

3. 短时间接触容许浓度（permissible concentration-short term exposure limit，PC－STEL）

是指在遵守 PC－TWA 前提下容许短时间（15 min）接触的浓度。PC－STEL 是与 PC－TWA 相配套的短时间接触限值，可视为对 PC－TWA 的补充。只用于短时间接触较高浓度可导致刺激、窒息、中枢神经抑制等急性作用，及其慢性不可逆性组织损伤的化学物质。

在遵守 PC－TWA 的前提下，PC－STEL 水平的短时间接触不引起：①刺激作用；②慢性或不可逆性损伤；③存在剂量—接触次数依赖关系的毒性效应；④麻醉程度足以导致事故率升高、影响逃生和降低工作效率。即使当日的 TWA 符合要求时，短时间接触浓度也不应超过 PC－STEL。当接触浓度超过 PC－TWA，达到 PC－STEL 水平时，一次持续接触时间不应超过 15 min，每个工作日接触次数不应超过 4 次，相继接触的间隔时间不应短于 60 min。

对制定有 PC－STEL 的化学物质进行监测和评价时，应了解现场浓度波动情况，在浓度最高的时段按采样规范和标准检测方法进行采样和检测。

4. 超限倍数（excursion limits）

许多有 PC－TWA 的物质尚未制定 PC－STEL。对于这些未制定 PC－STEL 的化学物质和粉尘，即使其 8 h TWA 没有超过 PC－TWA，也应控制其漂移上限。因此，可采用超限倍数控制其短时间接触水平的过高波动。超限倍数所对应的浓度是短时间接触浓度，采样和检测方法同 PC－STEL。

在符合 PC－TWA 的前提下，粉尘的超限倍数是 PC－TWA 的 2 倍；化学物质的超限倍数（视 PC－TWA 限值大小）是 PC－TWA 的 1.5～3 倍（表 6-4）。

表 6-4 化学物质超限倍数与 PC－TWA 的关系

PC－TWA(mg/m³)	最大超限倍数
PC－TWA＜1	3
1≤PC－TWA＜10	2.5
10≤PC－TWA＜100	2
PC－TWA≥100	1.5

【例2】 三氯乙烯的 PC－TWA 为 30 mg/m³，查表 6-4，其超限倍数为 2。测得短时间（15 min）接触浓度为 100 mg/m³，是 PC－TWA 的 3.3 倍，大于超限倍数 2，不符合超限倍数要求。

二、物理因素职业接触限值

1. 超高频辐射（ultra high frequency radiation）

超高频辐射又称超短波，是指频率为 30 MHz～300 MHz 或波长为 1 m～10 m 的电磁辐射，包括脉冲波（脉冲调制产生的超高频辐射）和连续波（连续振荡产生的超高频辐射）。单位面积上的辐射功率，以 P 表示，单位为 mW/cm²。

一个工作日内超高频辐射职业接触限值见表 6-5。

表 6-5　工作场所超高频辐射职业接触限值

接触时间	连续波		脉冲波	
	功率密度(mW/cm²)	电场强度(V/m)	功率密度(mW/cm²)	电场强度(V/m)
8 h	0.05	14	0.025	10
4 h	0.1	19	0.05	14

2. 高频电磁场(high frequency electromagnetic field)

高频电磁场是指频率为 100 kHz～30 MHz，相应波长为 10 m～3 km 范围的电磁场。8 h 高频电磁场职业接触限值见表 6-6。

表 6-6　工作场所高频电磁场职业接触限值

频率 f(MHz)	电场强度(V/m)	磁场强度(A/m)
$0.1 \leqslant fd \leqslant 3.0$	50	5
$3.0 < f \leqslant 30$	25	—

3. 工频电场(power frequency electric field)

工频电场是指频率为 50 Hz 的极低频电场。8 h 工作场所工频电场职业接触限值见表6-7。

表 6-7　工作场所工频电场职业接触限值

频率(Hz)	电场强度(kV/m)
50	5

4. 激光(laser)

激光是指波长为 200 nm～1 mm 之间的相干光辐射。8 h 眼直视激光束的职业接触限值见表 6-8。

表 6-8　眼直视激光束的职业接触限值

光谱范围	波长(nm)	照射时间(s)	照射量(J/cm²)	辐照度(W/cm²)
紫外线	200～308	$10^{-9} \sim 3 \times 10^4$	3×10^{-3}	
	309～314	$10^{-9} \sim 3 \times 10^4$	6.3×10^{-2}	
	315～400	$10^{-9} \sim 10$	$0.56 t^{1/4}$	
	315～400	$10 \sim 10^3$	1.0	
	315～400	$10^3 \sim 3 \times 10^4$		1×10^{-3}
可见光	400～700	$10^{-9} \sim 1.2 \times 10^{-5}$	5×10^{-7}	
	400～700	$1.2 \times 10^{-5} \cdot 10$	$2.5 t^{3/4} \times 10^{-3}$	
	400～700	$10 \sim 10^4$	$1.4 C_B \times 10^{-2}$	
	400～700	$10^4 \sim 3 \times 10^4$		$1.4 C_B \times 10^{-6}$
红外线	700～1050	$10^{-9} \sim 1.2 \times 10^{-5}$	$5 C_A \times 10^{-7}$	
	700～1050	$1.2 \times 10^{-5} \sim 10^3$	$2.5\ C_A\ t^{3/4} \times 10^{-3}$	
	1050～1400	$10^{-9} \sim 3 \times 10^{-5}$	5×10^{-6}	
	1050～1400	$3 \times 10^{-5} \sim 10^3$	$12.5 t^{3/4} \times 10^{-3}$	
	700～1400	$10^4 \sim 3 \times 10^4$		$4.44 C_A \times 10^{-4}$
远红外线	1400～10^6	$10^{-9} \sim 10^{-7}$	0.01	
	1400～10^6	$10^{-7} \sim 10$	$0.56 t^{1/4}$	
	1400～10^6	>10		0.1

注：t 为照射时间，C_A 为红外光波段校正因子，C_B 为可见光波段校正因子。

8 h 激光照射皮肤的职业接触限值见表 6-9。

表 6-9　激光照射皮肤的职业接触限值

光谱范围	波长(nm)	照射时间(s)	照射量(J/cm²)	辐照度(W/cm²)
紫外线	$200\sim400$	$10^{-9}\sim3\times10^4$	同表 6-8	
可见光与红外线	$400\sim1400$	$10^{-9}\sim3\times10^{-7}$	$2C_A\times10^{-2}$	
	$400\sim1400$	$10^{-7}\sim10$	$1.1C_A t^{1/4}$	
	$400\sim1400$	$10\sim3\times10^4$		$0.2C_A$
远红外线	$1400\sim10^6$	$10^{-9}\sim3\times10^4$	同表 6-8	

注：t 为照射时间，C_A 为红外光波段校正因子。

5. 微波(microwave)

微波是指频率为 300 MHz～300 GHz、波长为 1 mm～1 m 范围内的电磁波，包括脉冲微波和连续微波。工作场所微波辐射职业接触限值见表 6-10。

表 6-10　工作场所微波职业接触限值

类型		日剂量(μW·h/cm²)	8 h 平均功率密度(μW/cm²)	非 8 h 平均功率密度(μW/cm²)	短时间接触功率密度(mW/cm²)
全身辐射	连续微波	400	50	$400/t$	5
	脉冲微波	200	25	$200/t$	5
肢体局部辐射	连续微波或脉冲微波	4000	500	$4000/t$	5

注：t 为受辐射时间，单位为 h。

6. 紫外辐射(ultraviolet radiation)

紫外辐射又称紫外线(ultraviolet light)，指波长为 100～400 nm 的电磁辐射。8 h 工作场所紫外辐射职业接触限值见表 6-11。

表 6-11　工作场所紫外辐射职业接触限值

紫外光谱分类	8 h 职业接触限值	
	辐照度(μW/cm²)	照射量(mJ/cm²)
中波紫外线(280～315 nm)	0.26	3.7
短波紫外线(100～280 nm)	0.13	1.8
电焊弧光	0.24	3.5

7. 高温作业(heat stress work)

高温作业是指在生产劳动过程中，工作地点平均 WBGT 指数≥25℃的作业。WBGT 指数(wet bulb globe temperature index)又称湿球黑球温度，是综合评价人体接触作业环境热负荷的一个基本参数，单位为℃。

接触时间率(exposure time rate)是指劳动者在一个工作日内实际接触高温作业的累计时间与 8 h 的比率。接触时间率 100%，体力劳动强度为Ⅳ级，WBGT 指数限值为 25℃；劳动强度分级每下降一级，WBGT 指数限值增加 1～2℃；接触时间率每减少 25%，WBGT 限值指数增加 1～2℃，见表 6-12。

本地区室外通风设计温度(local outside ventilation design temperature)是指近十年本地区气象台正式记录每年最热月的每日 13 时—14 时的气温平均值。本地区室外通风设计温度≥30℃的地区，表 6-12 中规定的 WBGT 指数相应增加 1℃。

表 6-12　工作场所不同体力劳动强度 WBGT 限值(℃)

接触时间率	体力劳动强度			
	I	II	III	IV
100%	30	28	26	25
75%	31	29	28	26
50%	32	30	29	28
25%	33	32	31	30

8. 生产性噪声(industrial noise)

指在生产过程中产生的一切声音。

等效连续 A 计权声压级(等效声级)(equivalent continuous A－weighted sound pressure level，$L_{Aeq,T}$)，是指在规定的时间内，某一连续稳态噪声的 A 计权声压，具有与时变的噪声相同的均方 A 计权声压，则这一连续稳态声的声级就是此时变噪声的等效声级，单位用 dB(A)表示。

按额定 8 h 工作日规格化的等效连续 A 计权声压级(8 h 等效声级)(normalization of equivalent continuous A-weighted sound pressure level to a nominal 8 h working day，$L_{EX,8h}$)，是指将一天实际工作时间内接触的噪声强度等效为工作 8 h 的等效声级。

按额定每周工作 40 h 规格化的等效连续 A 计权声压级(每周 40 h 等效声级)(normalization of equivalent continuous A-weighted sound pressure level to a nominal 40 h working week，$L_{EX,w}$)，是指非每周 5 d 工作制的特殊工作场所接触的噪声声级等效为每周工作 40 h 的等效声级。

每周工作 5 d，每天工作 8 h，稳态噪声限值为 85 dB(A)，非稳态噪声等效声级的限值为 85 dB(A)；每周工作日不是 5 d，需计算 40 h 等效声级，限值为 85 dB(A)，见表 6-13。

表 6-13　工作场所噪声职业接触限值

接触时间	接触限值[dB(A)]	备注
5 d/w，=8 h/d	85	非稳态噪声计算 8 h 等效声级
5 d/w，≠8 h/d	85	计算 8 h 等效声级
≠5 d/w	85	计算 40 h 等效声级

9. 手传振动(hand-transmitted vibration)

手传振动是指生产中使用手持振动工具或接触受振工件时，直接作用或传递到人的手臂的机械振动或冲击。手传振动 4 h 等能量频率计权振动加速度限值见表 6-14。

表 6-14　工作场所手传振动职业接触限值

接触时间	等能量频率计权振动加速度(m/s²)
4 h	5

10. 体力劳动强度指数(intensity index of physical work)

体力劳动强度指数(intensity index of physical work)是指区分体力劳动强度等级的指数。指数大，反映体力劳动强度大；指数小，反映体力劳动强度小。体力劳动强度分为四级，见表 6-15、表 6-16。

表 6-15　体力劳动强度分级表

体力劳动强度级别	劳动强度指数(n)
I	$n \leq 15$
II	$15 < n \leq 20$
III	$20 < n \leq 25$
IV	$n > 25$

表 6-16 常见职业体力劳动强度分级表

体力劳动强度分级	职业描述
Ⅰ（轻劳动）	坐姿：手工作业或腿的轻度活动（正常情况下，如打字、缝纫、脚踏开关等）；立姿：操作仪器，控制、查看设备，上臂用力为主的装配工作
Ⅱ（中等劳动）	手和臂持续动作（如锯木头等）；臂和腿的工作（如卡车、拖拉机或建筑设备等运输操作）；臂和躯干的工作（如锻造、风动工具操作、粉刷、间断搬运中等重物、除草、锄田、摘水果和蔬菜等）
Ⅲ（重劳动）	臂和躯干负荷工作（如搬重物、铲、锤锻、锯刨或凿硬木、割草、挖掘等）
Ⅳ（极重劳动）	大强度的挖掘、搬运，快到极限节律的极强活动

11. 能量消耗（energy consumption）

能量消耗（energy consumption）是指人体为维持生理功能和各种活动所消耗的能量，单位为 kJ。

工作日内从事任何单项体力工作时，最大心率值不应超过 150 次/min；各单项作业时最大心率值平均不应超过 120 次/min。

人工作日（8 h）总能量消耗不应超过 6276 kJ，或工作日平均能量代谢率不应超过 7.824 $kJ/(min \cdot m^2)$。

第四节　工作场所职业危害因素监测常用技术概述

一、粉尘测定常用技术

1. 总粉尘浓度测定

总粉尘（total dust）是指可进入整个呼吸道（鼻、咽和喉、胸腔支气管、细支气管和肺泡）的粉尘，简称总尘。技术上系用总粉尘采样器按标准方法在呼吸带测得的所有粉尘。

总粉尘浓度测定的原理：空气中的粉尘用已知质量的滤膜采集，由滤膜的增量和采气量计算出空气中粉尘浓度。现场采样时按照 GBZ 159 执行。

总粉尘测定常用的仪器设备包括：测尘滤膜、总粉尘采样器、天平（感量为 0.1 mg 或 0.01 mg）以及其他辅助器材（包括计时器、干燥器、除静电器、镊子等）。

2. 呼吸性粉尘测定

呼吸性粉尘（respirable dust）是指按呼吸性粉尘标准测定方法所采集的可进入肺泡的粉尘粒子，其空气动力学直径均在 7.07 μm 以下，空气动力学直径 5 μm 粉尘粒子的采样效率为 50%，简称"呼尘"。

呼吸性粉尘测定的原理：空气中粉尘通过采样器上的预分离器，分离出的呼吸性粉尘颗粒采集在已知质量的滤膜上，由采样后的滤膜的增量和采气量，计算出空气中呼吸性粉尘浓度。现场采样时按照 GBZ 159，并参照 GBZ/T 192.1 的附录 A 执行。

呼吸性粉尘测定的仪器设备包括：测尘滤膜（可用过氯乙烯纤维滤膜和其他测尘滤膜）、呼吸性粉尘采集器、天平（感量为 0.01 mg）以及其他辅助器材（包括计时器、干燥器、除静电器、镊子等）。

3. 粉尘分散度测定

粉尘分散度是指粉尘被粉碎的程度，以粉尘粒径大小（μm）的数量或质量组成的百分比表示；粉尘的分散度越高，表明粉尘粒径较小的颗粒越多，在空气中飘浮的时间越长，沉降速度越慢，被机体吸收的机会就越多；粉尘的分散度越高，比表面积越大，越易参与化学反应，对机体的危害越大。

通常通过滤膜溶解涂片法和自然沉降法两种方法测定。

二、化学有害因素测定常用技术

化学有害因素的测定通常采用直读的快速检测方法来实现。直读的快速检测方法可以快速对工作现场进行筛查，为进一步确定检测方案提供依据；在事故性监测中，可以短时间内得到结果且操作简便，可为事故处理提供及时现场监测数据。但需要注意的是快速监测方法不能用于职业卫生状况评价。

1. 检气管法快速测定

气体检测管是一种迅速、直读测定空气中有害气体浓度的工具，是由一只内装有显色指示剂、外壁印有浓度刻度的细玻璃管组成，当被测气体通过管内指示剂时发生显色化学反应，测试者便可通过变色界限直接读出气体的浓度。

检气管方法进行测定优点是携带方便、成本低、现场快速直读、灵敏度高，缺点是检测结果的准确度和精密度较差。

2. 气体测定仪法测定

气体测定仪具有较高的灵敏度、准确度和精密度，可用于多种有害物质的检测，且体积

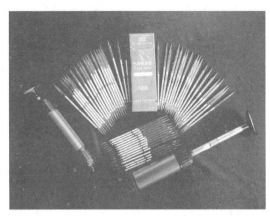

气体检测管

较小、携带方便，操作简单便捷。按使用方式可分为台式气体检测仪和手持气体检测仪；按可检测的气体数量可分为单一气体检测仪和多种气体检测仪；按气体传感器的原理可分为红外线气体检测仪、热磁气体检测仪、电化学式气体检测仪、半导体式气体检测仪、紫外线气体检测仪等。

常用的是便携式气体测定仪具有很多优点，缺点是目前此类仪器价格偏高（尤其是国外进口产品），仪器的校正、使用和维护需要较高的技术和费用。使用之前应注意以下事项：①使用前必须进行校正；②使用经过认证过的仪器。

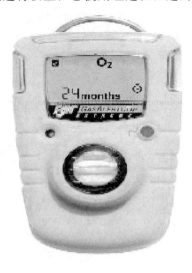

便携式单一气体检测仪

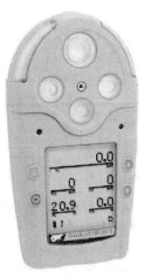

便携式多种气体检测仪

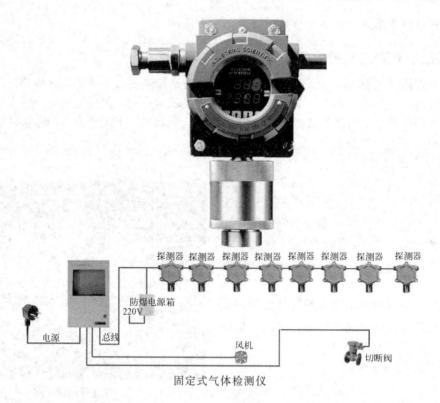

探测器 探测器 探测器 探测器 探测器 探测器 探测器 探测器

防爆电源箱
220V

电源　　　　总线

风机　　　　　　　　切断阀

固定式气体检测仪

三、物理有害因素测定常用技术

1. 高温测量

目前将湿球黑球温度（WBGT）指数作为评价高温作业的主要参数。湿球黑球温度（WBGT）综合考虑了气温、气湿、气流和辐射热四个因素。测定湿球黑球温度时通常采用WBGT指数测定仪。WBGT指数测量范围为21～49℃，可用于直接测量。测量时应严格按照《工作场所物理因素测量　高温》（GBZ/T 189.7）进行。

2. 噪声测量

通常用噪声测量仪器测量的噪声强度主要是声场中的声压，以及测量噪声的特征，即声压的各种频率组成成分。由于声强、声功率的直接测量比较困难，所以较少直接测量。

测量噪声的仪器主要有：声级计、声频频谱仪、记录仪、录音机和实时分析仪器等。

声级计是最基本的噪声测量仪器，它是一种电子仪器，但又不同于电压表等客观电子仪表。在把声信号转换成电信号时，可以模拟人耳对声波反应速度的时间特性；对高低频有不同灵敏度的频率特性以及不同响度时改变频率特性的强度特性。因此，声级计是一种主观性的电子仪器。近年来又有人将声级计分为四类，即0型、1型、2型和3型。它们的精度分别为

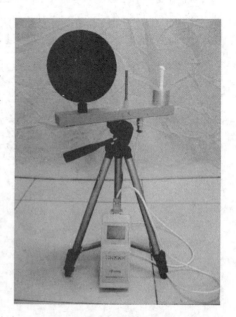

WBGT指数测定仪

±0.4 dB、±0.7 dB、±1.0 dB 和±1.5 dB。

声级计中的频率计权网络有 A、B、C 三种标准计权网络。声级计经过频率计权网络测得的声压级称为声级，根据所使用的计权网不同，分别称为 A 声级、B 声级和 C 声级，单位记作 dB(A)、dB(B) 和 dB(C)。

工业噪声测量的声级计应选用 2 型或以上型号具有 A 计权，"S (慢)"档的仪器；积分声级计或个人噪声剂量计应选用 2 型或以上型号具有 A 计权，"S(慢)"档和"Peak(峰值)"档的仪器；测量脉冲噪声使用秒表。测量时应严格按照《工作场所物理因素测量 噪声》(GBZ/T 189.8)进行。

3. 超高频辐射测量

进行超高频辐射测量通常采用超高频测量仪。进行超高频辐射测量前，应按照所检测的对象选择相对应的量程和频率的测量仪器。测量时应严格按照《工作场所物理因素测量 超高频辐射》(GBZ/T 189.1)进行。

测量对象的选择应遵循以下规定：①相同型号、相同防护的超高频设备，应选择有代表性的设备及接触人员进行测量；②不同型号或相同型号不同防护的超高频设备及接触人员应分别测量；③接触人员的各操作位置应分别进行测量，并记录接触时间。

测量前应按照说明书对测量仪器进行校正。在进行现场测量时应做好个人防护。

4. 工频电场测量

进行工频电场测量，通常采用配有高敏度极子探头的场强仪进行测量，场强仪测量范围为 0.003～100 kV/m；其他类型场强仪的最低检测限应低于 0.05 kV/m。测量时应严格按照《工作场所物理因素测量 工频电场》(GBZ/T 189.3)进行。

测量对象的选择应遵循以下规定：①相同型号、相同防护的超高频设备，应选择有代表性的设备及接触人员进行测量；②不同型号或相同型号不同防护的超高频设备及接触人员应分别测量。

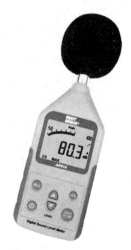
声级计

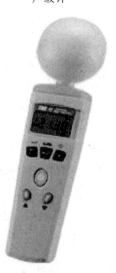
超高频测量仪

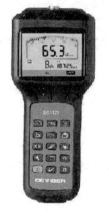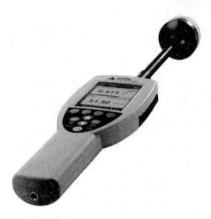
场强仪

测量时应注意以下问题：①测量时，要求操作人员离开操作位置；②测量时，测量人员距离工频测量探头的距离应大于1.5 m；③在进行现场测量时应做好个人防护。

5．高频电磁场测量

对高频电磁场进行测量时，应选择量程和频带覆盖面适合于所测量对象的测量仪器。即量程能覆盖10～1000 V/m和0.5～50 A/m；频带覆盖100 kHz～30 MHz的高频场强仪。测量时应严格按照《工作场所物理因素测量　高频电磁场》(GBZ/T 189.2)进行。

测量对象的选择应遵循以下规定：①相同型号、相同防护的超高频设备，应选择有代表性的设备及接触人员进行测量；②不同型号或相同型号不同防护的超高频设备及接触人员应分别测量；③接触人员的各操作位置应分别进行测量，并记录接触时间。

在进行测量时要主要做好测量人员的个体防护。

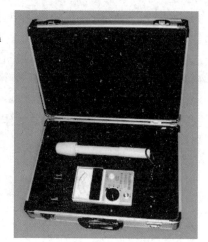

高频电磁场测量仪

6．手传振动测量

手传振动(hand-transmitted vibration)又称手臂振动(hand-arm vibration)或局部振动(segmental vibration)，指生产中使用振动工具或接触受振工件时，直接作用或传递到人手臂的机械振动或冲击。

本节所讲的方法仅适用于生产中使用手持振动工具或接触受振工件时手传振动测量。测量时应严格按照《工作场所物理因素测量　手传振动》(GBZ/T 189.9)进行。

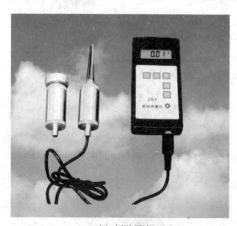

振动测量仪

振动测量仪器的选取要求：①振动测量仪器应采用有计权网络的手传振动专用测量仪器，直接读取频率计权加速度。②测量仪器覆盖的频率范围至少为5～1500 Hz，其频率响应特性允许误差在10～800 Hz为±1 dB，4～10 Hz及800～2000 Hz范围为±2 dB。③振动传感器选用电压式或电荷式加速度计，其横向灵敏度应小于10%。④指示器应能读取振动频率计权加速度的均方根值。⑤对振动信号进行1/1或1/3倍频程频谱分析时，其滤波特性应符合GB/T 7861的相关规定。⑥测量前应按测量仪器的使用说明进行检查和校正。

进行测量时要注意做好测量人员的个人防护。

7．微波测量

进行微波测量时应选取量程和频率适合于所检测对象的测量仪器。测量时应严格按照《工作场所物理因素测量　微波辐射》(GBZ/T 189.5)进行。

测量对象的选取：①应在各操作位分别予以测定，一般测量头部和胸部位置。②当操作中某些部位可能受到更强辐射时，应予以加测，如需眼观察波导口或天线向下腹部辐射时，应分别加测眼部或下腹及身体其他受辐射的部位。③当测量位置确定后，应让操作者离开以防干扰。④当需要查找辐射源，了解设备泄漏状况时，可紧靠设备测试，位置与设备距离应大于10 cm，其所测值仅供防护时参考。

进行现场测量时，要做好测量人员的个人防护工作。

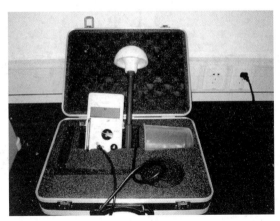

微波测量仪

8. 紫外辐射测量

紫外辐射通常采用紫外照度计。测量时应严格按照《工作场所物理因素测量　紫外辐射》（GBZ/T 189.6）进行。

测量对象的选取：①应测量操作人员面、眼、肢体及其他暴露部位辐照度或照射量。②当使用防护用品如防护面罩时，应测量罩内和罩外辐照度或照射量。具体部位是被测者面罩内眼、面部和防护手套内外的辐照度。

进行现场测量时，要做好测量人员的个人防护工作。

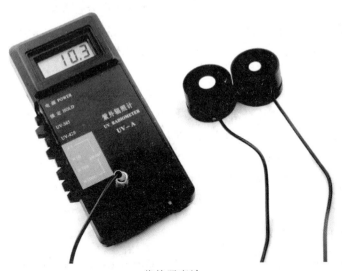

紫外照度计

第七章

职业卫生"三同时"监督管理

第一节 职业卫生"三同时"总体要求

一、职业卫生"三同时"概述

为贯彻落实《职业病防治法》、《国务院关于坚持科学发展安全发展促进安全生产形势持续稳定好转的意见》(国发〔2011〕40号)和《国务院关于进一步加强企业安全生产工作的通知》(国发〔2010〕23号)的有关要求,针对当前大量建设项目未经职业卫生"三同时"审查就开工建设的问题,有必要制定专门规章,进一步加强监督管理,督促指导建设单位,特别是职业病危害严重的中小企业严格落实建设项目职业卫生"三同时"的各项制度要求。为此,2012年4月27日国家安监总局发布了《建设项目职业卫生"三同时"监督管理暂行办法》(安监总局令第51号)(以下简称"三同时"监管办法》),自2012年6月1日起施行。

《"三同时"监管办法》围绕可能产生职业病危害的新建、改建、扩建和技术改造、技术引进建设项目(以下简称建设项目)职业病防护设施建设及其监督管理,明确提出了建设项目职业病危害预评价、职业病防护设施设计、职业病危害控制效果评价和职业病防护设施竣工验收等要求。其范围包括所有存在或产生《职业病危害因素分类目录》所列职业病危害因素的建设项目。

《"三同时"监管办法》明确了各方责任,尤其突出了建设单位的主体责任,要求建设单位必须对建设项目职业危害预评价、职业病防护设施设计专篇、职业病危害控制效果评价报告组织评审,并对其真实性、合法性负责。同时,为突出重点和提高监管效率,将建设项目进行了分类管理,而与之配套的《建设项目职业病危害风险分类管理目录》(2012年版)也已出台。这都将规范、指导各相关单位更好地开展建设项目职业卫生"三同时"工作,强化前期预防,从源头上控制职业危害,提高职业卫生工作水平。

二、建设项目分级管理

《"三同时"监管办法》对建设项目实施分级管理。国家安全生产监督管理总局对全国建设项目职业卫生"三同时"实施监督管理,并在国务院规定的职责范围内承担国务院及其有关主管部门审批、核准或者备案的建设项目职业卫生"三同时"的监督管理。县级以上地方各级人民政府安全生产监督管理部门对本行政区域内的建设项目职业卫生"三同时"实施监督管理,具体办法由省级安全生产监督管理部门制定,并报国家安全生产监督管理总局备案。上一级人民政府安全生产监督管理部门根据工作需要,可以将其负责的建设项目职业卫生"三同时"监督管理工作委托下一级人民政府安全生产监督管理部门实施。

三、建设项目分类管理

国家根据建设项目可能产生职业病危害的风险程度,按照下列规定对其实行分类监督管理：①职业病危害一般的建设项目，其职业病危害预评价报告应当向安全生产监督管理部门备案，职业病防护设施由建设单位自行组织竣工验收，并将验收情况报安全生产监督管理部门备案；②职业病危害较重的建设项目，其职业病危害预评价报告应当报安全生产监督管理部门审核，职业病防护设施竣工后，由安全生产监督管理部门组织验收；③职业病危害严重的建设项目，其职业病危害预评价报告应当报安全生产监督管理部门审核，职业病防护设施设计应当报安全生产监督管理部门审查，职业病防护设施竣工后，由安全生产监督管理部门组织验收。

建设项目职业病危害分类管理目录由国家安全生产监督管理总局制定并公布。省级安全生产监督管理部门可以根据本地区实际情况，对建设项目职业病危害分类管理目录作出补充规定。

四、专家库和中介管理

安全生产监督管理部门应当建立职业卫生专家库，聘请专家库专家参与建设项目职业卫生"三同时"的审核、审查和竣工验收工作。安全生产监督管理部门进行职业病危害预评价报告审核、职业病防护设施设计审查以及建设项目职业病防护设施竣工验收，应当从专家库中随机抽取专家参与审核、审查及竣工验收。每项工作从专家库随机抽取的专家不得少于3人。专家库专家实行回避制度。

职业卫生技术服务机构应当依照国家法律、行政法规、标准和《职业卫生技术服务机构监督管理暂行办法》的规定，开展职业卫生技术服务工作，保证技术服务结果客观、真实、准确，并对作出的结论承担法律责任。

第二节　职业病危害预评价

一、建设项目职业病危害预评价报告的编制

对可能产生职业病危害的建设项目，建设单位应当在建设项目可行性论证阶段委托具有相应资质的职业卫生技术服务机构进行职业病危害预评价，编制预评价报告。

建设项目职业病危害预评价报告应当包括下列主要内容：①建设项目概况；②建设项目可能产生的职业病危害因素及其对劳动者健康危害程度的分析和评价；③建设项目职业病危害的类型分析；④对建设项目拟采取的职业病防护设施的技术分析和评价；⑤职业卫生管理机构设置和职业卫生管理人员配置及有关制度建设的建议；⑥对建设项目职业病防护措施的建议；⑦职业病危害预评价的结论。

职业病危害预评价报告编制完成后，建设单位应当组织有关职业卫生专家，对职业病危害预评价报告进行评审。建设单位对职业病危害预评价报告的真实性、合法性负责。

二、建设项目职业病危害预评价报告的备案或审核

建设单位应当按照建设项目分级管理和分类管理的相关规定向安全生产监督管理部门申请职业病危害预评价备案或者审核，并提交下列文件、资料：①建设项目职业病危害预评价备案或者审核申请书；②建设项目职业病危害预评价报告；③建设单位对预评价报告的评审意见；④职业卫生专家对预评价报告的审查意见；⑤职业病危害预评价机构的资质证明（影印件）；⑥法律、行政法规、规章规定的其他文件、资料。

涉及放射性职业病危害因素的建设项目，建设单位需提交建设项目放射防护预评价报告。

三、建设项目职业病危害预评价报告的受理

安全生产监督管理部门在收到职业病危害预评价报告备案或者审核申请后，应当对申请文件、资料是否齐全进行核对，并自收到申请之日起 5 个工作日内作出是否受理的决定或者出具补正通知书。

对已经受理的建设项目职业病危害预评价备案申请，安全生产监督管理部门应当对申请文件、资料进行形式审查。符合要求的，自受理之日起 20 个工作日内予以备案，并向申请人出具备案通知书；不符合要求的，不予备案，书面告知申请人并说明理由。

对已经受理的建设项目职业病危害预评价报告审核申请，安全生产监督管理部门应当对申请文件、资料的合法性进行审核；审核同意的，自受理之日起 20 个工作日内予以批复；审核不同意的，书面告知建设单位并说明理由。因情况复杂，20 个工作日不能作出批复的，经本部门负责人批准，可以延长 10 个工作日，并将延长期限的理由书面告知申请人。

建设项目职业病危害预评价报告经安全生产监督管理部门备案或者审核同意后，建设项目的选址、生产规模、工艺或者职业病危害因素的种类、职业病防护设施等发生重大变更的，建设单位应当对变更内容重新进行职业病危害预评价，办理相应的备案或者审核手续。

建设单位未提交建设项目职业病危害预评价报告或者建设项目职业病危害预评价报告未经安全生产监督管理部门备案、审核同意的，有关部门不得批准该建设项目。

第三节　职业病防护设施设计

一、职业病防护设施设计专篇的编制

存在职业病危害的建设项目，建设单位应当委托具有相应资质的设计单位编制职业病防护设施设计专篇。设计单位、设计人应当对其编制的职业病防护设施设计专篇的真实性、合法性和实用性负责。

设计单位应当按照国家有关职业卫生法律法规和标准的要求，编制建设项目职业病防护设施设计专篇。建设项目职业病防护设施设计专篇应当包括下列内容：①设计的依据；②建设项目概述；③建设项目产生或者可能产生的职业病危害因素的种类、来源、理化性质、毒理特征、浓度、强度、分布、接触人数及水平、潜在危害性和发生职业病的危险程度分析；④职业病防护设施和有关防控措施及其控制性能；⑤辅助用室及卫生设施的设置情况；⑥职业病防治管理措施；⑦对预评价报告中职业病危害控制措施、防治对策及建议采纳情况的说明；⑧职业病防护设施投资预算；⑨可能出现的职业病危害事故的预防及应急措施；⑩可以达到的预期效果及评价。

二、建设单位对职业病防护设施设计专篇的评审

建设单位在职业病防护设施设计专篇编制完成后，应当组织有关职业卫生专家，对职业病防护设施设计专篇进行评审。建设单位应当会同设计单位对职业病防护设施设计专篇进行完善，并对其真实性、合法性和实用性负责。

对职业病危害一般和职业病危害较重的建设项目，建设单位应当在完成职业病防护设

设计专篇评审后，按照有关规定组织职业病防护设施的施工。

三、建设项目职业病防护设施设计审查申请

对职业病危害严重的建设项目，建设单位在完成职业病防护设施设计专篇评审后，应当按照建设项目分级管理和分类管理的相关规定向安全生产监督管理部门提出建设项目职业病防护设施设计审查的申请，并提交下列文件、资料：①建设项目职业病防护设施设计审查申请书；②建设项目立项审批文件(复印件)；③建设项目职业病防护设施设计专篇；④建设单位对职业病防护设施设计专篇的评审意见；⑤建设项目职业病防护设施设计单位的资质证明(影印件)；⑥建设项目职业病危害预评价报告审核的批复文件(复印件)；⑦法律、行政法规、规章规定的其他文件、资料。

安全生产监督管理部门收到职业病防护设施设计审查申请后，应当对申请文件、资料是否齐全进行核对，并自收到申请之日起 5 个工作日内作出是否受理的决定或者出具补正通知书。

四、建设项目职业病防护设施设计审查

对已经受理的职业病危害严重的建设项目职业病防护设施设计审查申请，安全生产监督管理部门应当对申请文件、资料的合法性进行审查。审查同意的，自受理之日起 20 个工作日内予以批复；审查不同意的，书面通知建设单位并说明理由。因情况复杂，20 个工作日不能作出批复的，经本部门负责人批准，可以延长 10 个工作日，并将延长期限的理由书面告知申请人。

职业病危害严重的建设项目，其职业病防护设施设计未经审查同意的，建设单位不得进行施工，应当进行整改后重新申请审查。

建设项目职业病防护设施设计经审查同意后，建设项目的生产规模、工艺或者职业病危害因素的种类等发生重大变更的，建设单位应当根据变更的内容，重新进行职业病防护设施设计，并在变更之日起 30 日内按照本办法规定办理相应的审查手续。

第四节 职业病危害控制效果评价与防护设施竣工验收

一、建设项目职业病防护设施建设要求

建设项目职业病防护设施应当由取得相应资质的施工单位负责施工，并与建设项目主体工程同时进行。施工单位应当按照职业病防护设施设计和有关施工技术标准、规范进行施工，并对职业病防护设施的工程质量负责。工程监理单位、监理人员应当按照法律法规和工程建设强制性标准，对职业病防护设施施工工程实施监理，并对职业病防护设施的工程质量承担监理责任。

建设项目职业病防护设施建设期间，建设单位应当对其进行经常性的检查，对发现的问题及时进行整改。建设项目完工后，需要进行试运行的，其配套建设的职业病防护设施必须与主体工程同时投入试运行。试运行时间应当不少于 30 日，最长不得超过 180 日，国家有关部门另有规定或者特殊要求的行业除外。

二、职业病危害控制效果评价

建设项目试运行期间，建设单位应当对职业病防护设施运行的情况和工作场所的职业病

危害因素进行监测，并委托具有相应资质的职业卫生技术服务机构进行职业病危害控制效果评价。建设项目没有进行试运行的，应当在其完工后委托具有相应资质的职业卫生技术服务机构进行职业病危害控制效果评价。建设单位应当为评价活动提供符合检测、评价标准和要求的受检场所、设备和设施。

建设单位在职业病危害控制效果评价报告编制完成后，应当组织有关职业卫生专家对职业病危害控制效果评价报告进行评审。建设单位对职业病危害控制效果评价报告的真实性和合法性负责。

三、职业病防护设施的竣工验收及备案

1. 建设项目职业病防护设施竣工备案或者竣工验收申请

职业病危害一般的建设项目竣工验收时，由建设单位自行组织职业病防护设施的竣工验收，并自验收完成之日起 30 日内按照建设项目分级管理和分类管理的相关规定向安全生产监督管理部门申请职业病防护设施竣工备案，并提交下列文件、资料：①建设项目职业病防护设施竣工备案申请书；②建设项目职业病危害预评价报告备案通知书(复印件)；③建设项目立项审批文件(复印件)；④建设项目职业病防护设施设计专篇；⑤建设项目职业病危害控制效果评价机构的资质证明(影印件)；⑥建设项目职业病危害控制效果评价报告；⑦职业卫生专家对职业病危害控制效果评价报告的评审意见；⑧建设单位对职业病危害控制效果评价报告的评审意见；⑨建设项目职业病防护设施竣工自行验收情况报告；⑩法律、行政法规、规章规定的其他文件、资料。

职业病危害较重的建设项目竣工验收时，建设单位应当按照建设项目分级管理和分类管理的相关规定向安全生产监督管理部门申请建设项目职业病防护设施竣工验收，并提交下列文件、资料：①建设项目职业病防护设施竣工验收申请书；②建设项目职业病危害预评价报告审核批复文件；③建设项目职业病危害控制效果评价机构资质证明(影印件)；④建设项目立项审批文件(复印件)；⑤建设项目职业病防护设施设计专篇；⑥建设项目职业病危害控制效果评价报告；⑦职业卫生专家对职业病危害控制效果评价报告的审查意见；⑧建设单位对职业病危害控制效果评价报告的评审意见；⑨建设项目职业病防护设施施工单位和监理单位资质证明(影印件)；⑩法律、行政法规、规章规定的其他文件、资料。

职业病危害严重的建设项目竣工验收时，建设单位应当按照建设项目分级管理和分类管理的相关规定向安全生产监督管理部门申请建设项目职业病防护设施竣工验收，并提交下列文件、资料：①建设项目职业病防护设施竣工验收申请书；②建设项目职业病防护设施设计审查批复文件(复印件)；③建设项目职业病危害控制效果评价机构资质证明(影印件)；④建设项目职业病危害控制效果评价报告；⑤职业卫生专家对职业病危害控制效果评价报告的审查意见；⑥建设单位对职业病危害控制效果评价报告的评审意见；⑦建设项目职业病防护设施施工单位和监理单位资质证明(影印件)；⑧法律、行政法规、规章规定的其他文件、资料。

2. 建设项目职业病防护设施竣工备案或者竣工验收申请的受理

安全生产监督管理部门收到建设项目职业病防护设施竣工备案或者竣工验收申请后，应当对申请文件、资料是否齐全进行核对，并自收到申请之日起 5 个工作日内作出是否受理的决定或者出具补正通知书。

对已经受理的备案申请，安全生产监督管理部门应当自受理之日起 20 个工作日内对申请文件、资料的合法性进行审查。符合要求的，予以备案，出具备案通知书；不符合要求的，不予备案，书面通知建设单位说明理由。

对已经受理的竣工验收申请,安全生产监督管理部门应当对建设项目职业病危害控制效果评价报告等申请文件、资料进行合法性审查,对建设项目职业病防护设施进行现场验收,并自受理之日起20个工作日内作出是否通过验收的决定。通过验收的,予以批复;未通过验收的,书面告知建设单位并说明理由。因情况复杂,20个工作日不能作出批复的,经本部门负责人批准,可以延长10个工作日,并将延长期限的理由书面告知申请人。

分期建设、分期投入生产或者使用的建设项目,其配套的职业病防护设施应当分期与建设项目同步进行验收。

建设项目职业病防护设施竣工后未经安全生产监督管理部门备案同意或者验收合格的,不得投入生产或者使用。

第五节 职业卫生技术服务机构资质及要求

一、职业卫生技术服务机构的概念

职业卫生技术服务机构,是指为建设项目提供职业病危害预评价、职业病危害控制效果评价,或者为用人单位提供职业病危害因素检测、职业病危害现状评价、职业病防护设施与职业病防护用品的效果评价等技术服务的机构。

国家对职业卫生技术服务机构实行资质认可制度。职业卫生技术服务机构应当依照《职业卫生技术服务机构监督管理暂行办法》(安监总局令第50号)取得职业卫生技术服务机构资质;未取得职业卫生技术服务机构资质的,不得从事职业卫生检测、评价等技术服务。

二、职业卫生技术服务机构分级及适用范围

职业卫生技术服务机构的资质从高到低分为甲级、乙级、丙级三个资质等级。

1. 甲级资质

甲级资质由国家安全生产监督管理总局认可及颁发证书。

取得甲级资质的职业卫生技术服务机构,可以根据认可的业务范围在全国从事职业卫生技术服务活动。下列建设项目的职业卫生技术服务,必须由取得甲级资质的职业卫生技术服务机构承担:①国务院及其投资主管部门审批(核准、备案)的建设项目;②核设施、绝密工程等特殊性质的建设项目;③跨省、自治区、直辖市的建设项目;④国家安全生产监督管理总局规定的其他项目。

2. 乙级资质

乙级资质由省、自治区、直辖市人民政府安全生产监督管理部门(以下简称省级安全生产监督管理部门)认可及颁发证书,并报国家安全生产监督管理总局备案。

取得乙级资质的职业卫生技术服务机构,可以根据认可的业务范围在其所在的省、自治区、直辖市从事职业卫生技术服务活动。下列建设项目的职业卫生技术服务,必须由取得乙级以上资质的职业卫生技术服务机构承担:①省级人民政府及其投资主管部门审批(核准、备案)的建设项目;②跨设区的市的建设项目;③省级安全生产监督管理部门规定的其他项目。

3. 丙级资质

丙级资质由设区的市级人民政府安全生产监督管理部门(以下简称市级安全生产监督管理部门)认可及颁发证书,并报省级安全生产监督管理部门备案,由省级安全生产监督管理

部门报国家安全生产监督管理总局进行登记。

取得丙级资质的职业卫生技术服务机构,可以根据认可的业务范围在其所在的设区的市或者省级安全生产监督管理部门指定的范围从事除甲级和乙级业务范围以外的建设项目的职业卫生技术服务活动。

第六节　建设项目职业病危害风险分类管理目录

为加强建设项目职业卫生"三同时"的监督管理工作,根据《职业病防治法》第十七条及《建设项目职业卫生"三同时"监督管理暂行办法》(安监总局令第51号)第六条的规定,国家安全监管总局组织编制了《建设项目职业病危害风险分类管理目录(2012年版)》(以下简称《目录》)(见表7-1)。

《目录》是指导安全生产监督管理部门实行建设项目职业卫生"三同时"分类监督管理的依据,各级安全生产监督管理部门应按照《"三同时"监管办法》和《目录》对建设项目职业卫生"三同时"工作实施监督管理,并指导建设单位和职业卫生技术服务机构开展建设项目职业病危害评价工作。

《目录》是在综合考虑《职业病危害因素分类目录》所列各类职业病危害因素及其可能产生的职业病和建设项目可能产生职业病危害的风险程度的基础上,按照《国民经济行业分类》(GB/T 4754—2011),对可能存在职业病危害的主要行业进行的分类。《目录》由国家安全监管总局定期修订公布。

在实际运用中,如果建设项目拟采用的原材料、主要生产工艺和产品等可能产生的职业病危害的风险程度,与其在《目录》中所列行业职业病危害的风险程度有明显区别的,建设单位和职业卫生技术服务机构可以通过职业病危害预评价作出综合判断,根据评价结果确定该建设项目职业病危害的风险类别。

各省级安全生产监督管理部门可以根据本地区建设项目职业卫生"三同时"工作的实际情况,对《目录》作出调整补充。

表7-1　建设项目职业病危害风险分类管理目录(2012年版)

序号	类别名称	严重	较重	一般
一	采矿业			
(一)	煤炭开采和洗选业			
1	烟煤和无烟煤开采洗选	√		
2	褐煤开采洗选	√		
3	其他煤采选	√		
(二)	石油和天然气开采业			
1	石油开采	√		
2	高含硫化氢气田开采	√		
3	其他天然气开采		√	
(三)	黑色金属矿采选业			
1	铁矿采选	√		
2	锰矿、铬矿采选	√		
3	其他黑色金属矿采选	√		
(四)	有色金属矿采选业			

（续表）

序号	类别名称	严重	较重	一般
1	常用有色金属矿采选	√		
2	贵金属矿采选	√		
3	稀有稀土金属矿采选	√		
（五）	非金属矿采选业			
1	土砂石开采	√		
2	化学矿开采	√		
3	采盐（井工开采）	√		
4	采盐（其他方式）		√	
5	石棉及其他非金属矿采选	√		
6	石英砂开采及加工	√		
（六）	其他采矿业		√	
二	**制造业**			
（一）	农副食品加工业			
1	谷物磨制		√	
2	饲料加工		√	
3	植物油加工			√
4	制糖业			√
5	屠宰及肉类加工		√	
（二）	食品制造业			√
（三）	酒制造业		√	
（四）	烟草制品业		√	
（五）	纺织业			
1	棉纺织及印染精加工		√	
2	毛纺织及染整精加工		√	
3	麻纺织及染整精加工		√	
4	丝绢纺织及印染精加工		√	
5	化纤织造及印染精加工		√	
6	家用纺织制成品制造			√
（六）	纺织服装、服饰业			√
（七）	皮革、毛皮、羽毛及其制品和制鞋业			
1	皮革鞣制加工	√		
2	皮革制品制造	√		
3	毛皮鞣制及制品加工	√		
4	羽毛（绒）加工及制品制造		√	
5	制鞋业	√		
（八）	木材加工和木制品业			
1	木材加工		√	
2	人造板制造	√		
3	木制品制造			√
（九）	家具制造业			
1	木质家具制造	√		
2	竹、藤家具制造		√	
3	金属家具制造		√	
（十）	造纸和纸制品业			

（续表）

序号	类别名称	严重	较重	一般
1	纸浆制造	√		
2	造纸		√	
3	纸制品制造			√
（十一）	印刷业		√	
（十二）	石油加工、炼焦和核燃料加工业			
1	精炼石油产品制造	√		
2	炼焦	√		
3	核燃料加工	√		
（十三）	化学原料和化学制品制造业			
1	基础化学原料制造	√		
2	肥料制造	√		
3	农药制造	√		
4	涂料、油墨、颜料及类似产品制造	√		
5	合成材料制造	√		
6	专用化学产品制造	√		
7	炸药、火工及焰火产品制造	√		
8	日用化学产品制造		√	
（十四）	医药制造业			
1	化学药品原料药制造	√		
2	化学药品制剂制造		√	
3	中药饮片加工		√	
4	中成药生产		√	
5	兽用药品制造		√	
6	生物药品制造		√	
7	卫生材料及医药用品制造			√
（十五）	化学纤维制造业			
1	纤维素纤维原料及纤维制造	√		
2	合成纤维制造	√		
（十六）	橡胶和塑料制品业			
1	橡胶制品业	√		
2	塑料制品业			√
（十七）	非金属矿物制品业			
1	水泥、石灰和石膏制造	√		
2	石膏、水泥制品及类似制品制造	√		
3	砖瓦、石材等建筑材料制造	√		
4	玻璃制造	√		
5	玻璃制品制造	√		
6	玻璃纤维和玻璃纤维增强塑料制品制造	√		
7	陶瓷制品制造	√		
8	耐火材料制品制造	√		
9	石墨及其他非金属矿物制品制造	√		
（十八）	黑色金属冶炼和压延加工业			
1	炼铁	√		
2	炼钢	√		

（续表）

序号	类别名称	严重	较重	一般
3	黑色金属铸造	√		
4	钢压延加工		√	
5	铁合金冶炼	√		
（十九）	有色金属冶炼和压延加工业			
1	常用有色金属冶炼	√		
2	贵金属冶炼	√		
3	稀有稀土金属冶炼	√		
4	有色金属合金制造	√		
5	有色金属铸造	√		
6	有色金属压延加工		√	
（二十）	金属制品业		√	
（二十一）	通用设备制造业		√	
（二十二）	专用设备制造业		√	
（二十三）	汽车制造业		√	
（二十四）	铁路、船舶、航空航天和其他运输设备制造业		√	
（二十五）	电气机械和器材制造业		√	
（二十六）	计算机、通信和其他电子设备制造业		√	
（二十七）	仪器仪表制造业			√
（二十八）	其他制造业			
1	日用杂品制造			√
2	煤制品制造		√	
3	核辐射加工	√		
4	其他未列明制造业		√	
（二十九）	废弃资源综合利用业			
1	金属废料和碎屑加工处理		√	
2	非金属废料和碎屑加工处理		√	
（三十）	金属制品、机械和设备修理业		√	
三	**电力、热力、燃气及水生产和供应业**			
（一）	电力、热力生产和供应业			
1	火力发电（燃煤发电）	√		
2	核力发电	√		
3	其他电力生产		√	
4	电力供应			√
5	热力生产和供应		√	
（二）	燃气生产和供应业			
1	燃气生产	√		
2	燃气供应			√
（三）	水的生产和供应业			
1	自来水生产和供应			√
2	污水处理及其再生利用		√	
3	其他水的处理、利用和分配		√	
四	**交通运输、仓储业**			
（一）	铁路、水上、航空运输业			
1	货运火车站		√	

（续表）

序号	类别名称	严重	较重	一般
2	货运港口		√	
3	机场			
（二）	管道运输业			√
（三）	装卸搬运和运输代理业			
1	装卸搬运		√	
（四）	仓储业			
1	谷物、棉花等农产品仓储		√	
2	其他仓储业		√	
五	**科学研究和技术服务业**			
（一）	研究和试验发展			√
六	**水利、环境和公共设施管理业**			
（一）	生态保护和环境治理业			
1	固体废物治理		√	
2	危险废物治理	√		
3	放射性废物治理	√		
4	环境卫生管理（生活垃圾处理）		√	
七	**居民服务、修理和其他服务业**			
（一）	居民服务业			
1	洗染服务		√	
（二）	机动车、电子产品和日用产品修理业			
1	汽车、摩托车修理与维护		√	
八	**农、林、牧、渔业**			
（一）	畜牧业			√

第八章

职业危害事故应急管理

第一节　职业危害事故应急预案的制定

生产经营单位职业危害事故应急预案是国家安全生产应急预案体系的重要组成部分。制定生产经营单位职业危害事故应急预案是贯彻落实"安全第一、预防为主、综合治理"方针，规范生产经营单位应急管理工作，提高应对和防范风险与事故的能力，保证职工安全健康和公众生命安全，最大限度地减少财产损失、环境损害和社会影响的重要措施。

职业危害事故应急救援预案是用人单位发生职业危害事故时组织应急处理、病人救治、财产保护的程序、方法和措施，有利于及时控制事态，减少事故造成的伤亡和损失。应急救援预案应当包括救援组织、机构和人员职责、应急措施、人员撤离路线和疏散方法、财产保护对策、事故报告途径和方式、预警设施、应急防护用品及使用指南、医疗救护等内容。

一、应急预案的目的和作用

事故应急预案主要目的有两点：①采取预防措施使事故控制在局部，消除蔓延条件，阻止突发性重大或连锁事故发生；②能在事故发生后迅速控制和处理事故，尽可能减轻事故对人员及财产的影响，保障人民生命和财产安全。

应急预案是应急救援体系的主要组成部分，是应急救援工作的核心内容之一，是及时、有效、有序地开展应急救援工作的重要保障，其作用主要表现在：①应急预案明确了应急救援的范围和体系，使应急准备和应急管理不再是无据可依、无章可循，尤其是培训和演练工作的开展；②制定应急预案有利于做出及时的应急响应，降低事故的危害程度；③事故应急预案是各类突发重大事故的应急基础；④当发生超过应急能力的重大事故时，便于与上级应急部门的协调；⑤有利于提高风险防范意识。

二、策划应急预案应考虑的因素

应急预案应合理策划，做到重点突出，反映主要的重大事故风险，并避免预案相互孤立、交叉和矛盾。策划重大事故应急预案时应充分考虑下列因素：①重大危险普查的结果，包括重大危险源的数量、种类及分布情况，重大事故隐患情况等；②本地区的地质、气象、水文等不利的自然条件（如地震、洪水、台风等）及其影响；③本地区以及国家和上级机构已制定的应急预案的情况；④本地区以往灾难事故的发生情况；⑤功能区布置及相互影响情况；⑥周边重大危险可能带来的影响；⑦国家及地方相关法律法规的要求。

三、应急预案的层次

基于可能面临多种类型的突发事故或灾害，为保证各种类型预案之间的整体协调性和层次，并实现共性与个性、通用性与特殊性的结合，对应急预案合理地划分层次，是将各种类型应急预案有机组合在一起的有效方法。应急预案可分为三个层次，如图 8-1 所示。

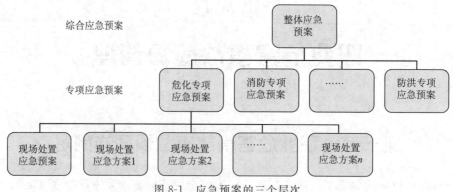

图 8-1　应急预案的三个层次

(一)综合应急预案

综合应急预案从总体上阐述了事故的应急方针、政策，应急组织结构及相关应急职责，应急行动、措施和保障等基本要求和程序，是应对各类事故的综合性文件。主要内容应包括总则、生产经营单位概况、组织机构及职责、预防与预警、应急响应、信息发布、后期处置、保障措施、培训与演练、奖惩、附则等 11 个部分。

(二)专项应急预案

专项应急预案是针对具体的事故类别(如火灾、危险化学品泄漏等)、危险源和应急保障而制定的计划或方案，是综合应急预案的组成部分，应按照综合应急预案的程序和要求制定，并作为综合应急预案的附件。专项应急预案应制定明确的救援程序和具体的救援方式。主要内容应包括事故类型和危害程度分析、应急处置基本原则、组织机构及职责、预防与预警、信息报告程序、应急处置、应急物质与装备等 7 个部分。

(三)现场处置应急方案

现场处置应急方案是在专项应急预案的基础上，根据具体情况而编制，是针对具体的装置、场所或设施、岗位所制定的应急处置措施。现场处置方案应具体、简单、针对性强，应根据风险评估及危险性控制措施逐一编制，做到事故相关责任人应知应会，熟练掌握，并通过应急演练，做到迅速反应、正确处置。现场处置方案的另一特殊形式为单项预案，可以是对大型公共聚集活动(如经济、文化、体育、民俗、娱乐、集会等活动)或高风险的建设施工或维修活动(如人口高密度区建筑物的定向爆破、生命线施工维护等活动)而指定的临时性营救行动方案(随着活动的结束，预案的有效性随之终结)。现场处置应急方案的主要内容应包括事故特征、应急组织与职责、应急处置、注意事项等 4 部分。

除了上述三个主体部分外，生产经营单位应急预案应有充足的附件支持，主要包括：有关应急部门、组织或人员的联系方式；重要物资装备的名录或清单；规范化格式文本；关键的路线、标志和图纸；相关应急预案名录；有关协议或备忘录(包括与相关应急救援部门签订的应急支援协议或备忘录等)。

四、事故应急预案编制的基本要求

编制应急预案必须以客观的态度，在客观调查的基础上，以各相关方共同参与的方式，开展科学分析和论证，按照科学的编制程序，扎实开展应急预案编制工作，使应急预案中的内容符合客观情况，为应急预案的落实和有效应用奠定基础。应急预案编制的基本要求如下。

(一)预案要有针对性

应急预案是针对可能发生的突发事件，为迅速、有序地开展应急行动而预先制定的行动方案。因此，应急预案应结合危险分析的结果，针对重大危险源、可能发生的各类安全事件、关键的岗位和地点、薄弱环节以及重要的工程进行编制，确保其有效性。

(二)预案要有科学性

应急预案制定工作是一项科学性很强的工作，编制应急预案也必须以科学的态度，在全面调查研究的基础上，实行领导和专家相结合的方式，开展科学分析和论证，制定出科学的决策程序和处置方案、手段先进的应急反应方案，使应急预案真正具有科学性。

(三)预案要有可操作性

应急预案应具有实用性或可操作性。即发生生产安全事故时，有关应急组织、人员可以按照应急预案的规定迅速、有序、有效地开展应急与救援行动、降低事故损失。为确保应急预案实用、可操作，应急预案编制机构应充分分析、评估本地可能存在的重大危险及其后果，并结合自身应急资源、能力的实际，对应急过程的一些关键信息(如潜在重大危险及后果分析、支持保障条件、决策、指挥与协调机制等)进行详细而系统的描述。同时，各责任方应确保生产安全事故应急所需要的人力、设施和设备、财政支持，以及其他必要资源。

(四)预案要有完整性

应急预案内容应完整，包含实施应急响应行动所需要的所有基本信息。应急预案的完整性还体现在功能(职能)完整、应急过程完整、适用范围完整。

(五)预案要有符合性

应急预案中的内容应符合国家相关法律、法规、国家标准的要求。应急预案的编制工作必须遵守相关法律法规的规定，同时，编制生产安全事故应参考相关的法律法规。

(六)预案要有可读性

应急预案应当包含应急所需的所有基本信息。这些信息如果组织不善可能会影响预案执行的有效性，因此预案中信息的组织应有利于使用和获取，并具备相当的可读性，且易于查询、语言简洁，通俗易懂，层次及结构清晰。

《生产经营单位安全生产事故应急预案编制导则》(GB/T 29639—2013，由行标 AQ/T 9002—2006 上升为国标)明确规定了生产经营单位生产安全事故应急预案应包含的内容和编制要求，为应急预案的规范化建设提供了依据。根据有关法律法规及该导则的要求，编制应急预案时应进行合理策划，做到重点突出，反映主要的重大事故风险，并避免相互孤立、交叉和矛盾。导则规定生产经营单位应急预案编制程序包括成立应急预案编制工作组、资料收集、风险评估、应急能力评估、编制应急预案和应急预案评审 6 个步骤。其中，资料收集不仅收集与预案编制工作相关的法律法规、技术标准、应急预案、国内外同行业企业事故资料，还要收集本单位安全生产相关技术资料、周边环境影响、应急资源等有关资料。

《生产安全事故应急预案管理办法》(国家安监总局令第 17 号)规定，应急预案编制应当符合下列基本要求：①符合有关法律、法规、规章和标准的规定；②结合本地区、本部门、本单位的安全生产实际情况；③结合本地区、本部门、本单位的危险性分析情况；④应急组织和人员的职责分工明确，并有具体的落实措施；⑤有明确、具体的事故预防措施和应急程序，并与其应急能力相适应；⑥有明确的应急保障措施，并能满足本地区、本部门、本单位的应急工作要求；⑦预案基本要素齐全、完整，预案附件提供的信息准确；⑧预案内容与相关应急预案相互衔接。

五、事故应急预案的基本结构

不同的应急预案由于各自所处的层次和适用的范围不同，因而在内容的详略程度和侧重点上会有所不同，但都可以采用相似的基本结构。如图 8-2 所示的"1＋4"预案编制结构，是由一个基本预案加上应急功能设置、特殊风险管理、标准操作程序和支持附件四部分构成的。

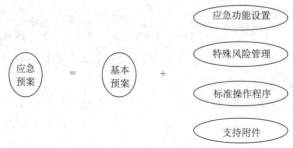

图 8-2　应急预案的基本结构

（一）基本预案

基本预案是应急预案的总体描述，主要阐述应急预案所要解决的紧急情况、应急的组织体系、方针、应急资源、应急的总体思路，并明确各应急组织在应急准备和应急行动中的职责以及应急预案的演练和管理等规定。

（二）应急功能设置

应急功能是指针对各类重大事故应急救援中通常采取的一系列的基本应急行动和任务，如指挥和控制、警报、通讯、人群疏散与安置、医疗、现场管制等。因此，设置应急功能时，应针对潜在重大事故的特点综合分析并将其分配给相关部门。对每一项应急功能都应明确其针对的形势、目标、负责机构和支持机构、任务要求、应急准备和操作程序等。应急预案中包含的应急功能的数量和类型，主要取决于所针对的潜在重大事故危险的类型，以及应急的组织方式和运行机制等具体情况。表 8-1 直观地描述了应急功能与相关应急机构的关系。

表 8-1　应急功能矩阵表

部门	应急功能							
	接警与通知	警报和应急公告	事态检测与评估	警戒与监管	人群疏散	医疗与卫生	消防和抢险	……
应急中心	R	R	S		S			
生产		S	S		S		S	
消防	S	S	S	S	S	S	R	
保卫	S			R	R	S	S	
卫生			S			R		
安环	S	S	R		S	S	S	
技术			S				S	
……								

注：R——负责部门；S——支持部门。

（三）特殊风险管理

特殊风险指根据某类事故灾难、灾害的典型特征，需要对其应急功能做出针对性安排的风险。应说明处置此类风险应该设置的专有应急功能或有关应急功能所需的特殊要求，明确这些应急功能的责任部门、支持部门、有限介入部门以及它们的职责和任务，为制定该类风险的专项预案提出特殊要求和指导。

(四)标准操作程序

由于基本预案、应急功能设置并不说明各项应急功能的实施细节，因此各应急功能的主要责任部门必须组织制定相应的标准操作程序，为应急组织或个人提供履行应急预案中规定职责和任务的详细指导。标准操作程序应保证与应急预案的协调性和一致性，其中重要的标准操作程序可作为应急预案附件或以适当方式引用。

(五)支持附件

支持附件主要包括应急救援的有关支持保障系统的描述及有关的附图表，如危险分析附件，通讯联络附件，法律法规附件，机构和应急资源附件，教育、培训、训练和演习附件，技术支持附件，协议附件，其他支持附件等。

从广义上来说，应急预案是一个由各级文件构成的文件体系，它不仅是应急预案本身，也包括针对某个特定的应急任务或功能所制定的工作程序等。一个完整的应急预案的文件体系可包括预案、程序、指导书、记录等，是一个四级文件体系。

六、事故应急预案管理的步骤

(一)成立应急预案编制工作组

生产经营单位应结合本单位部门职能和分工，成立以单位主要负责人(或分管负责人)为组长，单位相关部门人员参加的应急预案编制工作组，明确工作职责和任务分工，制定工作计划，组织开展应急预案编制工作。

(二)资料收集

应急预案编制工作组应收集与预案编制工作相关的法律法规、技术标准、应急预案、国内外同行业企业事故资料，同时收集本单位安全生产相关技术资料、周边环境影响、应急资源等有关资料。

(三)风险评估

首先，分析生产经营单位存在的危险因素，确定事故危险源；然后，分析可能发生的事故类型及后果，并指出可能产生的次生、衍生事故；最后，评估事故的危害程度和影响范围，提出风险防控措施。

(四)应急能力评估

在全面调查和客观分析生产经营单位应急队伍、装备、物资等应急资源状况基础上开展应急能力评估，并依据评估结果，完善应急保障措施。

(五)编制应急预案

依据生产经营单位风险评估以及应急能力评估结果，组织编制应急预案。应急预案编制应注重系统性和可操作性，做到与相关部门和单位应急预案相衔接。

(六)应急预案评审

应急预案编制完成后，生产经营单位应组织评审。评审分为内部评审和外部评审，内部评审由生产经营单位主要负责人组织有关部门和人员进行。外部评审由生产经营单位组织外部有关专家和人员进行评审。应急预案评审合格后，由生产经营单位主要负责人(或分管负责人)签发实施，并进行备案管理。

七、事故应急预案的主要内容

(一)应急预案概况

应急预案概况主要描述生产经营单位概况以及危险特性状况等，同时对紧急情况下应急事件、适应范围和方针、原则提供简述并作必要说明，建立应急救援工作的纲领。

(二)预防程序

预防程序是对潜在事故、可能发生的次生与衍生事故进行分析并说明所采取的预防和控制事故的措施。

(三)准备程序

准备程序应说明应急行动前所需采取的准备工作，包括应急组织及其职责权限、应急队伍建设和人员培训、应急物资的准备、预案的演练、公众的应急知识培训、签订互助协议等。

(四)应急程序

在应急救援过程中，存在一些必需的核心功能和任务，如接警与通知、指挥与控制、警报和紧急公告、通讯、事态监测与评估、警戒与治安、人群疏散与安置、医疗与卫生、公共关系、应急人员安全、消防和抢险、泄漏物控制等，无论何种应急过程都必须围绕上述功能和任务开展。应急程序主要指实施上述核心功能和任务的程序和步骤。

(五)恢复程序

恢复程序是说明事故现场应急行动结束后所采取的清除和恢复行动。现场恢复是在事故被控制后进行的短期恢复，从应急过程来说这意味着应急救援工作的结束，并进入到另一个工作阶段，即将现场恢复到一个基本稳定的状态。经验教训表明，在现场恢复过程中往往仍存在着潜在的危险，如余烬复燃、受损建筑物坍塌等，所以应充分考虑现场恢复过程中可能的危险。该部分主要内容包括：宣布应急救援结束的程序；撤离和交接的程序；恢复正常状态的程序；现场清理和受影响区域的连续性检测；事故调查与后果评价。

(六)预案管理与评审改进

应急预案是应急救援工作的指导性文件。应当对预案的制定、修改、更新、批准和发布作出明确的管理规定，保证定期火灾应急演练、应急救援后对应急员进行评审和改进，针对各种实际情况的变化以及预案应用中所暴露出的缺陷，持续改进，不断完善应急预案体系。

以上六个方面内容相互之间既相对独立，又紧密联系，形成了一个有机联系并持续改进的体系结构。这些要素是重大事故应急预案编制所应当设计的基本方面，在编制时，可根据职能部门的设置和职责分配等具体情况，将要素进行合并或增加，以便更符合实际需求。

第二节 职业危害事故应急演练

一、应急演练的定义、目的和要求

应急演练是指各级人民政府及其部门、企事业单位、社会团体等组织相关单位及人员，针对待定的突发事件假想情景，按照应急预案所规定职责和程序，在特定的时间和地域，执行应急响应任务的训练活动。应急演练是各类事故及灾害应急准备过程中的一项重要工作，对于评估应急准备状况、检验应急人员实际操作水平、发现并及时修改应急预案中的缺陷和不足等具有重要意义。

应急演练的目的是通过培训、评估、改进等手段提高保护人民群众生命财产安全和环境的综合应急能力，说明应急预案的各部分或整体是否能有效付诸实施，验证应急预案应对可能出现的各种紧急情况的适应性，找出应急准备工作中可能需要改善的地方，确保建立和保持可靠的通讯渠道及应急人员的协同性，确保所有应急组织都熟悉并能够履行他们的职责，找出需要改善的潜在问题。

应急演练的原则如下：

(1)结合实际、合理定位。紧密结合应急管理工作实际，明确演练目的，根据资源条件确定演练方式和规模。

(2)着眼实战、讲求实效。以提高应急指挥人员的指挥协调能力、应急队伍的实战能力为着眼点。重视对演练效果及组织工作的评估、考核，总结推广好经验，及时整改存在的问题。

(3)精心组织、确保安全。围绕演练目的，精心策划演练内容，科学设计演练方案，周密组织演练活动，制定并严格遵守有关安全措施，确保演练参与人员及演练装备设施的安全。

(4)统筹规划、厉行节约。统筹规划应急演练活动，适当开展跨地区、跨部门、跨行业的综合性演练，充分利用现有资源，努力提高应急演练效益。

二、应急演练的分类

(一)按组织形式划分

(1)桌面演练。桌面演练是指参演人员利用地图、沙盘、流程图、计算机模拟、视频会议等辅助手段，针对事先假定的演练情景，讨论和推演应急决策及现场处置的过程，从而促进相关人员掌握应急预案中所规定的职责和程序，提高指挥决策和协同配合能力。桌面演练通常在室内完成。

(2)实战演练。实战演练是指参演人员利用应急处置涉及的设备和物资，针对事先设置的突发事件情景及其后续的发展情景，通过实际决策、行动和操作，完成真实应急响应的过程，从而检验和提高相关人员的临场组织指挥、队伍调动、应急处置技能和后勤保障等应急能力。实战演练通常要在特定场所完成。

(二)按内容划分

(1)单项演练。单项演练是指只涉及应急预案中特定应急响应功能或现场处置方案中一系列应急响应功能的演练活动。注重针对一个或少数几个参与单位(岗位)的特定环节和功能进行检验。

(2)综合演练。综合演练是指涉及应急预案中多项或全部应急响应功能的演练活动。注重对多个环节和功能进行检验，特别是对不同单位之间应急机制和联合应对能力的检验。

(三)按目的与作用划分

(1)检验性演练。检验性演练是指为检验应急预案的可行性、应急准备的充分性、应急机制的协调性及相关人员的应急处置能力而组织的演练。

(2)示范性演练。示范性演练是指为向观摩人员展示应急能力或提供示范教学，严格按照应急预案规定开展的表演性演练。

(3)研究性演练。研究性演练是指为研究和解决突发事件应急处置的重点、难点问题，试验新方案、新技术、新装备而组织的演练。

不同类型的演练相互结合，可以形成单项桌面演练、综合桌面演练、单项实战演练、综合实战演练、示范性单项演练、示范性综合演练等。

三、应急演练的原则

演练组织单位要根据实际情况，并依据相关法律法规和应急预案的规定，制定年度应急演练规划，按照"先单项后综合、先桌面后实战、循序渐进、时空有序"等原则，合理规划应急演练的频次、规模、形式、时间、地点等。

四、应急演练的组织机构

演练应在相关预案确定的应急领导机构或指挥机构领导下组织开展。演练组织单位要成立由相关单位领导组成的演练领导小组，通常下设策划部、保障部和评估组；对于不同类型和规模的演练活动，其组织机构和职能可以适当调整。根据需要，可成立现场指挥部。

(一)演练领导小组

演练领导小组负责应急演练活动全过程的组织领导，审批决定演练的重大事项。演练领导小组组长一般由演练组织单位或其上级单位的负责人担任；副组长一般由演练组织单位或主要协办单位负责人担任；小组其他成员一般由各演练参与单位相关负责人担任。在演练实施阶段，演练领导小组组长、副组长通常分别担任演练总指挥、副总指挥。

(二)策划部

策划部负责应急演练策划、演练方案设计、演练实施的组织协调、演练评估总结等工作。策划部设总策划、副总策划，下设文案组、协调组、控制组、宣传组等。

(1)总策划和副总策划。总策划是演练准备、演练实施、演练总结等阶段各项工作的主要组织者，一般由演练组织单位具有应急演练组织经验和突发事件应急处置经验的人员担任；副总策划协助总策划开展工作，一般由演练组织单位或参与单位的有关人员担任。

(2)文案组。在总策划的直接领导下，负责制定演练计划、设计演练方案、编写演练总结报告以及演练文档归档与备案等。其成员应具有一定的演练组织经验和突发事件应急处置经验。

(3)协调组。负责与演练涉及的相关单位以及本单位有关部门之间的沟通协调，其成员一般为演练组织单位及参与单位的行政、外事等部门人员。

(4)控制组。在演练实施过程中，在总策划的直接指挥下，负责向演练人员传送各类控制消息，引导应急演练进程按计划进行。其成员最好有一定的演练经验，也可以从文案组和协调组抽调，常称为演练控制人员。

(5)宣传组。负责编制演练宣传方案，整理演练信息、组织新闻媒体和开展新闻发布等。其成员一般是演练组织单位及参与单位宣传部门的人员。

(三)保障部

保障部负责调集演练所需物资装备，购置和制作演练模型、道具、场景，准备演练场地，维持演练现场秩序，保障运输车辆，保障人员生活和安全保卫等。其成员一般是演练组织单位及参与单位后勤、财务、办公等部门人员，常称为后勤保障人员。

(四)评估组

评估组负责设计演练评估方案和编写演练评估报告，对演练准备、组织、实施及其安全事项等进行全过程、全方位评估，及时向演练领导小组、策划部和保障部提出意见、建议。其成员一般是应急管理专家、具有一定演练评估经验和突发事件应急处置经验专业人员，常称为演练评估人员。评估组可由上级部门组织，也可由演练组织单位自行组织。

(五)参演人员

参演人员包括应急预案规定的有关应急管理部门(单位)工作人员、各类专兼职应急救援队伍以及志愿者队伍等。

参演人员承担具体演练任务，针对模拟事件场景作出应急响应行动。有时也可使用模拟人员替代未现场参加演练的单位人员，或模拟事故的发生过程，如释放烟雾、模拟泄漏等。

五、应急演练的准备

(一)制定演练计划

演练计划由文案组编制，经策划部审查后报演练领导小组批准。主要内容包括以下方面：

(1)确定演练目的，明确举办应急演练的原因、演练要解决的问题和期望达到的效果等。

(2)分析演练需求，在对事先设定事件的风险及应急预案进行认真分析的基础上，确定需调整的演练人员、需锻炼的技能、需检验的设备、需完善的应急处置流程和需进一步明确的职责等。

(3)确定演练范围，根据演练需求、经费、资源和时间等条件的限制，确定演练事件类型、等级、地域、参演机构及人数、演练方式等。演练需求和演练范围往往互为影响。

(4)安排演练准备与实施的日程计划，包括各种演练文件编写与审定的期限、物资器材准备的期限、演练实施的日期等。

(5)编制演练经费预算，明确演练经费筹措渠道。

(二)设计演练方案

演练方案由文案组编写，通过评审后由演练领导小组批准，必要时还需报有关主管单位同意并备案。主要内容包括以下方面：

1. 确定演练目标

演练目标是需完成的主要演练任务及其达到的效果，一般说明"由谁在什么条件下完成什么任务，依据什么标准，取得什么效果"。演练目标应简单、具体、可量化、可实现。一次演练一般有若干项演练目标，每项演练目标都要在演练方案中有相应的事件和演练活动予以实现，并在演练评估中有相应的评估项目判断该目标的实现情况。

2. 设计演练情景与实施步骤

演练情景要为演练活动提供初始条件，还要通过一系列的情景事件引导演练活动继续，直至演练完成。演练情景包括演练场景概述和演练场景清单。

(1)演练场景概述。要对每一处演练场景的概要说明，主要说明事件类别、发生的时间地点、发展速度、强度与危险性、受影响范围、人员和物资分布、以造成的损失、后续发展预测、气象及其他环境条件等。

(2)演练场景清单。要明确演练过程中各场景的时间顺序列表和空间分布情况。演练场景之间的逻辑关联依赖于事件发展规律、控制消息和演练人员收到控制消息后应采取的行动。

3. 设计演练评估标准与方法

演练评估是通过观察、体验和记录演练活动，比较演练实际效果与目标之间的差异，总结演练成效和不足的过程。演练评估应以演练目标为基础。每项演练目标都要设计合理的评估项目方法、标准。根据演练目标的不同，可以用选择项(如：是/否判断，多项选择)、主观评分(如：1——差、3——合格、5——优秀)、定量测量(如：响应时间、被困人数、获救人数)等方法进行评估。

为便于演练评估操作，通常事先设计好评估表格，包括演练目标、评估方法、评价标准和相关记录项等。有条件时还可以采用专业评估软件等工具。

4. 编写演练方案文件

演练方案文件是指导演练实施的详细工作文件。根据演练类别和规模的不同，演练方案可以编为一个或多个文件。编为多个文件时可包括演练人员手册、演练控制指南、演练评估指南、演练宣传方案、演练脚本等，分别发给相关人员。对涉密应急预案的演练或不宜公开的演练内容，还要制定保密措施。

（1）演练人员手册。内容主要包括演练概述、组织机构、时间、地点、参演单位、演练目的、演练情景概述、演练现场标志、演练后勤保障、演练规则、安全注意事项、通信联系方式等，但不包括演练细节。演练人员手册可发放给所有参加演练的人员。

（2）演练控制指南。内容主要包括演练情景概述、演练事件清单、演练场景说明、参演人员及其位置、演练控制规则、控制人员组织结构与职责、通信联系方式等。演练控制指南主要供演练控制人员使用。

（3）演练评估指南。内容主要包括演练情况概述、演练事件清单、演练目标、演练场景说明、参演人员及其位置、评估人员组织结构与职责、评估人员位置、评估表格及相关工具、通信联系方式等。演练评估指南主要供演练评估人员使用。

（4）演练宣传方案。内容主要包括宣传目标、宣传方式、传播途径、主要任务及分工、技术支持、通信联系方式等。

（5）演练脚本。对于重大综合性示范演练，演练组织单位要编写演练脚本，描述演练事件场景、处置行动、执行人员、指令与对白、视频背景与字幕、解说词等。

5. 演练方案评审

对综合性较强、风险较大的应急演练，评估组要对文案组制定的演练方案进行评审，确保演练方案科学可行，以确保应急演练工作的顺利进行。

（三）演练动员与培训

在演练开始前要进行演练动员和培训，确保所有演练参与人员掌握演练规则、演练情景和各自在演练中的任务。

所有演练参与人员都要经过应急基本知识、演练基本概念、演练现场规则等方面的培训。对控制人员要进行岗位职责、演练过程控制和管理等方面的培训；对评估人员要进行岗位职责、演练评估方法、工具使用等方面的培训；对参演人员要进行应急预案、应急技能及个体防护装备使用等方面的培训。

（四）应急演练保障

1. 人员保障

演练参与人员一般包括演练领导小组、演练总指挥、总策划、文案人员、控制人员、评估人员、保障人员、参演人员、模拟人员等，有时还会有观摩人员等其他人员。在演练的准备过程中，演练组织单位和参与单位应合理安排工作，保证相关人员参与演练活动的时间；通过组织观摩学习和培训，提高演练人员素质和技能。

2. 经费保障

演练组织单位每年要根据应急演练规划编制应急演练经费预算，纳入该单位的年度财政（财务）预算，并按照演练需要及时拨付经费。对经费使用情况进行监督检查，确保演练经费专款专用、节约高效。

3. 场地保障

根据演练方式和内容，经现场勘察后选择合适的演练场地。桌面演练一般可选择会议室或应急指挥中心等；实战演练应选择与实际情况相似的地点，并根据需要设置指挥部、集结点、接待站、供应站、救护站、停车场等设施。演练场地应有足够的空间，良好的交通、生活、卫生和安全条件，尽量避免干扰公众生产生活。

4．物资和器材保障

根据需要，准备必要的演练材料、物资和器材，制作必要的模型设施等，主要包括：

（1）信息材料。主要包括应急预案和演练方案的纸质文本、演示文档、图表、地图、软件等。

（2）物资设备。主要包括各种应急抢险物资、特种装备、办公设备、录音摄像设备、信息显示设备等。

（3）通信器材。主要包括固定电话、移动电话、对讲机、海事电话、传真机、计算机、无线局域网、视频通信器材和其他配套器材，尽可能使用已有通信器材。

（4）演练情景模型。搭建必要的模拟场景及装置设施。

5．通信保障

应急演练过程中应急指挥机构、总策划、控制人员、参演人员、模拟人员等之间要有及时可靠的信息传递渠道。根据演练需要，可以采用多种公用或专用通信系统，必要时可组建演练专用通信与信息网络，确保演练控制信息的快速传递。

6．安全保障

演练组织单位要高度重视演练组织与实施全过程的安全保障工作。大型或高风险演练活动要按规定制定专门应急预案，采取预防措施，并对关键部位和环节可能出现的突发事件进行针对性演练。根据需要为演练人员配备个体防护装备，购买商业保险。对可能影响公众生活、易于引起公众误解和恐慌的应急演练，应提前向社会发布公告，告示演练内容、时间、地点和组织单位，并做好应对方案，避免造成负面影响。

演练现场要有必要的安保措施，必要时对演练现场进行封闭或管制，保证演练安全进行。演练出现意外情况时，演练总指挥与其他领导小组成员会商后可提前终止演练。

六、应急演练的实施

（一）演练启动

演练正式启动前一般要举行简短仪式，由演练总指挥宣布演练开始并启动演练活动。

（二）演练执行

1．演练指挥与行动

（1）演练总指挥负责演练实施全过程的指挥控制。当演练总指挥不兼任总策划时，一般由总指挥授权总策划对演练过程进行控制。

（2）按照演练方案要求，应急指挥机构指挥各参演队伍和人员，开展对模拟演练事件的应急处置行动，完成各项演练活动。

（3）演练控制人员应充分掌握演练方案，按总策划的要求，熟练发布控制信息，协调参演人员完成各项演练任务。

（4）参演人员根据控制消息和指令，按照演练方案规定的程序开展应急处置行动，完成各项演练活动。

（5）模拟人员按照演练方案要求，模拟未参加演练的单位或人员的行动，并作出信息反馈。

2．演练过程控制

总策划负责按演练方案控制演练过程。

（1）桌面演练过程控制

在讨论桌面演练中，演练活动主要是围绕对所提出问题进行讨论。由总策划以口头或书面形式，部署引入一个或若干个问题。参演人员根据应急预案及有关规定，讨论应采取的行动。

在角色扮演或推演式桌面演练中，由总策划按照演练方案发出控制消息，参演人员接收到事件信息后，通过角色扮演或模拟操作，完成应急处置活动。

（2）实战演练过程控制

在实战演练中，要通过传递控制消息来控制演练进程。总策划按照演练方案发出控制消息，控制人员向参演人员和模拟人员传递控制消息。参演人员和模拟人员接收到信息后，按照发生真实事件时的应急处置程序或根据应急行动方案，采取相应的应急处置行动。

控制消息可由人工传递，也可以用对讲机、电话、手机、传真机、网络等方式传送，或者通过特定的声音、标志、视频等呈现。演练过程中，控制人员应随时掌握演练进展情况，并向总策划报告演练中出现的各种问题。

3. 演练解说

在演练实施过程中，演练组织单位可以安排专人对演练过程进行解说。解说内容一般包括演练背景描述、进程讲解、案例介绍、环境渲染等。对于有演练脚本的大型综合性示范演练，可按照脚本中的解说词进行讲解。

4. 演练记录

演练实施过程中，一般要安排专门人员，采用文字、照片和音像等手段记录演练过程。文字记录一般可由评估人员完成，主要包括演练实际开始与结束时间、演练过程控制情况、各项演练活动中参演人员的表现、意外情况及其处置等内容，尤其是要详细记录可能出现的人员"伤亡"（如进入"危险"场所而无安全防护，在规定的时间内不能完成疏散等）及财产"损失"等情况。

照片和音像记录可安排专业人员和宣传人员在不同现场、不同角度进行拍摄，尽可能全方位反映演练实施过程。

5. 演练宣传报道

演练宣传组按照演练宣传方案作好演练宣传报道工作。认真做好信息采集、媒体组织、广播电视节目现场采编和播报等工作，扩大演练的宣传教育效果。对涉密应急演练要做好相关保密工作。

（三）演练结束与终止

演练完毕，由总策划发出结束信号，演练总指挥宣布演练结束。演练结束后所有人员停止演练活动，按预定方案集合进行现场总结讲评或者组织疏散。保障部负责组织人员对演练现场进行清理和恢复。

演练实施过程中出现下列情况，经演练领导小组决定，由演练总指挥按照事先规定的程序和指令终止演练：

（1）出现真实突发事件，需要参演人员参与应急处置时，要终止演练，使参演人员迅速回归其工作岗位，履行应急处置职责。

（2）出现特殊或意外情况，短时间内不能妥善处理或解决时，可提前终止演练。

七、应急演练评估与总结

（一）演练评估

演练评估是在全面分析演练记录及相关资料的基础上，对比参演人员表现与演练目标要求，对演练活动及其组织过程作出客观评价，并编写演练评估报告的过程。所有应急演练活动都应进行演练评估。

演练结束后可通过组织评估会议、填写演练评价表和对参演人员进行访谈等方式，也可要求参演单位提供自我评估总结材料，进一步收集演练组织实施的情况。

演练评估报告的主要内容一般包括演练执行情况、预案的合理性与可操作性、应急指挥人员的指挥协调能力、参演人员的处置能力、演练所用设备装备的适用性、演练目标的实现情况、演练的成本效益分析、对完善预案的建议等。

（二）演练总结

演练总结可分为现场总结和事后总结。

1. 现场总结

在演练的一个或所有阶段结束后，由演练总指挥、总策划、专家评估组长等在演练现场有针对性地进行讲评和总结。内容主要包括本阶段的演练目标、参演队伍及人员的表现、演练中暴露的问题、解决问题的办法等。

2. 事后总结

在演练结束后，由文案组根据演练记录、演练评估报告、应急预案、现场总结等材料，对演练进行系统和全面的总结，并形成演练总结报告。演练参与单位也可对本单位的演练情况进行总结。

演练总结报告的内容包括：演练目的，时间和地点，参演单位和人员，演练方案概要，发现的问题与原因，经验和教训，以及改进有关工作的建议等。

（三）成果运用

对演练暴露出来的问题，演练单位应当及时采取措施予以改进，包括修改完善应急预案、有针对性地加强应急人员的教育和培训、对应急物资装备有计划地更新等，并建立改进任务表，按规定时间对改进情况进行监督检查。

（四）文件归档与备案

演练组织单位在演练结束后应将演练计划、演练方案、演练评估报告、演练总结报告等资料归档保存。

对于由上级有关部门布置或参与组织的演练，或者法律、法规、规章要求备案的演练，演练组织单位应当将相应资料报有关部门备案。

（五）考核与奖惩

演练组织单位要注重对演练参与单位及人员进行考核。对在演练中表现突出的单位及个人，可给予表彰和物质奖励；对不按要求参加演练，或影响演练正常开展的，可给予相应批评。

第三节　职业危害事故报告与现场应急处置

一、事故报告的时限和部门

事故发生后，事故现场有关人员应当立即向本单位负责人报告；单位负责人接到报告后，应当于 1 小时内向事故发生地县级以上人民政府安全生产监督管理部门和负有安全生产监督管理职责的有关部门报告。情况紧急时，事故现场有关人员可以直接向事故发生地县级以上人民政府安全生产监督管理部门和负有安全生产监督管理职责的有关部门报告。如果事故现场条件特别复杂，难以准确判定事故等级，情况十分危急，上一级部门没有足够能力开展应急救援工作，或者事故性质特殊，社会影响特别重大时，可以越级上报事故。

安全生产监督管理部门和负有安全生产监督管理职责的有关部门接到事故报告后，应当依照下列规定上报事故情况，并通知公安机关、劳动保障行政部门、工会和人民检察院：

（1）特别重大事故、重大事故逐级上报至国务院安全生产监督管理部门和负有安全生产监督管理职责的有关部门。

（2）较大事故逐级上报至省、自治区、直辖市人民政府安全生产监督管理部门和负有安全生产监督管理职责的有关部门。

（3）一般事故上报至设区的市级人民政府安全生产监督管理部门和负有安全生产监督管理职责的有关部门。

安全生产监督管理部门和负有安全生产监督管理职责的有关部门依照前款规定上报事故情况，应当同时报告本级人民政府。国务院安全生产监督管理部门和负有安全生产监督管理职责的有关部门以及省级人民政府接到发生特别重大事故、重大事故的报告后，应当立即报告国务院。

安全生产监督管理部门和负有安全生产监督管理职责的有关部门逐级上报事故情况，每级上报的时间不得超过 2 小时。事故报告后出现新情况的，应当及时补报。自事故发生之日起 30 日内，事故造成的伤亡人数发生变化的，应当及时补报。道路交通事故、火灾事故自发生之日起 7 日内，事故造成的伤亡人数发生变化的，应当及时补报。

二、事故报告的报警方式

各级安全生产监督管理部门和负有安全生产监督管理职责的有关部门基本上都建立值班制度，并向社会公布值班电话，受理事故报告和举报。值班电话可通过 114 查号台或者安全生产监督管理部门的官方网站查询。鼓励职工监督举报各类安全隐患，对举报者予以奖励。有关部门和地方要进一步畅通安全生产的社会监督渠道，设立举报箱、公布举报电话，接受人民群众的公开监督。国家安全生产监督管理总局事故举报电话：（010）64294453、（010）64237232，举报传真：（010）64234662，也可以在国家安全生产监督管理总局官方网站（www.chinasafety.gov.cn）在线报告和举报。

为进一步做好安全生领域的举报投诉工作，鼓励人民群众积极举报安全生产事故隐患和各类非法违法生产建设经营行为，经向工业和信息化部申请，核配"12350"作为国家安全监管总局全国统一的安全生产举报投诉特服电话号码。"12350"特服电话接收的举报投诉范围包括受理生产安全事故、重大安全隐患、非法违法生产建设经营等方面的举报投诉。"12350"投诉电话实行属地受理。在省级安全监管局设立"12350"举报投诉电话受理机构，负责受理本省（区、市）内的举报投诉、举报投诉电话"12350"规划和使用管理的指导协调工作，以及举报信息分类统计等工作。市（地）级以下安全监管部门设立受理机构事宜，由省级安全监管局根据本地区实际情况确定。在省（区、市）内使用特服号码的，直接拨打"12350"；跨省（区、市）投诉的，需在"12350"号码前加拨地区号。

三、职业危害事故报告的内容

报告事故应当包括下列内容：①事故发生单位概况；②事故发生的时间、地点以及事故现场情况；③事故的简要经过；④事故已经造成或者可能造成的伤亡人数（包括下落不明的人数）和初步估计的直接经济损失；⑤已经采取的措施；⑥其他应当报告的情况。

2007 年 6 月 5 日，国家统计局和卫生部颁布了重新修订的《全国疾病控制调查制度》（国统函〔2007〕30 号），其中为及时掌握和控制重大职业危害事故，专门制定了《职业卫生重大公共卫生事件报告卡》，并规定凡是一起急性职业危害事故，同时发生 10 人以上（含 10 人）或死亡 1 人以上（含 1 人）、职业性炭疽 1 人以上（含工人），均属重大以上职业危害事故，应按照《突发公共卫生事件与传染病疫情监测信息报告管理办法》《国家突发公共卫生事件相关信息报告管理工作规范》等突发公共卫生事件的报告程序，在确认突发公共卫生事件终止后2周内，由发生事件单位属地的各级负责职业危害监测的职能机构进行网上直报。个案病例纳入《职业病报告卡》常规月统计报告。

四、迟报、漏报、谎报和瞒报的认定

事故报告应当及时、准确、完整，任何单位和个人对事故不得迟报、漏报、谎报和瞒报。《〈生产安全事故报告和调查处理条例〉罚款处罚暂行规定》(安监总局令第 13 号)中对迟报、漏报、谎报和瞒报做出了界定：①报告事故的时间超过规定时限的，属于迟报；②因过失对应当上报的事故或者事故发生的时间、地点、类别、伤亡人数、直接经济损失等内容遗漏未报的，属于漏报；③故意不如实报告事故发生的时间、地点、类别、伤亡人数、直接经济损失等有关内容的，属于谎报；④故意隐瞒已经发生的事故，并经有关部门查证属实的，属于瞒报。

五、职业危害事故现场的应急处置

(一)职业危害事故现场处置的法律规定

事故发生单位负责人接到事故报告后，应当立即启动事故相应应急预案，采取有效措施，组织抢救，防止事故扩大，减少人员伤亡和财产损失。事故发生地有关地方人民政府、安全生产监督管理部门和负有安全生产监督管理职责的有关部门接到事故报告后，其负责人应当立即赶赴事故现场，组织事故救援。

事故发生后，有关单位和人员应当妥善保护事故现场以及相关证据，任何单位和个人不得破坏事故现场、毁灭相关证据。因抢救人员、防止事故扩大以及疏通交通等原因，需要移动事故现场物件的，应当做出标志，绘制现场简图并做出书面记录，妥善保存现场重要痕迹、物证。事故发生地公安机关根据事故的情况，对涉嫌犯罪的，应当依法立案侦查，采取强制措施和侦查措施。犯罪嫌疑人逃匿的，公安机关应当迅速追捕归案。

(二)职业危害事故现场技术处置的基本原则

(1)迅速采取保护人群免受侵害的措施，抢救和治疗病人及受侵害者，包括撤离现场、封存可疑危险物品，佩戴防护用具，进行化学和药物性保护等。

(2)控制职业卫生突发事故或事件进一步蔓延，阻止危害进一步延伸。根据事故或事件性质，迅速划出不同的控制分区和隔离带，明确设立红线、黄线、绿线隔离区，即污染区、半污染区、清洁区，提出人群撤离和隔离控制标准。

(3)迅速查清职业卫生突发事故或事件原因、动因和危害：

①职业卫生突发事故或事件大部分是由于化学性或物理性因素引起的，所以要及时查明事故或事件性质是化学性，还是物理性原因；事故或事件后果是化学性危害，还是物理性危害，或是二者兼有。

②查明事故或事件发生来源是化学性还是物理性的污染源或危害源。

③查明事故或事件扩展途径。如果事故或事件是化学性的，化学物质是如何进入人体的？是通过空气、皮肤，还是通过食物、饮水？进入体内的剂量有多大？如果事故或事件是物理性的，对人体作用的方式是什么？作用的剂量是多少？

④判定危害程度，估计持续时间。分出受累人群和高危人群，进行留验、医学观察和监测。

⑤消除原因，控制动因。提出消除事件原因、动因和切断传播环节的措施，并组织实施。

第九章

重点行业职业危害辨识与防治

第一节　木制家具制造行业职业危害辨识与防治

一、木制家具制造行业概述

木制家具制造行业特指用木材、竹、藤等植物材料制作的，具有坐卧、凭倚、储藏、间隔等功能，可用于住宅、旅馆、办公室、学校、餐馆、医院、剧场、公园、船舰、飞机、机动车等任何场所的各种家具的制造业，包括红木仿古家具的整修、翻新。

木质家具制造行业的企业作业场所存在诸多化学毒物，尤其是涂胶、喷漆和晾漆环节职业危害十分严重。经检测，每个企业至少存在 15 种化学毒物，最多达 31 种，超标严重，特别是苯、甲醛、苯胺和二异氰酸甲苯酯等 4 种高毒物质超标更为严重：苯超标的企业占 89.0%，最高超标 121.5 倍；甲醛超标的企业占 76.9%，最高超标 116.0 倍；苯胺超标的企业占 70.0%，最高超标 130.1 倍；二异氰酸甲苯酯超标的企业占 77.3%，最高超标 3.1 倍。这些高毒物质对人体危害极大，通过呼吸道、皮肤等进入体内，对神经系统、呼吸系统、造血系统等造成严重损害，引起中毒甚至死亡。近年来，由高毒物质造成的职业危害事故时有发生，给人民生命健康造成了巨大危害。如 2002 年河北省高碑店市一些乡镇农民工集体苯中毒事件，造成 25 人中毒，其中 5 人死亡。国务院领导同志对该事件作出重要批示，要求严明法纪，严厉惩处有关人员，加强劳动保护立法，规范企业劳动条件，严格监督检查，严厉查处违法违规行为，保护劳动人民生命健康。国务院还为此专门印发了通报(国发〔2002〕9 号)。为此，各地要深刻认识高毒物质危害的严重性和木质家具制造企业高毒物质危害的严峻形势，认真做好木质家具制造企业高毒物质危害治理工作，切实维护从业人员生命健康权益。

二、职业危害预防控制基本要求

(1)用人单位职业危害预防控制工作应坚持预防为主、防治结合、源头控制、过程可控、综合治理的原则，优先选择职业危害小的技术和工艺，积极采用无毒或低毒原(辅)料，并对职业危害进行综合治理。

(2)用人单位产生职业危害的生产设备，应优先采用机械化和自动化，加强密闭，避免直接操作。产生职业危害的设备设施在设计时应符合 GBZ 1 中的要求。

(3)用人单位应根据工艺流程合理布局。做到有害作业与无害作业分开，高毒作业场所与其他作业场所有效隔离，作业场所与生活场所分开。

(4)用人单位职业危害防控工作应持续改进，不断降低作业场所职业性有害因素的浓度和强度。应根据生产工艺和职业危害特性，设置通风、排毒、除尘、屏蔽等职业危害防护设施，使作业场所职业性有害因素的浓度和强度符合 GBZ 2.1/2.2《工作场所有害因素职业接触限值》的要求。

(5)接触职业危害的作业岗位应在醒目位置设置警示标志，并符合 GB 2894、GBZ 158 的要求。

(6)用人单位生产过程中产生职业危害的设备应设置相应防护设备设施，且应与主体工程同时设计、同时施工、同时投入生产和使用。引进项目应符合国家、地方和行业关于职业危害防控的规定。凡从国外引进成套技术和设备，应同时引进相应的职业危害防控技术和设备。任何用人单位不得将产生职业病危害的作业转移给不具备职业病防护条件的单位和个人。不具备职业病防护条件的用人单位不得从事产生职业病危害的作业。

三、主要职业病危害因素辨识

(一)生产前的职业病危害因素辨识

用人单位建设项目在施工前，可行性论证阶段应委托具有资质的职业卫生技术服务机构进行职业病危害预评价，对生产工艺流程中可能产生的职业性有害因素进行识别，列出职业性有害因素清单。

(二)生产过程中的职业病危害因素辨识

用人单位建设项目在竣工验收前应委托具有资质的职业卫生技术服务机构进行职业病危害控制效果评价报告，对生产过程中不同岗位的职业性有害因素进行识别、检测和评价，确定重点职业性有害因素和关键控制点。竣工验收 30 天内应向当地安全生产监督管理部门申报职业性有害因素，在正式投产后应按规定定期对生产过程中产生的职业性有害因素进行检测评价，每年至少进行一次职业性有害因素检测，每三年至少进行一次职业危害现状评价。当工艺流程、原(辅)材料、生产设备发生改变时，应重新组织进行职业性有害因素的识别、申报备案、检测和评价。

(三)主要职业病危害因素列举

木质家具制造行业劳动者接触的主要职业性危害因素如表 9-1 所示。

表 9-1　木质家具制造行业劳动者接触的主要职业性危害因素

主要作业岗位名称	可能存在的主要职业性危害因素	可能引起的法定职业病	主要防护措施
开料、顺锯、四面刨、镂铣、砂光、修边、封边、钻孔	木粉尘、噪声、局部振动	尘肺病、噪声聋、手臂振动病	防尘口罩、护耳器(防护耳塞)、防振手套
手工干式打磨	木粉尘等、噪声、局部振动	尘肺病、噪声聋、手臂振动病	防尘口罩、护耳器(防护耳塞)、防振手套
涂胶、修补、擦色、喷漆、刷漆、补漆、晾漆等	挥发性有机溶剂(苯、甲苯、二甲苯、乙酸乙酯、丙酮、甲醛等)	苯中毒、甲苯中毒、二甲苯中毒、甲醛中毒、苯所致白血病、接触性皮炎	通风、防毒防尘口罩，防护手套，防护工作服

四、职业性有害因素的预防控制措施

用人单位作业场所应合理布局，做到有害作业与无害作业分开，高毒作业场所与其他作业场所有效隔离。作业场所与生活场所分开，作业场所不得住人。劳动者不得在尘毒作业区饮水、进食和休息。喷漆作业中所用溶剂或稀释剂不得当做皮肤清洁剂使用。

用人单位的涂装、打磨作业场所应设置更衣室，便服与防护服可以同室但须分柜分别存放。涂装作业场所还应设置淋浴室和盥洗室。

用人单位应积极对生产工艺进行革新、对生产技术进行改造，优先选择职业危害小的技术、工艺和设备，积极采用无毒或低毒原(辅)料，从生产源头上有效地防控职业危害。

用人单位应根据工艺特点和有害物质的特性，对生产过程中产生的尘、毒危害，采取局部排风、全面通风或混合通风等措施，降低作业场所尘、毒浓度；应采取防暑降温、防振减噪措施有效控制高温、振动、噪声等职业性有害因素。

用人单位应对职业危害防护设施，进行经常性的维护、检修、定期检测其性能和效果，确保其处于正常状态，不得擅自拆除或者停止使用。

用人单位应按照国家有关法律法规和标准的规定，为劳动者提供个人防护用品，并督促指导劳动者正确使用。防护用品应符合 GB 11651《个体防护装备选用规范》、GB/T 18664《呼吸防护用品的选择、使用与维护》的要求。特种防护用品应具有生产许可证标志"QS"和安全标志标志"LA"。应随时检查防护用品是否损坏或失效，发现问题，及时更换。从事锯、刨、铣、磨等木工作业时，劳动者应佩戴防尘口罩、防护耳塞或耳罩、防振手套；从事干式手工打磨作业时，劳动者应佩戴防尘口罩、护发帽和防振手套；从事涂胶、修补、擦色、调漆、喷漆、补漆作业时，劳动者应穿着液态化学品防护服，佩戴防渗透手套、护发帽和防毒面具。

用人单位应将存在的职业性有害因素，按照国家安全生产监督管理总局第 27 号令《作业场所职业危害申报管理办法》，及时、如实向所在地县级以上安全生产监督管理部门进行职业危害申报和变更申报，并对申报内容负责。

用人单位应对作业场所的职业病危害因素浓度或强度至少每年进行一次检测评价每三年至少进行一次职业危害现状评价。当检测评价结果不符合国家职业卫生标准要求时，应立即采取相应治理措施，直到符合标准要求后方可作业。检测应委托具有资质的职业卫生技术服务机构进行。

用人单位应备有本单位使用的各种油漆、稀释剂、胶黏剂等产品的中文安全技术说明书。其内容包括：商品名称，化学品成分，理化特性，对人体危害及其他危险性，安全使用注意事项，应急救治措施，有毒有害标志，生产厂家名称、地址、电话。该说明书应建档保存。

用人单位应当在醒目位置设置公告栏，公布有关职业危害防治的规章制度、操作规程、职业危害事故应急救援措施和工作场所职业病危害因素检测结果。

用人单位应在可产生职业危害的工作场所和设备上，按 GBZ 158《工作场所职业病危害警示标志》的要求设置职业危害警示标志和中文警示说明。

用人单位应当建立、健全职业卫生责任制，明确各个部门和岗位的职业卫生职责，对本企业产生的职业危害承担责任。

用人单位应当采取下列职业卫生管理措施：设置或者指定职业卫生管理机构，配备专职或者兼职的职业卫生专业人员，负责本单位的职业卫生管理工作；制定符合本单位实际情况的职业病防治计划及实施方案；建立健全职业卫生管理制度和操作规程；建立健全职业危害事故应急救援预案，应急预案应列明可实施急救的医疗单位，应定期演练并不断修改完善。

用人单位与劳动者订立劳动合同时，应将工作过程中可能产生的职业危害及其后果、职业危害防护措施和待遇等如实告知劳动者，并在劳动合同中写明。

用人单位应对劳动者进行上岗前、在岗期间和离岗时的职业卫生检查，并建立职业卫生监护档案。不得安排有职业禁忌的劳动者从事相关作业。

用人单位应对劳动者进行上岗前的职业卫生培训和在岗期间的定期职业卫生培训，并建立档案备查。内容包括：各岗位存在的职业病危害因素及其对人体的危害；各岗位职业病危害因素的控制措施及方法；各项职业危害防护设施的使用及维护保养；个人防护用品的正确选择、使用和维护保养方法；紧急情况下的急救常识等。

用人单位应当建立职业卫生档案。

五、事故应急救援处置措施

接触职业危害作业岗位应在显著位置设置说明职业危害物质危害性、预防措施和应急处理措施的指示牌。

在生产过程中可能突然逸出大量有害气体或易造成急性中毒气体的作业场所，应设置事故通风装置及与其连锁的自动报警装置，其每小时通风换气次数应不小于 12 次。

事故排风的通风机应分别在室内外便于操作的地点设置开关，其供电系统的可靠性等级应由工艺设计确定，并应符合 GB 50052 的要求。

喷漆作业设备清洗和维护过程中，用人单位应制定相应操作规程，为工作人员配备个人防护用品，应符合 GB 11651《个体防护装备选用规范》的要求，并督促指导正确的佩戴和使用。

有机溶剂（油漆、稀释剂及胶黏剂等）等化学品储存应符合 GB 15603 的要求，化学品应实行分类存放。对于高毒化学物品，应根据生产条件、所使用化学品的理化特性和用量来考虑有毒物品存放专用间设置的位置、大小和选材。化学品存放专用间应在醒目的位置设置明显的警示标志，其内部存放的物品不能相互发生燃烧、爆炸等化学反应。应建立相应的制度，明确相关人员负责有毒物品存放专用间的日常管理，并保证无关人员不能进入物品存放专用间。

用人单位作业场所盛放油漆、稀释剂的容器应密闭。在开启使用后应加盖密闭或存放在通风柜中。

用人单位应具备现场快速、简易的急救能力，接触酸碱等腐蚀性液体，以及油漆调配和喷涂的作业场所应设置事故应急喷淋、洗眼设备，按照相关规范在存在职业性有害因素作业区域就近设置淋浴器、洗眼器、急救药品和其他相关急救装备。

用人单位应针对可能发生的急性中毒事故，按 GB/T 29639—2013 的要求制定专项应急预案，且定期演练、经常维护、及时更新。

六、木制家具制造企业职业病危害现状评价检查表

表 9-2 至表 9-6 是木制家具制造企业职业病危害现状评价检查表的范例，需要说明是：结论分为符合和不符合；不符合的请在检查记录栏中说明不符合的内容。

表 9-2　总体布局和辅助用室评价检查表

项目	检查内容	检查依据	检查记录	结论
总体布局	产生尘毒危害的生产区宜集中布置在厂区全年最小频率风向的上风侧，且地势开阔、通风条件良好的场所	AQ 4211—2010，5.2.2		
	生产区内应将有害作业与无害作业分开布置，且避免尘毒交叉污染	AQ 4211—2010，5.2.4		
	产生尘毒危害的工序或工作区(间)若在同一建筑物内，宜集中布置在靠近全年最大频率风向下风向的外墙侧，并应与其他工序或工作区(间)可靠地隔离	AQ 4211—2010，5.2.5		

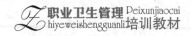

（续表）

项目	检查内容	检查依据	检查记录	结论
辅助用室	应根据车间的卫生特征设置浴室、更/存衣室、盥洗室、妇女卫生室	GBZ 1—2010，7.2.1/7.4.1		
	作业场所不得住人。喷漆作业中所用溶剂或稀释剂不得当做皮肤清洁剂使用	AQ 4211—2010，8.6		

表 9-3　职业病防护设施、措施评价检查表

项目	检查内容	检查依据	检查记录	结论
基本要求	应根据工艺特点和有害物质的特性，对生产过程中产生的尘、毒危害，采取局部排风、全面通风或混合通风等措施，降低作业场所尘、毒浓度，使作业场所空气中尘、毒浓度符合 GBZ 2.1 的要求	AQ 4211—2010，7.1		
	供给车间的空气，宜直接送至工作地点。机械通风装置的进风口位置，应设于室外空气较洁净的地方。进风口与排风口位置应保持一定的距离，防止排出的污染物被吸入室内	AQ 4211—2010，7.4		
	防尘防毒设备设施应与生产设备同时运行	AQ 4211—2010，7.19		
	按相关规定对防尘防毒设施的净化效率进行检测，定期检修或更换部件	AQ 4211—2010，7.20		
	当尘、毒危害在技术上较难控制时，宜采取以下措施：①设置密闭操作室，并保证作业人员的新鲜空气供应量不少于每人 30m³/h；②使用个人防护用品；③向工作岗位送新风，其新风口应设置在空气清洁区	AQ 4211—2010，7.21		
材料储运	有毒物品应储存在专门的场所、库房中，其储存条件、储存方式、储存限量应符合 GB 15603、GB 17916 的规定。在喷涂区内不应存放超过当班所需的涂料量，涂料不得与稀释剂存放在一起。存放毒性材料的容器，应具有良好密闭性和耐蚀性。盛放油漆、稀释剂等易挥发物料的容器应密闭。在开启使用后，应尽快加盖密闭或存放在通风柜中	AQ 4211—2010，6.1		
生产工艺和设备	应备有本单位使用的各种油漆、稀释剂、胶黏剂的化学品安全技术说明书。该说明书应建档保存	AQ 4211—2010，6.2.1		
	产生尘毒的生产工艺与设备宜采取密闭（整体密闭、局部密闭或小室密闭）方式。不能密闭时，应设置排风罩	AQ 4211—2010，6.2.2		

（续表）

项目	检查内容	检查依据	检查记录	结论
通风防毒	除尘、净化和通风、空调系统的设计应符合 GB 50019 及相关防尘、防毒技术规范和规程的要求。 局部机械排风系统各类型排风罩应符合 GB/T 16758 要求，遵循形式适宜、位置正确、风量适中、强度足够、检修方便的设计原则，罩口风速或控制点风速应足以将发生源产生的尘、毒吸入罩内	AQ 4211—2010，7.3		
	使用油漆的工序应隔离设置。使用油漆和胶水的作业场所应设置通风装置，并划定作业区域；烘干箱(室)应设置排风系统；喷漆作业应在独立的密闭喷漆间进行；喷漆间应采用上送下排的通风方式且操作人员工作位置处的风速不小于 0.8 m/s；喷漆间内的涂装操作位置应安装水帘(水幕)降毒、流水排毒装置及冲洗设施	AQ 4211—2010，7.2/7.13/7.14/7.15		
	在生产过程中可能突然逸出大量有害气体或易造成急性中毒气体的作业场所，应设置事故通风装置及与其连锁的自动报警装置，其每小时通风换气次数应不小于 12 次。高毒作业场所设置应急撤离通道和必要的泄险区	AQ 4211—2010，10.2		
	散发有毒有害物质的设备应在有毒有害物质逸出部位设置排风罩等控制措施，尾气应经收集及净化处理后排放	AQ 4211—2010，7.10		
防尘	产生粉尘的设备应在粉尘逸出部位设置吸尘罩等控制措施，并根据企业实际采取就地除尘系统或集中除尘系统处理粉尘。设计除尘系统时，应合理确定系统风量、风速和其他技术参数，保证除尘系统能有效地发挥作用	AQ 4211—2010，7.5		
	应合理组织各粉尘作业点的通风换气，限制室内的空气流速，避免二次扬尘	AQ 4211—2010，7.7		
	打磨作业要设置具有通风除尘效果的打磨台，且打磨台不应采取下送上排的通风除尘方式。打磨位置不固定时应采用移动式除尘装置	AQ 4211—2010，7.8		
操作和维护	应建立定期对防尘防毒设施进行检查维护的制度，防止堵塞；应定期检查尘毒收集、处理装置的工作状况，防止跑、冒、滴、漏。除尘器在日常使用过程中，应制定制度，定期进行检查和清灰，以保证除尘器的正常运转和使用	AQ 4211—2010，6.3.1/6.3.4		
	喷漆机和喷枪应在停机状态进行清洗，清理后注入稀料，维持 0.1～0.2 MPa 的泵压，稀料桶应加盖，减少挥发，剩余的油漆和稀料应加盖密封后在指定地点集中存放	AQ 4211—2010，6.3.2		
	应制定操作规程，规定操作配备有除尘、排毒装置的机器设备，在作业开始时，应先启动除尘、排毒装置，后启动主机；作业结束时，应先关闭主机，后关闭除尘、排毒装置	AQ 4211—2010，6.3.3		

表 9-4 个人防护用品评价检查表

项目	检查内容	检查依据	检查记录	结论
个人防护用品	应按 GB 11651、GBZ/T 195 的要求为接触毒物和粉尘的作业人员配备符合标准要求的劳动防护用品。使用、储存剧毒化学品场所应配备空气呼吸器和化学防护服	AQ 4211—2010，8.1/8.2		
	接触毒物和粉尘的作业人员应具有正确使用个人防护用品的能力，了解个人防护用品的适用性和局限性，上岗时应穿戴好个人防护用品	AQ 4211—2010，8.3		
	个人防护用品应按要求进行维护、保养、集中清洗。个人防护用品失效时应及时更换。建立定期发放制度和做好领用记录	AQ 4211—2010，8.4		

表 9-5 职业卫生管理评价检查表

项目	检查内容	检查依据	检查记录	结论
机构和人员	应设置或指定职业卫生管理部门和配置满足企业职业卫生管理需要的专兼职管理人员	AQ 4211—2010，9.1		
职业卫生管理制度及规程	应建立各级人员的职业病危害防治责任制度和职业病危害告知制度、申报制度、宣传教育培训制度、防护设施维护检修制度、防护用品管理制度、职业危害日常监测管理制度、职业卫生监护档案管理制度等以及主要岗位职业卫生操作规程	安监总局令第 23 号令第十一条；AQ 4211—2010，9.2		
职业卫生档案	企业应建立职业卫生管理档案，指定专(兼)职人员负责，并应对档案的借阅作出规定。职业卫生档案至少应包括：企业概况；工艺流程简图；接触职业病危害因素人员一览表；职业病危害因素检测结果汇总资料；职业卫生管理机构、职能及人员分工；职业病危害防治责任制、管理制度和岗位职业卫生操作规程；建设项目职业病危害管理档案；职业病防护设施和防护用品档案；职业卫生培训教育汇总资料；职业卫生监护汇总资料；职业病事故应急救援预案及演练有关资料	GBZ/T 225—2010，4.1.10		
检测与评价	可能产生职业病危害的建设项目，在可行性论证阶段应当进行职业病危害预评价，职业病危害严重的建设项目应进行防护设施设计审查。建设项目在竣工验收前，应当进行职业病危害控制效果评价。存在职业危害的企业应当委托具有相应资质的中介技术服务机构，每年至少进行一次职业病危害因素检测，每三年至少进行一次职业病危害现状评价。定期检测、评价结果应当存入本企业的职业危害防治档案，向从业人员公布，并向所在地安全生产监督管理部门报告	《职业病防治法》第十七条、第十八条；安监总局第 23 号令第二十二条		

（续表）

项目	检查内容	检查依据	检查记录	结论
职业卫生培训	企业主要负责人、分管负责人、职业卫生管理人员应自觉遵守职业病防治法律、法规，并应接受职业卫生培训，同时还应按规定组织本单位的职业卫生培训工作。接触严重职业病危害的特种作业人员应按规定接受培训，考核合格取得特种作业人员资格证，方可持证上岗	GBZ/T 225—2010，4.10.1		
	企业应对上岗前或变更工作岗位或工作内容的劳动者进行职业卫生培训做出明确规定。未经上岗前职业卫生知识培训的劳动者一律不得安排上岗。经过"三级安全教育"和防尘防毒知识技能培训，经考核合格后方可上岗	AQ 4211—2010，9.5 GBZ/T 225—2010，4.10.2		
	企业应定期对在岗期间的劳动者进行职业卫生培训做出明确规定，每年至少组织一次防尘防毒知识技能再教育和考核。根据企业实际情况制定培训计划，确定培训周期。应做好记录及存档工作，存档内容包括培训通知、教材、试卷、考核成绩等，档案资料应由专人负责保管	AQ 4211—2010，9.4 GBZ/T 225—2010，4.10.3		
应急救援	接触尘毒作业岗位应在显著位置设置说明有毒有害物质危害性、预防措施和应急处理措施的指示牌。按 GBZ 158 的要求设置职业病危害警示标志	AQ 4211—2010，10.1		
	应当在醒目位置设置公告栏，公布有关职业危害防治的规章制度、操作规程、职业危害事故应急救援措施和工作场所职业病危害因素检测结果	安监总局第 23 号令 第十八条		
	应具备现场快速、简易的急救能力，按照相关规范在尘毒作业区域就近设置淋浴器、洗眼器、急救药品和其他相关急救装备	AQ 4211—2010，10.4		
	应设置应急救援组织机构。应针对可能发生的急性中毒事故，按 AQ/T 9002 的要求制定专项应急预案且定期演练、及时更新	AQ 4211—2010，10.5		
职业卫生管理措施	应对整个生产过程中的毒物、粉尘危害至少每三年进行一次现状评价，明确所有产生毒物、粉尘的作业场所、工艺过程、设备及原（辅）料、中间产品、副产品，并建立档案。当作业场所、工艺过程、设备发生重大变化时，应重新开展现状评价工作	AQ 4211—2010，9.6		
	经常检查防毒、防尘技术措施和管理措施，对不符合防毒、防尘要求的作业场所及时整改	AQ 4211—2010，9.7		
	应按有关规定定期对尘毒作业点进行有毒有害物质检测，检测结果报告应整理归档，妥善保存。有毒有害物质浓度检测应在正常工况下进行，检测点的位置和数量等参数选择应符合 GBZ 159 的相关规定	AQ 4211—2010，9.8		
	应将存在的职业病危害因素，按照《作业场所职业危害申报管理办法》，及时、如实向所在地区县安全生产监督管理部门进行职业危害申报和变更申报，并对申报内容负责	安监总局 第 23 号令，第 27 号令		
	与劳动者订立劳动合同（含聘用合同）时，应当将工作过程中可能产生的职业危害及其后果、职业病危害防护措施和待遇等如实告知劳动者，并在劳动合同（含聘用合同）中写明，不得隐瞒或者欺骗	AQ 4211—2010，9.3		

表 9-6　职业卫生监护检查评价表

项目	检查内容	检查依据	检查记录	结论
职业卫生监护档案	企业职业卫生监护管理档案应包括：①职业危害申报材料；②组织从业人员体检、委托医疗机构服务等的委托书；③作业场所职业病危害因素监测检测结果、作业场所职业危害评价报告；④从业人员职业卫生检查计划；⑤职业卫生检查结果汇总报告、总体评价报告；⑥对职业病（疑似）患者、健康受到损害的从业人员救治诊疗资料；⑦对职业病患者和职业禁忌证者处理和安置的记录；⑧在职业卫生监护中提供从业人员体检结果告知的相关证明材料需要提供的其他资料和职业卫生检查机构记录的相关资料等	《江苏省工业企业职业卫生监护监督管理办法（试行）》		
	个人职业卫生监护档案应包括：①从业人员个人信息资料；②所在作业场所的历年来职业病危害因素监测结果；③历次的职业卫生检查结果、建议及处理情况；④职业病（身体损害）诊疗等健康资料；⑤职业病诊断证明书；⑥劳动合同等其他职业卫生监护资料	《江苏省工业企业职业卫生监护监督管理办法（试行）》		
	应为接触尘毒的作业人员建立职业卫生监护档案，由专人负责管理，并按照规定的期限妥善保存。作业人员离开企业时，应当如实、无偿提供其职业卫生监护档案复印件，并在复印件上签章	AQ 4211—2010，11.1		
职业卫生检查	企业应按照规定组织接触职业危害的劳动者参加上岗前、在岗期间、离岗前和应急时的职业卫生检查。将检查结果如实告知劳动者，并由员工签字确认。对职业卫生检查中发现的职业病或职业禁忌证应以适当方式及时告知劳动者本人	GBZ/T 225—2010，4.6.7/4.6.8		
	职业卫生检查由省级卫生行政部门批准从事职业卫生检查的医疗卫生机构承担	卫生部第23号令，第五条		
职业禁忌的处理	发现职业禁忌或者有与所从事职业相关的健康损害的劳动者，应及时调离原工作岗位，并妥善安置	卫生部第23号令，第八条		
	不得安排未成年工从事接触职业病危害的作业；不得安排孕期、哺乳期的女职工从事对本人和胎儿、婴儿有危害的作业	《职业病防治法》，第三十八条		

第二节　石英砂加工企业职业危害辨识与防治

一、石英砂加工企业概述

指以生产石英砂（粉）为产品，采用专业设备对石英原料进行破碎、粉碎或烘干并进行包装、储存的企业。

为加强对重点行业（领域）粉尘危害的治理工作，国家安全监管总局于 2009 年底至 2010 年初，组织检测机构对全国 10 省（区）80 家石英砂加工企业进行了调研和现场检测。从检测结果来看，石英砂粉尘危害十分严重，必须引起高度重视。国家安全监管总局决定在继续全面开展粉尘与高毒物品危害治理的同时，突出抓好石英砂加工企业的粉尘危害治理工作。

通过检测发现，石英砂加工企业存在以下严重问题：一是作业场所粉尘浓度普遍超过国家标准，总尘浓度平均超标 269.38 倍，最高达 1089.60 倍；呼尘浓度平均超标 286.70 倍，最高达 1248.35 倍。二是粉尘中对从业人员危害极大的游离二氧化硅含量极高，被检企业作业场所粉尘中游离二氧化硅含量均在 80％以上，平均含量为 89.52％，最高达 96.47％。三是绝大多数石英砂加工企业，特别是年产 2 万吨以下的小企业，尤其是干法加工的小企业，加工工艺十分落后，其破碎、粉碎、筛分、分装等主要环节采用的都是破旧简陋的小设备，且整个工序都是敞开式的，产生的粉尘极为严重。四是多数加工企业作业现场管理混乱，特别是年产 2 万吨以下的小企业，作业现场没有任何防尘措施和防护装备，甚至连最基本的防尘口罩也没有配备；作业场所粉尘飞扬，现场管理十分混乱。特别是近年来，石英砂加工企业粉尘危害造成的群体性矽肺病事件时有发生。2003 年发生的贵州省等地赴福建省莆田市仙游县郊尾镇东湖村石英砂厂打工的农民工罹患矽肺病，死亡 18 人；2009 年云南省水富县等地赴安徽省凤阳县石英砂厂打工的农民工罹患矽肺病，死亡 12 人，引起了党中央、国务院领导同志的高度重视，并作出重要批示。各地要深刻认识石英砂加工企业粉尘危害的严重性，切实加强石英砂加工企业粉尘危害的整顿治理工作。

二、职业危害预防控制基本要求

石英砂加工企业职业卫生管理应坚持预防为主、防治结合的方针，实行企业负责、综合治理。

石英砂加工企业严禁采用国家明令禁止的生产工艺（如人工加料、原料露天自然风干等）。石英砂加工企业在生产条件允许的情况下，应尽可能用湿法生产工艺。生产过程应密闭化、机械化和自动化，宜采用视频监控技术集中监控。输送干石英砂（粉）应采用密闭化措施，减少中间转运环节，降低物料落差，缩短输送距离。烘干企业应优先考虑采用天然气等清洁能源。

石英砂加工企业严禁采用国家明令禁止的生产设备（如直径 2.2 m 以下的磨机、水膜除尘设备等）。对于产生粉尘和毒物（烘干企业）的生产设备，应优先采用机械化和自动化，避免人工直接操作。对于逸散粉尘的生产过程，应对产尘设备采取密闭措施，并设置适宜的局部排风除尘设施对尘源进行控制。高噪声设备应设置隔声罩。

企业场地应平整、硬化，石英砂加工企业年生产能力干法不得低于 2 万吨，湿法不得低于 1 万吨。新建企业干法不得低于 10 万吨，湿法不得低于 5 万吨。

石英砂加工企业应远离居民区和其他建筑群，并位于城镇、相邻工业企业和居民区全年最小频率风向的上风侧。厂址距居民区和其他建筑群的距离应按批准的环评报告书（表）要求确定。

石英砂加工企业应根据工艺流程合理布局。生产区布置在当地全年最小频率风向的上风侧，并与生活区之间保持卫生防护距离。产生粉尘、噪声超过职业卫生接触限值的生产场所必须与有人的作业场所隔离，宜将车间按产生粉尘、噪声危害浓度（强度）分开。采用高温热源烘干的加工企业其高温热源应布置在车间外当地夏季主导风向的下风侧；其纵轴宜与当地夏季主导风向相垂直，当受条件限制时，其夹角不得小于 45°。生产车间的厂房面积和厂房高度应能满足工艺布置和通风除尘的要求；筛分和包装车间宜采用多层结构厂房。

石英砂加工企业的颚破、球磨、锤破、筛分工序应隔离设置，防止噪声和粉尘的污染。

石英砂加工企业应根据生产工艺和职业病危害因素特性，设置通风、除尘、排毒、屏蔽等职业病危害防护设施，使作业场所粉尘的浓度达到本节附录 D 的要求，噪声和其他职业病危害因素的浓度和强度满足本节附录 E 和附录 F 的要求。

石英砂加工企业应加强职业病危害源头治理，新建、改建、扩建建设项目和技术改造、技术引进项目的职业病防护设施应与主体工程同时设计、同时施工、同时投入生产和使用。建设项目必须进行职业病危害预评价、职业病防护设施设计和职业病危害控制效果评价。每年至少进行一次职业病危害因素检测，每三年至少进行一次职业危害现状评价。职业病危害评价、检测和设计应由依法取得相应资质的服务机构承担，并报当地安全生产监督管理部门备案。

三、职业危害技术控制措施

石英砂加工企业应对生产过程中产生粉尘危害的环节，采取局部排风、全面通风或混合通风除尘等措施，降低作业场所尘毒浓度。

石料筛选不得采用露天作业，应与石料破碎合并进行。

粉碎、破碎应采用机械化进料方式。湿法破碎设备进料口上方应安装连续喷水装置，如果不能完全控制粉尘的产生，应设置半密闭罩，下部排料口应进行封闭，并排风除尘；干法石英砂进料口应设置成半封闭罩，罩口设置水喷雾装置，下部排料口应进行封闭，并排风除尘；轮碾应采用机械化、自动化进料方式，宜设置料仓采用自动进料；转运石料和石英砂的铲车、叉车和行车等设备的操作室应密闭并设置空调。

干燥设备排出的含尘气体，温度较高，湿度较大，宜采用湿式除尘器进行净化，若选用干式除尘器，应采用防结露和防堵塞的措施。其他除尘设施的选择参见本节附录 B。干燥设备的卸料口、料槽应密闭，在受料端应设密闭罩并排风除尘。

球磨机应安装在密闭间内，不应漏风，并通过排风保持室内微负压。球磨进料口和包装口应安装符合要求的局部排风除尘设施。

各种生产设备排风量设计参照本节附录 A。

石英砂筛分房应整体严格密闭，不应漏风，并通过排风保持室内负压。在设备运转期间严禁未采取个体防护设施人员出入筛分房内。筛面应密闭，并在受料端设置局部排风设施。

石英砂下料口管道保持负压，减少一次扬尘。包装口应设置局部排风罩，并在后方或上侧排风除尘，排风量依据罩口面积确定，罩口平均风速不得低于 1.5 m/s。

石英砂包装间应配备真空清扫装置，及时清扫室内落尘。

输送石英砂的带式输送机，应采用全密闭或上部密闭方式，并设置通风除尘系统。带式输送机的转运点、末端卸料点，应排风除尘。

斗式提升机严格密闭，在下部应排风除尘，当高度大于 10 m 时，上部也应排风除尘。

螺旋输送机应密封，还应在适宜位置安装吸风口，保持内部负压。

储存干石英砂（粉）的料仓应严密不漏风，应在顶部设置排风及除尘装置，其风量应考虑消除进料产生的瞬时正压影响。

各种通风除尘风道内最低设计空气流速参照本节附录 C。

石英砂加工企业石料宜入库，不宜露天存放，若露天存放，应采取防止二次扬尘的控制措施。

石英砂加工企业产品应及时装袋入库，应将袋装干石英砂（粉）储存在专用库房内，不得露天存放。

采用煤气作为烘干能源的企业，在可能产生泄漏的阀门、管道连接处应根据 GBZ/T 233 的要求设置一氧化碳泄漏报警仪。

四、现场作业要求

现场作业严格执行生产操作规程，作业开始应先开除尘机组，后启动生产设备。作业结束应先关闭生产设备，后关除尘机组。

厂区内配备真空清扫装置，保持厂区及道路干净、整洁。

石英砂加工企业的作业场所严禁住人。严禁在粉尘作业区饮食、休息。粉尘作业区应设置具有空气净化增压功能的工作室和休息室。

石英砂加工企业应设置更衣室、淋浴室。便服与防护服须分柜分别存放，便于接尘工人更换劳动防护用品和下班后淋浴。

作业现场、生产设备、工件及劳动者身上的粉尘应使用吸尘设备清扫，严禁使用压缩空气吹扫。

石英砂加工企业应在可产生职业病危害的工作场所按 GBZ 158《工作场所职业病危害警示标志》的要求设置职业危害警示标志。

存在高温和一氧化碳等的作业场所应配备防暑、防烫伤、防中毒的应急药品和器材。

五、职业卫生管理

石英砂加工企业应按照国家有关法律法规和标准的规定，为劳动者提供个人防护用品，并督促指导劳动者正确使用。防护用品应符合 GB 11651《劳动防护用品选用规则》和 GB/T 18664《呼吸防护用品的选择、使用与维护》的要求。特种防护用品应具有生产许可证标志"QS"、产品合格证、安全鉴定证和安全标志标志"LA"。石英砂加工企业应随时检查防护用品是否损坏或失效，发现问题，及时更换。石英砂加工企业劳动者按要求配备防尘服、防尘帽、劳保鞋、防尘口罩；装载机司机、球磨机岗位工人还需配备塞栓式耳塞或耳罩。

石英砂加工企业应当在醒目位置设置公告栏，公布有关职业病危害防治的规章制度、操作规程、职业病危害事故应急救援措施(烘干企业)和工作场所职业病危害因素检测结果。

石英砂加工企业应当建立、健全职业卫生责任制，明确各个部门和岗位的职业卫生职责，对本企业产生的职业病危害承担责任。

石英砂加工企业应当采取下列职业卫生管理措施：①设置或者指定职业卫生管理机构，配备专职或者兼职的职业卫生管理人员，负责本单位的职业卫生管理工作；②制定符合本单位实际情况的年度职业病防治计划及实施方案；③建立、健全职业病危害防治制度和岗位操作规程。④建立、健全职业病危害事故应急救援预案。应急预案应列明可实施急救的医疗单位，并应定期演练、不断修改完善。

石英砂加工企业应当设有专人负责作业场所职业病危害因素日常监测。正常生产情况下每周对作业场所矽尘浓度、噪声浓度(强度)进行一次日常监测，异常情况下及时监测；正常情况下每日对作业场所夏季高温、一氧化碳浓度进行一次日常监测，异常情况下及时监测。当检测评价结果不符合国家职业卫生标准要求时，石英砂加工企业应立即采取相应治理措施，直到符合标准要求后方可生产。日常监测结果在检测点设置标志牌予以告知。

石英砂加工企业与劳动者订立劳动合同时，应将工作过程中可能产生的职业病危害及其后果、职业病危害防护措施和待遇等如实告知劳动者，并在劳动合同中写明。

用人单位应为接触职业病危害因素的劳动者缴纳工伤保险费。

石英砂加工企业应将存在的职业病危害因素，按照国家有关作业场所职业病危害申报管理办法，及时、如实向所在地县(市、区)安全生产监督管理部门进行职业病危害申报和变更申报，并对申报内容负责。

　　石英砂加工企业应对职业病危害防护设施进行经常性的维护、检修，定期检测其性能和效果，确保其处于正常状态，不得擅自拆除或者停止使用。

　　石英砂加工企业应对劳动者进行上岗前的职业卫生培训和在岗期间的定期职业卫生培训，并建立档案备查。职业卫生知识培训主要包括以下内容：①各岗位存在的职业病危害因素及其对人体的危害；②各岗位职业病危害因素的控制措施及方法；③各项职业病危害防护设施的使用及维护保养；④个人防护用品的正确选择、使用和维护保养方法；⑤紧急情况下的急救常识等。

　　石英砂加工企业应对劳动者进行上岗前、在岗期间和离岗时的职业卫生体检，按照规定医学随访并建立职业卫生监护档案。不得安排有职业禁忌证的劳动者从事相关作业。

　　石英砂加工企业应当建立职业卫生档案，主要包括：①国家有关职业病防治工作的法律、法规、规范、标准；②建设项目预评价、控制效果评价及政府部门审查、验收批复文件等资料；③政府执法部门执法检查时下达的监督意见书、责令改正通知书、行政处罚决定书等执法文件资料；④职业卫生管理制度；⑤职业病危害因素申报资料；⑥作业场所职业病危害因素定期检测与评价资料；⑦职业病危害防护设施维修保养档案；⑧个人防护用品使用维护档案；⑨职业卫生监护档案；⑩职业卫生培训教育资料，包括培训计划、培训时间和内容、培训人员名单、考核成绩等；⑪职业病病人档案；⑫各种设备技术档案；⑬职业病危害事故应急救援预案及演练有关资料。

　　石英砂加工企业应保障必要的职业病危害防治经费的投入，确保建设项目评价、职业病危害治理、作业场所检测、职业卫生培训、职业卫生体检等各项费用落实到位，费用应在生产成本中据实列支。

　　石英砂加工企业应积极参加职业卫生示范企业创建活动，对职业卫生工作持续改进，不断改善作业场所劳动条件。

六、本节附录

附录 A
（资料性附录）

各种生产设备排风量

序号	生产设备名称及规格	排风部位	排风量 $L/(m^3/h)$		备注
1	卧式干燥炉	卸料口	风量按干燥炉有效断面风速 $1{\sim}1.5$ m/s 计算		
2	颚式破碎机	上部密闭罩	经格筛给料	经溜管给料	
	150×250		500	600～800	
	250×400		800	1000～1200	
	400×600		1000	1200～1500	
	600×900		1200	1500～2000	
	900×1200		1500	2000～2500	
		下部皮带排风	上部有排风时，按本表胶带输送机 L_2 选用，上部无排风时，按 L_1+L_2 选用		

（续表）

序号	生产设备名称及规格			排风部位	排风量 $L(\text{m}^3/\text{h})$			备注
3	可逆式锤式破碎机				不设均压管	设均压管		
	D600×400			上部排风	5000～6000	——		
	D1000×800				6000～8000	5000～6000		
	D1000×1000				8000～10000	6000～7000		
	D400×175			下部排风	2000～3000	1000～1500		
	D600×400				3000～5000	1800～2500		
	D800×600				4000～6000	2000～3000		
	D1000×800				5000～7000	2500～3500		
4	圆锥破碎机			局部密闭上部排风				
	D1200				2000			
	D1650				3000			
	D1750				3000			
	D2100				4000			
				下部皮带排风	上部有排风时，按本表胶带输送机 L_2 选用，上部无排风时，按 L_1+L_2 选用			
5	对辊破碎机			上部密闭罩				
	φ360×300				600～800			
	φ360×300				1000～1500			
	φ360×300				1500～2000			
				下部皮带排风	如卸料到胶带输送机时，按本表胶带输送机排风量 L_2 选用			
6	胶带输送机	溜管角度 a	物料落差（m）	转运点	L_1	L_2	$L=L_1+L_2$	排风量应按带宽乘以下列修正系数 k
		45°	1.0		50	750	800	
			2.0		100	1000	1100	
			3.0		150	1300	1450	
		50°	1.0		50	850	900	
			2.0		150	1200	1350	
			3.0		200	1400	1600	带宽（mm） / k
		60°	1.0		150	1200	1350	500 / 1.00
			2.0		250	1600	1850	600 / 1.25
			3.0		350	2000	2350	800 / 1.50
		70°	1.0		150	1300	1450	1000 / 1.75
			2.0		300	1900	2200	
			3.0		500	2300	2800	
		90°	1.0		200	1600	1800	
			2.0		450	2200	2650	
			3.0		650	2700	3350	

序号	生产设备名称及规格		排风部位	排风量 $L(m^3/h)$			备注
7	斗式提升机		外壳底部	斗宽 <300 mm	斗宽 300～400 mm	斗宽 400～500 mm	
	高度 H<10 m 料温<50℃			1000	1400	1700	
	料温为 50～150℃		外壳底部、头部	800	1000	1300	
	高度 H>10 m 料温<50℃		外壳底部、头部	250 +25H	350 +35H	425 +42.5H	
8	螺旋输送机		受料处				
	φ150			500			
	φ200			600			
	φ300			700			
	φ400			800			
	φ500			900			
	φ600			1000			
9	转筒式烘干机滚筒尺寸		尾部烟气密闭罩	排走烟气及空气混合物的总量 (m^3/h)（标准状态）			
	直径(m)	长度(m)					
	0.8	4.0		1450			
	1.2	6.0		3250			
	1.4	7.0		4400			
	1.6	8.0		5700			
	2.2	10.0		9000			
10	4R 雷蒙磨		余风	1500～2500			
	5R 雷蒙磨			4000～4500			
11	固定式两嘴包装机		后部、前上部、下部	6000			
12	叶轮给料机 φ200×200 φ500×500		下部收料设备的密闭罩	500～1000			
13	平面振动筛		上部密闭罩	按每平方米筛子面积 800～1200			
14	吊悬筛		整体密闭上部排风	按密闭罩不严密缝隙处吸入风速 0.6 m/s 计算			
15	包装		装包处通风柜	按操作口吸入风速 0.7～1 m/s 计算			
16	料仓		仓顶	100～1000			

注：L_1 为随物料带入罩内的空气量，m^3/h；L_2 为罩内由不严密处吸入的空气量，m^3/h。

附录 B
(资料性附录)

石英砂干法加工设备除尘器选用表

序号	生产设备	旋风除尘器	湿式除尘器	袋式除尘器	除尘机组	两级除尘
1	破碎机	有时用	有时用	常用	不用	很少用
2	袋式输送机	很少用	很少用	常用	常用	很少用
3	斗式提升机	不用	不用	常用	有时用	不用
4	螺旋输送机	不用	不用	常用	有时用	不用
5	转筒式烘干机	用作第一级	常用	很少用	不用	常用
6	平面振动筛	用作第一级	不用	常用	不用	有时用
7	吊悬筛	不用	不用	常用	不用	不用
8	包装	不用	不用	常用	不用	不用
9	料仓	很少用	不用	常用	常用	很少用

附录 C
(资料性附录)

各种通风除尘风道内最低设计空气流速(m/s)

粉尘类别	垂直管	水平管
石英砂	16	18

附录 D
(规范性附录)

工作场所空气中粉尘容许浓度

序号	游离二氧化硅浓度	时间加权平均容许浓度(mg/m³)		短时间(15 min)接触容许浓度(mg/m³)	
		总粉尘	呼吸性粉尘	总粉尘	呼吸性粉尘
1	10%～50%	1	0.7	2.5	2.1
2	50%～80%	0.7	0.3	2.1	0.9
3	>80%	0.5	0.2	1.5	0.6

附录 E
(规范性附录)

工作场所空气中一氧化碳容许浓度

名称	OELs(mg/m³)			备注
	MAC	PC—TWA	PC—STEL	
一氧化碳	—	20	30	

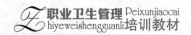

附录 F
（规范性附录）
工作场所中物理因素职业接触限值

表 F.1   工作场所不同体力劳动强度 WBGT 限值（℃）

接触时间率	体力劳动强度			
	Ⅰ	Ⅱ	Ⅲ	Ⅳ
100%	30	28	26	25
75%	31	29	28	26
50%	32	30	29	28
25%	33	32	31	30

表 F.2   工作场所噪声职业接触限值

接触时间	接触限值[dB(A)]	备注
5d/w，=8h/d	85	非稳态噪声计算 8h 等效声级
5d/w，≠8h/d	85	计算 8h 等效声级
≠5d/w	85	计算 40h 等效声级

注：每周工作 5d，每天工作 8h，稳态噪声限值为 85dB(A)，非稳态噪声等效声级的限值为 85dB(A)。

附录 G   石英砂加工企业主要职业病危害因素分布表
（资料性附录）

表 G.1   干法石英砂加工企业各岗位及其接触职业病危害分布表

序号	所在工段	工种	工作范围及内容	主要职业病危害因素
1	投料口	投料工	开铲车进行投料	矽尘、噪声
2	成品包装	包装工	对成品石英砂进行接料包装	矽尘、噪声
		叉车工	利用叉车将包装好的石英砂产品入库	
3	管理	管理人员	对生产现场进行看管	噪声、矽尘
4	辅助	维修工	对整个车间生产设备维修	矽尘、噪声
5	投煤口	烧煤工	将煤投入窑内	CO、煤尘（烘干线）

表 G.2   湿法石英砂加工企业各岗位及其接触职业病危害分布表

序号	所在工段	工种	工作范围及内容	主要职业病危害因素
1	投料口	投料/转运工	用铲车将原料运至水碾槽/铲车将成品装车转运	矽尘、噪声
2	原料破碎	破碎工	对较大原料石英石破碎	矽尘、噪声
3	分离器	操作工	对分离器阀门开关操作，磁铁清洗	矽尘、噪声
4	辅助	维修工	对整个车间生产设备维修	矽尘、噪声
5	管理	管理人员	对生产现场进行看管	噪声、矽尘

第三节   铅酸蓄电池企业职业危害辨识与防治

一、铅酸蓄电池企业概述

铅酸蓄电池是指由使用铅电极、电解液、元件以及盛装它们的容器组成的，能够储蓄化学能量，与接触用电回路释放出电能的一种可以充放电的电气化学设备。一般由正负极板、隔板(隔膜)、电解液、电池槽、电池盖和接线端子组成。

随着汽车、船舶和通讯工业的快速发展，铅酸蓄电池作为性价比较高的动力能源也随之迅速发展，从业人员在逐年增加。由于铅酸蓄电池生产企业80%以上的人员密切接触有毒有害物质，加之控制措施不完善，致使接触铅和硫酸等有害物质的作业人员的健康受到了严重威胁。因而，对铅酸蓄电池生产企业的职业病危害因素进行分析并对其实施有效的控制措施，降低职业病发病率，已成为铅酸蓄电池生产企业职业卫生管理工作的当务之急。

二、职业卫生基本要求

铅酸蓄电池企业选址应符合我国现行的卫生、安全生产和环境保护等法律法规、政策和标准要求。企业应建在当地夏季最小频率风向被保护对象的上风侧，至居住区边界卫生防护距离必须符合 GB 11659 要求。企业的职工生活区域与生产区域严格分开，并设置门禁和一定距离的卫生防护绿化带。

铅酸蓄电池企业应采用无镉、无砷、内化成工艺等职业病危害程度低的技术和自动化程度高的工艺，积极使用无毒或低毒原(辅)料，遵循以无毒代替有毒、以低毒代替高毒的选料原则；做到各类污染物的排放采用两级或两级以上处理技术，铅烟应采用静电除尘或布袋除尘加湿法(水幕或湿式旋风)除尘技术；铅尘应采用布袋除尘、旋风除尘技术、湿法除尘技术，酸雾应采用物理捕捉加碱液吸收的逆流洗涤技术。

铅酸蓄电池企业产生铅尘、铅烟、酸雾和有机溶剂的生产设备和工段，应优先采用机械化和自动化，加强密闭，禁止采用手工铸板、人工输粉、人工灌粉(管式极板)、手工涂板、手工刷板(耳)、人工配酸(灌酸)、焊接式外化成、人工称板配组等工艺，禁止采用开口式铅粉机、开口式和膏机。

通风、排毒、除尘、屏蔽等卫生防护设施设置应符合 GB/T 16758 和 GBZ/T 194 要求。

铅酸蓄电池企业应根据工艺流程合理布局，产生铅尘、铅烟、酸雾的生产工序不能交叉设置。做到制粉、合金与铸板、和膏、涂板与固化干燥、极板化成、修片(分、称、刷)、铅零件铸造、装配、充放电、包装等不同作业区间隔离；做到产生铅烟、铅尘的作业、产生酸雾的作业与包装、成品库房等分车间设置，制铅粉车间应该设置在厂区的地区年主导风向的下风向位置。企业的辅助用室设置应符合 GBZ 1 卫生要求。

铅酸蓄电池企业的车间，应有给排水设施，其墙壁、顶棚和地面等内部结构的表面，应采用不易吸收、不吸附毒物的材料，必要时加设保护层，以便清洗。和膏、涂片、灌粉、化成等车间地面应保持湿润，设有冲洗地面和墙壁的设施，车间地面应平整、光滑，易于清扫；地面应不透水，设置坡向排水系统，其废水应纳入工业废水处理系统。

铅酸蓄电池企业应收集本单位使用的黏合剂、硫酸等各种化学品的产品中文安全技术说明书。其内容包括：商品名称，化学品成分组成，理化特性，对人体危害及其他危险性，安全使用注意事项，应急救治措施，有毒有害标志，生产厂家名称、地址、电话。该说明书应建档保存。企业更换或更新所使用的各种化学品时，应同时更换最新版本的化学品安全技术说明书。

铅酸蓄电池企业新建、扩建、改建和技术改造、技术引进的建设项目必须符合国家规定的铅酸蓄电池行业准入要求，职业病防护设施必须与主体工程同时设计、同时施工、同时投入生产和使用。建设项目在可行性论证阶段应进行职业病危害预评价，在竣工验收前应进行职业危害控制效果评价。

新建、扩建、改建和技术改造、技术引进的建设项目初步设计阶段编制职业危害防治专篇，同时向具有管辖权职业卫生监督管理机构申请职业病防护设计卫生审查。

　　铅酸蓄电池企业必须保障必要的职业危害防治经费的投入，职业病防治经费应在生产成本中列支，并应定期评估职业病防治、管理经费投入是否与生产经营规模、职业危害的控制需求相适应。

　　铅酸蓄电池企业应通过安全生产标准化达标创建。

三、职业卫生管理

　　用人单位职业卫生管理应坚持预防为主、防治结合的方针，采取综合治理措施，预防职业病的发生。应设置职业卫生管理机构或者组织，负责组织对接触职业病危害因素劳动者职业卫生培训；负责识别和告知职业危害；制定职业病防治方案；负责职业卫生监护和职业病人管理；编制岗位安全卫生操作规程；组织开展职业病危害因素检测评价和个人防护用品采购与发放等。

　　建立健全职业危害防治制度和岗位操作规程。主要包括：职业病危害防治责任制度、职业病危害告知制度、职业病危害申报制度、职业卫生宣传教育培训制度、职业危害防护设施维护检修制度、从业人员防护用品管理制度、职业危害日常监测管理制度、从业人员职业卫生监护档案管理制度、岗位职业卫生操作规程等。

　　在产生职业危害的工作场所和设备上，按 GBZ 158《工作场所职业病危害警示标志》的要求设置职业危害警示标志。并在存在铅烟和铅尘的作业场所按照 GBZ/T 203《高毒物品作业岗位职业病危害告知规范》和 GBZ/T 204《高毒物品作业岗位职业病危害信息指南要求》设置铅危害告知卡和铅危害信息指南。

　　铅作业场所应设置红色区域警示线，应在显著位置设置安全标志及说明有害物质危害性预防措施和应急处理措施的标志牌。

　　应针对可能发生的铅中毒及其他事故，建立健全职业危害事故应急救援预案。应急预案应列明可实施急救的医疗单位，应定期演练并不断修改完善。

　　用人单位应为接触职业病危害因素的劳动者缴纳工伤保险费。

　　用人单位应对与铅、酸雾、噪声、有机溶剂接触者、管理人员进行职业卫生培训，经考核合格后方可上岗。培训的内容包括：职业卫生法律、法规、规章、操作规程，所在岗位的职业病危害及其防护设施，个人防护用品的使用和维护，铅作业劳动者个人生活中的保健方法，紧急情况下的急救常识和避免意外伤害的紧急应对方法，劳动者所享有的职业卫生权利等内容。应做好培训记录并存档。针对在岗接触铅劳动者开展个人卫生习惯培训，使职工做到餐前、饮水前、如厕前彻底洗手。

　　铅酸蓄电池企业应当在醒目位置设置公告栏，公布有关职业危害防治的规章制度、操作规程、职业危害事故应急救援措施，方便劳动者了解，提示遵守；在醒目位置公布工作场所职业病危害因素监测与评价结果；与劳动者签订的劳动合同中应载明接触铅等职业病危害因素可能产生的职业危害及其后果、职业病防护措施和待遇；按照 GBZ 188 规定告知劳动者职业卫生检查结果，并保护劳动者的隐私。

　　铅酸蓄电池企业的作业场所不得住人，劳动者严禁在作业区饮水、进食、吸烟和休息。

　　严禁把工作服、防护用品带出厂外清洗。

　　铅酸蓄电池企业应对职业危害防护设施进行经常性的维护、检修，定期检测其性能和效果，确保其处于正常状态，不得擅自拆除或者停止使用。

　　用人单位须建立健全职业卫生档案，内容包括：国家有关职业病防治工作的法律、法规、规范、标准；建设项目预评价、卫生防护设施设计审查、竣工验收评价及政府部门审查、验收批复文件等资料；政府执法部门执法检查时下达的监督意见书、责令改正通知书、行政处罚决定书等执法文件资料；职业卫生管理制度、岗位操作规程及相关制度；职业病危害因素申报资料；作业场所职业病危害因素日常监测、定期检测与评价资料；职业危害防护设施维修保养档案；个人防护用品使用维护档案；职业卫生监护及职业病病人档案；职业卫生培训教育资料，包括培训计划、培训时间和内容、培训人员名单、考核成绩等；各种设备、化学品中文说明书；职业危害事故应急救援预案及演练有关资料。

禁止使用未满十八周岁的未成年工、孕期和哺乳期妇女从事接触职业危害的作业。

企业应积极参加职业卫生示范企业创建活动，持续改进职业卫生工作，不断改善作业场所劳动条件。

四、职业危害技术控制措施

排风罩的制作和安装应符合 GB/T 16758 的相关要求。排风罩的选用应符合以下要求：熔铅锅应采用整体密闭式或半密闭式排风罩；球磨机应采用整体密闭式排风罩；合膏机、灌粉机应采用局部密闭式排风罩；铸板、零部件铸造、涂片机、化成槽宜采用上吸式排风罩；焊接工作台宜采用侧吸式排风罩；分片机、称片、包片、配片和装配线宜采用下吸式排风罩。

通风管道设计应符合 GB 50019 的相关规定。含铅烟、铅尘的排风管道应采用法兰连接的圆形管道敷设。管道内输送含有蒸汽或者含酸雾气体时，应设排水装置，水平管道的安装应有合适的坡度。管道应设置清灰孔，清灰孔不应漏风。通风管道的制造应使用耐热不易燃烧材料。通风管网的设计应尽量减少阻力，节能降耗。

铅烟、铅尘的净化装置应符合以下要求：净化方法及设备设施应符合能耗低、运行成本低和易于维修的原则；合膏机、灌粉机、分片机、装配台宜设置高效除尘净化装置；铸板、零部件铸造、熔铅锅及其浇铸口宜设置湿式洗涤吸收净化装置；球磨机与出料口、包装等设备排出气体的净化宜选用旋风和布袋二级除尘净化装置；净化装置前、后应按相关标准设置检测净化效率和铅烟、铅尘排放浓度的取样孔。采样孔应优先选择在垂直管段，采样孔位置应设置在距弯头、阀门、变径管下游方向不小于 6 倍直径，和距上述部件上游方向不小于 3 倍直径处。通风机应设置在净化装置的后面（净化装置为负压操作）。当采用多级净化装置时，通风机可放在几级净化装置之间。

通风机噪声应符合国家相关标准的要求，超标时应采取消声降噪措施。

安装在室外的通风机组，其电机应设防雨罩。通风管道、消声器等附件的重量不应落在风机上。

用于湿式净化装置配套的通风机，应采用耐酸防腐风机。

板栅铸造、和膏和涂片、固化干燥、化成、加酸等产生热和酸雾的作业车间除采取局部通风外，车间顶棚应设置气楼或者其他通风口。

集中通风系统的通风进风口不得设在车间内。

五、个人防护用品和卫生保健

(一)个人防护用品的配备与使用

铅酸蓄电池企业应按照国家有关法律法规和标准的规定，为劳动者提供合格足量的个人防护用品，包括防尘或防酸工作服、防尘口罩、防毒(酸)口罩、护耳器、防护鞋和手套等个人防护用品。呼吸道防护：作业场所存在铅烟、铅尘和粉末状添加剂时，作业时劳动者须使用机械过滤效率不小于 95% 防尘口罩；作业工段存在酸雾、有机溶剂呈气体、蒸汽状态时，作业时劳动者应使用过滤效率不小于 95% 防毒口罩或防毒面罩。噪声防护：存在噪声的作业场所，劳动者需使用塞栓式耳塞或耳罩。其他防护：作业场所存在铅烟、铅尘或者需要手接触含铅物件的，劳动者配备防渗透手套；作业工段存在硫酸的，作业时，劳动者应穿着防酸防护服，佩戴防酸手套、护发帽和防酸眼镜。个人防护用品应该保存在干燥、阴凉、无污染的场所，防尘、防毒口罩杜绝存放在生产场所。

铅酸蓄电池企业防护用品应符合 GB 11651、GB/T 18664 的要求。特种防护用品应具有生产许可证标志"QS"和安全标志标志"LA"。

用人单位必须督促指导劳动者正确使用个人防护用品，并督促劳动者上岗时穿戴好个人防护用品；个人防护用品应按要求进行维护、保养，应随时检查防护用品是否损坏或失效，发现问题，及时更换。

（二）工作场所个人卫生保健

作业现场地面、墙壁、生产设备、工件及劳动者身上的沉降尘埃应使用吸尘设备清扫，作业现场的地面应采用湿法清扫，严禁使用压缩空气吹扫。从事清扫作业人员应穿工作服、戴防尘口罩等。收集的铅粉尘应放置在专用容器内，不应与其他垃圾等堆放在一起。

铅、酸危害作业场所应设置更衣室、浴室、洗手池等设施。休息室、浴室、公用衣柜等公共设施应经常打扫、冲洗。便服与工作防护服可以同室但须分柜分别存放。铅酸蓄电池企业应该按照 GBZ 1 要求设置集中浴池或单独在存在铅烟或者铅尘的作业车间设置车间淋浴室。浴室可由更衣间、洗浴间和管理间组成。

应设置专门容器收集接触铅的废旧劳保用品、工具，并交由专业废弃物处理机构进行处置。

铅酸蓄电池作业场所的更衣室内、盥洗室、饮水间（区）以及涉铅车间出入口应设置盥洗水龙头，并宜采用感应式或脚踏式的水龙头，按照每 20～30 名职工 1 个洗手水龙头配置。配置合适洗手去污用品，采用六步洗手法进行彻底清洗，以有效消除黏附在手上的铅粉。饮水间（区）应远离产生铅尘、铅烟、酸的作业区，鼓励设置单独饮水间。

用人单位应该设置专用洗衣间（房），负责工作服清洗；可进行清洗的个体防护用品也应由企业集中清洗并及时更换；待清洗的工作服、个体防护用品应置于密闭容器储存，并设警示标志。

铅作业职工下班后必须洗澡、漱口、更换工作服后方可离开；严禁劳动者穿班后工作服进入食堂、会议室、饮水间等生活场所或出厂。

给予从事接触铅、酸危害作业劳动者适当岗位津贴。

六、工作场所危害因素监测

用人单位应当配备专职人员负责工作场所职业病危害因素的日常监测。正常生产情况下每月对作业场所空气中硫酸（雾）浓度进行一次日常监测，每周对作业场所噪声强度进行一次日常监测，每日对作业场所夏季高温进行一次日常监测，并保证职业病危害防护设施和监测系统处于正常工作状态，一旦出现异常情况，及时对作业场所的铅尘、铅烟、硫酸（雾）等职业病危害因素进行全面监测，企业自身不具备监测能力的，应当委托有资质的机构进行日常监测。

用人单位应定期委托符合职业卫生法律法规要求的职业卫生技术服务机构开展检测与评价工作。至少每一个月对涉铅等高毒作业场所进行一次职业病危害因素检测，至少每半年进行一次职业中毒危害控制效果评价。每年至少对非高毒作业场所进行一次职业病危害因素检测，每三年至少进行一次职业危害现状评价。日常监测或定期检测、评价过程中，发现职业病危害因素不符合国家职业卫生标准要求的，应立即采取措施进行整改和治理，确保其符合相关标准要求。

用人单位应确定检测岗位和应测点分布图，并存入职业病危害因素监测档案。

日常监测和委托性检测、评价结果均应存入本单位的职业危害防治档案，检测评价结果应张贴在劳动者所在的工作场所、宣传栏，向劳动者公布，并向所在地安全生产监督管理部门报告。

防尘防毒设施的性能和净化效率应按相关规定做到每年至少检测一次，达不到要求的应及时检修或更换。检测结果和维修记录应整理归档。

七、职业卫生监护和职业病人的管理

铅酸蓄电池企业应委托具备铅作业检查能力的职业卫生体检资质机构对劳动者进行上岗前、在岗期间和离岗时的职业卫生检查，并建立健全职业卫生监护档案。职业卫生检查周期应符合 GBZ 188 的有关规定，涉铅岗位可根据情况每年适当增加血铅项目的检查频次。

职业卫生检查发现职业禁忌证的劳动者不得安排从事相关作业，检查发现铅中毒或者可疑铅中毒者应按照职业病诊断有关要求给予诊断、治疗，并报告辖区安全监督管理、卫生、人力资源与社会保障行政部门。职业卫生检查、医学观察和职业病诊断、治疗所需费用由用人单位承担。

劳动者未进行离岗时职业卫生检查的，不得解除或者终止劳动合同。

用人单位的职业卫生监护档案按照 GBZ 188 规定的期限妥善保存。根据有关病案的保密原则，保护隐私权。应对借阅作出规定，规定职业卫生监护档案的借阅和复印权限，用人单位不允许未授权人员借阅，并做好借阅登记和复印记录。

在劳动者离岗时，用人单位应该如实、无偿为劳动者提供职业卫生监护档案复印件，并在所提供的复印件上签章，不得弄虚作假。

用人单位应如实提供职业病诊断、鉴定所需要的资料。当劳动者者需要进行职业病诊断时，用人单位应如实提供与职业病诊断、鉴定有关的职业卫生和职业卫生监护方面的资料。职业卫生资料包括工作场所职业病危害因素定期检测资料、职业卫生防护设备及个人防护用品配置情况。职业卫生监护资料包括职业接触史、上岗前与在岗期间定期健康检查结果、应急健康检查结果等资料。

经诊断为铅中毒者必须暂时脱离工作岗位进行驱铅治疗，轻度者治疗后可以恢复铅作业；但重度铅中毒者，必须调离原工作岗位，应根据职业病诊断医疗机构的意见给予医治或康复疗养。

凡被确诊患有职业病的员工，应报上级有关部门按 GB/T 16180 的相关规定进行工伤与职业病致残等级鉴定，并享受国家规定的职业病待遇。

用人单位必须建立健全职业病人和疑似职业病人管理档案。

八、事故应急处置措施

存在铅、酸、有机溶剂的作业场所应在显著位置设置说明有毒有害物质危害性、预防措施和应急处理措施的指示牌。工作场所应配置现场急救用品，现场急救用品包括发生事故时急救人员所用的个人防护用品。

在生产过程中可能突然逸出大量有害气体或易造成急性中毒气体的电池充放电作业场所，应设置事故通风装置及与其连锁的自动报警装置，其每小时通风换气次数应不小于 12次。事故排风口设置应符合 GBZ 1 和 GBZ/T 194 的要求。

事故排风的通风机应分别在室内外便于操作的地点设置开关，其供电系统的可靠性等级应由工艺设计确定，并应符合 GB 50052 的要求。事故排风的排风口，不应设置在人员经常停留或经常通行的地点。

接触硫酸等腐蚀性液体的作业场所应设置不断水的事故应急喷淋、洗眼设备，且应该在生产区域设置防止酸灼伤的急救包或急救箱以及急救药品。冲洗设备设置地点应该不妨碍工作，并保证在发生事故时，劳动者能在 10 秒内得到冲洗。冲洗用水应安全并保证其持续流动，设置冲洗设备的地方应有明显的标志，醒目易找。

眼部接触：立即用大量清水冲洗至少 15 分钟，注意上下眼睑也应得到清洗；如佩戴隐形眼镜，清洗时需摘除；及时就医。

皮肤接触：脱去受污染的衣服；然后用水和肥皂清洗皮肤至少 15 分钟；及时就医。

吸入：将中毒者转移至新鲜空气处；若呼吸停止给予人工呼吸，若心跳停止给予心肺复苏；立即送院治疗。

应急通道与设施、个人防护用品、冲洗设备、防护设施等，应建立相应的管理制度，责任到人，定期检查检修，保证安全有效，能正常运转，并要做好记录。

用人单位应依据铅和硫酸等危害物质使用情况建立应急救援机制，设立救援组织，配备应急救援人员，制定应急救援预案。应急救援预案应明确责任人、组织机构、事故发生后的疏通路线、紧急集合点、技术方案、救援设施的启动和维护、医疗救护方案等。

九、本节附录

附录 A　铅酸蓄电池生产工艺和主要职业病危害因素及分布

1. 生产工艺流程总图

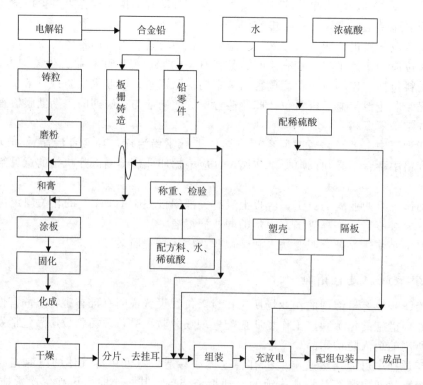

2. 各生产车间工艺流程

(1)球磨工艺流程：铅锭→熔化→铅粒→球磨→铅粉

(2)铸板工艺流程：成品铅→添加合金→搅拌→铸锭→熔化→铸片

(3)涂片工艺流程：铅粉＋硫酸→和膏→涂片→表面干燥

(4)固化工艺流程：生板→固化＋蒸汽→干燥

(5)化成工艺流程：化成＋硫酸→充电→洗片→吹干→烘干

(6)分片包装工艺流程：分片→磨片→称片→包装

(7)组装工艺流程：包片→焊接→入槽→封盖→加酸→充电

3. 主要职业病危害因素及分布部位

序号	职业病危害因素名称		主要分布工序	主要危害工种
化学危害因素				
1	铅及其化合物	铅烟	板栅铸造工序	正、负极板铸片工
			铅粉制造工序	制粉工
			焊接工序	焊枪工、浇钉工
		铅尘	铅粉制造工序	制粉工
			和膏、涂片工序	和膏工、涂片工
			分片、修片工序	锯片工、修片工
			称片工序	称片工
			组装、包片工序	入槽、拼接工；包片工；封盖工
2	镉及其化合物		板栅铸造工序	正极板铸片工
3	锑及其化合物		板栅铸造工序	正极板铸片工
4	硫酸		和膏、涂片工序	和膏工、涂片工
			固化干燥工序	固化干燥工
			化成工序	取下片工
			加酸工序	配酸工、加酸工
			充放电工序	上下架工
5	石墨尘		和膏、涂片工序	和膏工
6	氧化钙		污水处理工序	污水处理投料工
7	二氧化锡		焊接工序	焊接工
8	三氯甲烷(使用时)		盖小片工序 壳盖黏合	盖小片工 封盖工
9	苯系物(或者其他 有机溶剂)(使用时)		标志印刷 壳盖黏合	印刷工 封盖工
10	塑料裂解气		塑料外壳热封	封盖工
11	其他酸碱		污水处理	污水处理工

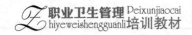
职业卫生管理 *Peixunjiaocai* 培训教材

（续表）

序号	职业病危害因素名称	主要分布工序	主要危害工种
物理危害因素			
12	噪声	各工序	各工种
13	高温	板栅铸造工序	正、负极板铸片工
		铅粉制造工序	制粉工
		固化干燥工序	固化干燥工
		铅零件铸造	铅零件铸造工
		锅炉房	锅炉工
		夏季生产各区域	各工种

附录 B 铅酸蓄电池企业作业场所主要职业病危害因素职业接触限值

表 B.1 工作场所空气中化学物质容许浓度

序号	名称	OELs(mg/m³)			备注
		MAC	PC－TWA	PC－STEL	
1	铅尘	—	0.05	—	
2	铅烟	—	0.03	—	
3	硫酸及三氧化硫	—	1	2	
4	锑及其化合物（按 Sb 计）	—	0.5	—	
5	镉及其化合物（按 Cd 计）	—	0.01	0.02	
6	氧化钙	—	2	—	
7	二氧化锡（按 Sn 计）	—	2	—	

注：其他化学危害因素和胶黏剂中挥发性有机溶剂浓度符合 GBZ 2.1 职业接触限值，各类化学危害因素短时间接触允许浓度或者超限倍数符合 GBZ 2.1 要求。

表 B.2 工作场所不同体力劳动强度 WBGT 限值（℃）

接触时间率	体力劳动强度			
	I	II	III	IV
100%	30	28	26	25
75%	31	29	28	26
50%	32	30	29	28
25%	33	32	31	30

表 B.3 工作场所噪声职业接触限值

接触时间	接触限值[dB(A)]	备注
5d/w，＝8h/d	85	非稳态噪声计算 8h 等效声级
5d/w，≠8h/d	85	计算 8h 等效声级
≠5d/w	85	计算 40h 等效声级

注：每周工作 5d，每天工作 8h，稳态噪声限值为 85dB(A)，非稳态噪声等效声级的限值为 85dB(A)。

附录 C　铅酸蓄电池企业主要职业病危害因素职业卫生检查项目

1. 铅及其无机化合物

监护种类	目标疾病	检查内容	检查周期
上岗前	职业禁忌证： (1)贫血 (2)卟啉病 (3)多发性周围神经病	(1)症状询问 重点询问神经系统和贫血症状，如头痛、头晕、乏力、失眠、多梦、记忆力减退、四肢麻木等 (2)体格检查 ①内科常规检查 ②神经系统常规检查 (3)实验室和其他检查 ①必检项目　血常规、尿常规、心电图、血清 ALT ②选检项目　血铅或尿铅、血 ZPP 或 FEP	
在岗期间	(1)职业病：职业性慢性铅中毒(见 GBZ 37) (2)职业禁忌证：同上岗前	(1)症状询问 重点询问神经系统和消化系统症状。如：头痛、头晕、乏力、失眠、烦躁、多梦、记忆力减退、四肢麻木、腹痛、食欲减退、便秘等 (2)体格检查 ①内科常规检查 ②神经系统常规检查 (3)实验室和其他检查 ①必检项目　血常规、尿常规、心电图、血铅或尿铅 ②选检项目　尿 δ－ALA、血 ZPP 或 FEP、血清 ALT、神经－肌电图	1 年
离岗时	职业性慢性铅中毒	同在岗期间	

2. 酸雾或酸酐

监护种类	目标疾病	检查内容	检查周期
上岗前	职业禁忌证： (1)牙本质过敏 (2)因反流性食道炎和胃、十二指肠溃疡等非职业性因素致牙酸蚀病 (3)慢性阻塞性肺病 (4)支气管哮喘	(1)症状询问 重点询问口腔有无流涎、牙痛、牙齿松动、口腔溃疡、口酸，牙齿对冷、热、酸、甜或探触等刺激是否发生酸痛感觉，反流性食道炎病史及相关症状；呼吸系统疾病史及相关症状 (2)体格检查 ①内科常规检查　重点检查呼吸系统 ②口腔科检查　重点检查有无口腔黏膜溃疡、蛀牙，尤其应检查暴露在外的牙齿如切牙、侧切牙和尖牙的唇面有无受损和受损的程度 (3)实验室和其他检查 ①必检项目　血常规、尿常规、心电图、血清 ALT、胸部 X 射线检查 ②选检项目　牙齿 X 射线摄片	

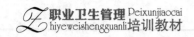

监护种类	目标疾病	检查内容	检查周期
在岗期间	(1)职业病：职业性牙酸蚀病（见GBZ61） (2)职业禁忌证： ①慢性阻塞性肺病 ②支气管哮喘	(1)症状询问 重点询问口腔有无流涎、牙痛、牙齿松动、口腔溃疡、口酸，牙齿对冷、热、酸、甜或探触等刺激是否发生酸痛感觉；有无咳嗽、咳痰、胸闷、胸痛、气喘等呼吸系统症状 (2)体格检查 ①内科常规检查　重点检查呼吸系统 ②口腔科检查　重点检查有无口腔黏膜溃疡、蛀牙，尤其应检查暴露在外的牙齿如切牙、侧切牙和尖牙的唇面有无受损和受损的程度；并检查有无牙酸蚀，包括酸蚀牙数，酸蚀程度以及牙位分布 (3)实验室和其他检查 ①必检项目　胸部X射线摄片、肺功能、牙齿冷热刺激试验或电活力测验 ②选检项目　牙齿X射线摄片	2年
应急检查	(1)职业性化学性眼灼伤（见GBZ54） (2)职业性皮肤灼伤（见GBZ51） (3)职业性急性化学性中毒性气管炎、肺炎（见GBZ73）	(1)症状询问 重点询问短期内接触较大量酸雾或酸酐的作业史及畏光、流泪、咽痛、胸闷、气急、咳嗽、咳痰、哮喘等眼和呼吸系统症状 (2)体格检查 ①内科常规检查　重点检查呼吸系统和心血管系统 ②眼科检查 ③皮肤科检查 (3)实验室和其他检查 ①必检项目　血常规、尿常规、胸部X射线检查、心电图 ②选检项目　肺功能、肺弥散功能、血气分析	
离岗时	职业性牙酸蚀病	同在岗期间	

3. 苯、甲苯、二甲苯

监护种类	目标疾病	检查内容	检查周期
上岗前	职业禁忌证： (1)血常规检出有如下异常者： 白细胞计数低于 $4.5\times10^9/L$； 血小板计数低于 $8\times10^{10}/L$； 红细胞计数男性低于 $4\times10^{12}/L$，女性低于 $3.5\times10^{12}/L$ 或血红蛋白定量男性低于 $120\,g/L$，女性低于 $110\,g/L$ (2)造血系统疾病如各种类型的贫血、白细胞减少症和粒细胞缺乏症、血红蛋白病、血液肿瘤以及凝血障碍疾病等 (3)脾功能亢进	(1)症状询问 重点询问神经系统和血液系统症状，如头痛、头晕、乏力、失眠、多梦、记忆力减退、皮肤黏膜出血、月经异常等 (2)体格检查 内科常规检查 (3)实验室和其他检查 ①必检项目　血常规、尿常规、血清ALT、心电图 ②选检项目　溶血试验、肝脾B超	

（续表）

监护种类	目标疾病	检查内容	检查周期
在岗期间	(1)职业病 ①职业性慢性苯中毒(见GBZ 68) ②职业性苯所致白血病(见GBZ 94) (2)职业禁忌证　脾功能亢进	(1)症状询问 重点询问神经系统和血液系统症状，如头痛、头晕、乏力、失眠、多梦、记忆力减退、皮肤黏膜出血、月经异常等 (2)体格检查 内科常规检查 (3)实验室和其他检查 ①必检项目　血常规(注意细胞形态及分类)、尿常规、血清 ALT、心电图、肝脾 B 超 ②选检项目　尿反—反粘糠酸测定、尿酚、骨髓穿刺、溶血试验	(1)劳动者接触苯浓度超过国家卫生标准：1年1次； (2)劳动者接触苯浓度符合国家卫生标准：2年1次； (3)复查时受检人员血液指标异常者，应1~2周复查1次，连续3次
应急检查	职业性急性苯中毒(见GBZ 68)/职业性急性甲苯中毒(见GBZ 16)	(1)症状询问　重点询问头晕、头痛、恶心、呕吐、烦躁、步态蹒跚等酒醉样症状 (2)体格检查 ①内科常规检查 ②神经系统检查　常规检查及小脑功能 (3)实验室和其他检查 ①必检项目　血常规、尿常规、肝功能、心电图、肝脾 B 超 ②选检项目　尿反—反粘糠酸测定、尿酚、血苯	
离岗时	(1)职业性慢性苯中毒 (2)职业性苯所致白血病	同在岗期间	

4. 噪声

监护种类	目标疾病	检查内容	检查周期
上岗前	职业禁忌证： (1)各种原因引起永久性感音神经性听力损失(500 Hz、1000 Hz 和2000 Hz 中任一频率的纯音气导听阈＞25 dBHL) (2)中度以上传导性耳聋 (3)双耳高频(3000 Hz，4000 Hz，6000 Hz)平均听阈≥40 dB (4)Ⅱ期和Ⅲ期高血压 (5)器质性心脏病	(1)症状询问 重点询问有无外耳道流脓、耳痛、耳鸣、耳聋、眩晕，以及头晕、头痛、多梦、记忆力减退、睡眠差、心悸、胸闷、胸前区疼痛、多汗、乏力等症状；同时也要询问可能影响听力的外伤史、爆震史、药物史(如链霉素、庆大霉素、卡那霉素、新霉素、妥布霉素、万古霉素、多粘菌素、氮芥、卡伯、顺铂、利尿酸、水杨酸类、含砷剂、抗疟剂等)、中毒史(如酒精、烟草、一氧化碳等中毒)、感染史(如中耳炎、流脑、腮腺炎、流感、耳带状疱疹、伤寒、猩红热、艾滋病、疟疾、麻疹、风疹、水痘、梅毒等疾病史)、遗传史(如家庭直系亲属中有无耳聋等病史)等 (2)体格检查 ①内科常规检查　注意甲状腺和心血管系统的检查 ②耳科检查　主要是粗听力、外耳和鼓膜的检查，如是否因听力原因影响交谈，双侧耳廓有无畸形，外耳道有无畸形、狭窄、闭锁、阻塞，鼓膜有无穿孔、肥厚、钙化、内陷、粘连、溢液等 (3)实验室和其他检查 ①必检项目　纯音听阈测试、心电图、血常规、尿常规、血清 ALT ②选检项目　声导抗、耳声发射	

（续表）

监护种类	目标疾病	检查内容	检查周期
在岗期间	(1)职业病：职业性听力损伤(见 GBZ 49) (2)职业禁忌证：噪声易感者(噪声环境下工作 1 年，双耳 3000 Hz、4000 Hz、6000 Hz 中任意频率听力损失≥65 dBHL)	(1)症状询问 重点询问有无外耳道流液，耳痛，耳鸣，耳聋，眩晕等耳部症状和噪声接触史等 (2)体格检查 同上岗前 (3)实验室和其他检查 ①必检项目 纯音听阈测试、心电图 ②选检项目 血常规、尿常规、声导抗(鼓室导抗图，500 Hz、1000 Hz 同侧和对侧镫骨肌反射阈)、耳声发射(畸变产物耳声发射，或瞬态诱发耳声发射)	1 年
离岗时	职业性听力损伤	同在岗期间	

5. 高温

监护种类	目标疾病	检查内容	检查周期
上岗前	职业禁忌证： (1)Ⅱ期及Ⅲ期高血压 (2)活动性消化性溃疡 (3)慢性肾炎 (4)未控制的甲亢 (5)糖尿病 (6)大面积皮肤疤痕	(1)症状询问 重点询问心血管系统、泌尿系统及神经系统症状，如心悸、胸闷、恶心、呕吐、腹痛、反酸、烧心、上腹部疼痛、多饮、多尿、血尿、头痛、晕眩等 (2)体格检查 内科常规检查，重点进行心血管系统检查 (3)实验室和其他检查 ①必检项目 血常规、尿常规、血清 ALT、心电图、血糖 ②选检项目(有甲亢病史或检查有异常者) 血清游离甲状腺素(FT4)、血清游离三碘甲腺原氨酸(FT3)、促甲状腺激素(TSH)	
在岗期间	职业禁忌证：同上岗前	同上岗前	1 年，应在每年高温季节到来之前
应急检查	因意外或事故接触高温可能导致中暑的职业接触人群(包括参加事故抢救的人员) 及时发现职业性中暑(见 GBZ 41)患者，并提出改进和控制措施	(1)症状询问 询问高温作业情况及中暑的相应症状，如头晕、胸闷、心悸、多汗、高热、少尿或无尿，观察神志情况等 (2)体格检查 ①内科常规检查 重点检查皮肤体温、血压、脉搏 ②神经系统常规检查 (3)处理及实验室检查 发现可疑或中暑患者应立即进行现场急救，重症者应及时送医院治疗，必要的实验室检查可根据当时病情随时检查 (4)现场事故调查 环境气象条件调查和测试，导致异常高温的原因并界定接触和需要进行应急健康检查的人群	

第四节　石棉行业职业危害辨识与防治

一、石棉行业概况

石棉又称"石绵"，为商业性术语，指具有高抗张强度、高挠性、耐化学和热侵蚀、电绝缘和具有可纺性的硅酸盐类矿物产品。它是天然的纤维状的硅酸盐类矿物质的总称。下辖 2 类共计 6 种矿物(有蛇纹石石棉、角闪石石棉、阳起石石棉、直闪石石棉、铁石棉、透闪石石棉等)。石棉由纤维束组成，而纤维束又由很长很细的能相互分离的纤维组成。石棉具有高度耐火性、电绝缘性和绝热性，是重要的防火、绝缘和保温材料。但是由于石棉纤维能引起石棉肺、胸膜间皮瘤等疾病，许多国家选择了全面禁止使用这种危险性物质。

我国石棉储量主要集中在西北和西南地区，其中主要集中在四川、青海、四川为主，三省石棉储量占全国总储量的 94.14%，其中西北占 62%。

2010 年各地上报国家安监总局的石棉矿山企业 25 家，涉及在岗职工 4750 人，其中接尘职工 2932 人，接尘率高达 61.7%。由于绝大多数石棉制品不含"石棉"字样，石棉制品企业较为隐蔽，未进入调查范围。按照用量比例粗略估算，我国石棉制品企业在岗人数约 77800 人，接尘职工约 17100 人。

本节所涉及的石棉作业工作场所包括石棉开采、处理、生产加工、使用、拆除、维修、储存、运输和处理含石棉的矿物、材料、制品或废物等。

二、职业危害防护措施的基本要求

(一)建筑布局的要求

涉及石棉作业建设项目的厂址选择、厂区布置应按 GBZ 1 和 GB 50187 的规定执行；厂区与居住区之间设置相应的卫生防护距离按照 GB 18077 的规定执行。

工作场所布局应合理，符合有害与无害作业分开的原则；应尽量使生产流程衔接紧密，缩短物料传送路径；产生石棉尘的工序应与其他工序隔开，并布置在工作场所自然通风的下风侧；存放含石棉的材料或制品的地方，应在地面上用明显颜色标出区域，并按 GBZ 158 规定在醒目位置设置警示标志；工作场所的地面、天花板和墙面应平整，易于清扫，便于收集意外事故溢出的石棉尘。

(二)辅助用室基本卫生要求

应按 GBZ 1 规定，设置辅助用室；并应与石棉作业工作场所分隔开。应分别设置通风良好的防护服存衣室和便服存衣室。应设置洗衣房，并指定专人负责防护服的洗涤。

(三)警示标志

用人单位应按 GBZ 158 规定，在工作场所、加工设备、储存含石棉的材料、制品及废物的容器或包装物的醒目位置设置职业病危害警示标志。

警示标志应载明包装内或产品中石棉含量、作业可能产生的职业病危害、安全操作要求、职业病防护以及应急措施等内容。

(四)职业卫生管理一般规定

涉及石棉作业的新建、改建、扩建项目和技术改造、技术引进项目的管理，应按有关规定执行。

用人单位应建立职业卫生档案，工作场所职业病危害因素检测、评价结果应存入职业卫生档案。用人单位必须建立健全石棉作业职业卫生管理制度和操作规程，并在公告栏予以公布。

用人单位应采取职业病防治综合措施，工作场所空气中石棉尘浓度应符合 GBZ 2 规定。

用人单位必须采取除尘净化措施，排入大气的石棉尘浓度应符合 GB 16297 的规定。石棉作业产生的废渣、废水也应符合国家标准和相关规定。

用人单位应规范石棉开采、加工技术方法，改善石棉产品包装质量，采用无石棉危害或危害较小的新技术、新工艺、新材料，优先开发、生产加工和使用具有相同技术经济性能的石棉替代材料和制品。

用人单位应尽量实现机械化、自动化，避免劳动者手工直接操作石棉或含石棉材料，控制工作场所中劳动者人数及劳动者在作业岗位的暴露时间。

用人单位必须指定专人负责通风除尘设备的定期维护检修，确保其处于正常工作状态，不得擅自拆除或停用。

用人单位应制定职业病防治规划和实施方案，并根据实际情况定期修订或补充。

劳动者不得在工作场所吸烟或摄食饮料或食物，饮食前必须洗手和洗脸。

(五)石棉作业工作场所的清洁要求

交接班前，应使用高效过滤的真空清扫器等清扫设备，及时对工作场所进行清扫。

清扫工作必须在没有其他人员的情况下进行，并运行通风除尘系统。

石棉制品加工场所内墙面每年至少清扫一次。清扫前应使用塑料布等材料对生产设备或工作台面进行遮盖。墙面除使用具有高效过滤装置的真空清扫器进行清扫外，也可采用其他湿式的方法清扫；严禁将含石棉废水直接排入地下污水管道。

劳动者必须按规定程序及时更换和处理真空清扫器集尘包。

清扫器使用过程中，集尘包破裂，必须停止使用，立即移出作业区域，把集尘包放入一个密闭容器内。

(六)检测与评价

用人单位应按有关规定，定期对工作场所进行空气中石棉尘浓度检测、评价。检测、评价结果存入用人单位职业卫生档案，定期向所在地卫生行政部门报告并向劳动者公布。

工作场所石棉尘浓度超过职业接触限值时，用人单位应立即在醒目位置设立告知警示标志，及时采取有效治理措施。

(七)培训教育

用人单位应对劳动者进行上岗前的职业卫生培训和在岗期间的定期职业卫生培训，内容包括：①石棉尘来源及其职业病危害；②石棉作业的操作规程和防护措施；③工作场所清扫方法；④警示标志的含义、内容和设置要求；⑤事故的应急处理措施；⑥通风除尘系统的作用、操作及其维护；⑦个人使用的职业病防护用品的作用、正确使用方法、洗涤和保养要求。

(八)劳动者职业卫生检查

用人单位应按《职业病防治法》和中华人民共和国卫生部令第 23 号(2002 年)的规定，建立劳动者职业卫生监护档案；组织从事石棉作业的劳动者进行上岗前、在岗期间和离岗时的职业卫生检查，详细记录检查结果，存入劳动者职业卫生监护档案。

不得安排有职业禁忌证的劳动者从事石棉作业。

(九)个人使用的职业病防护用品

用人单位必须为从事石棉作业的劳动者提供成套的、有效的个人使用的职业病防护用品，包括呼吸防护用品、头盔、面具、防护服、手套、护目镜和鞋罩等。个人使用的呼吸防护用品应按 GB/T 18664 规定选用。

用人单位应指定专人负责发放个人使用的职业病防护用品，定期清洗、保养、检查，及时修理和更新，详细记录和备案，并督促、指导劳动者正确使用。

严禁把防护服带回家中洗涤。劳动者不得穿(佩)戴个人使用的职业病防护用品进入餐厅等非生产场所。

三、防尘技术措施

(一)一般要求

石棉作业工作场所宜呈负压状态。生产设备应尽量密闭围挡，结合局部通风，使其内部呈负压状态；对于无法完全密闭的生产工艺，可采用适当密闭形式。

石棉或含石棉材料进出料、输送、碾压、粉碎、筛分、混合和包装，石棉纺织品的梳棉、纺织、编织、缝纫、和裁剪，石棉水泥、摩擦材料的切片、冲孔、钻孔、锯、打磨和切削等应采用局部通风防尘技术措施。

局部通风除尘系统中排放的尾气必须经除尘净化处理，并符合 GB 16297 规定，不得回送工作场所。

局部通风除尘系统必须由专业机构设计。

(二)通风除尘设备

吸尘罩应符合以下要求：吸尘罩的型式和尺寸应由石棉尘发散源的产尘特点和范围确定；吸尘罩罩口尽量靠近产尘部位，并迎向含尘气体运动方向设置；石棉作业产尘部位宜采用密闭吸尘罩，密闭罩需要有开口的，应尽量减小开口尺寸。

风管应符合以下要求：风管应采用圆形截面，直径不得小于 100 mm。风管与水平线夹角小于 60°布置的，风管应设有清灰装置；每套通风除尘系统的吸尘点不宜过多，一般取5～6 个；风管气流速度应适当，垂直风管风速宜为 8～12 m/s；水平风管风速宜为 16～22 m/s；风管材料应坚固、耐用、内表面光滑、不漏气；应采用薄钢板或镀锌钢板，其厚度宜为0.51～1.00 mm；风管与风管之间的法兰连接处应放置 3～5 mm 厚的橡胶板作为密封垫。

除尘装置应符合以下规定：通风除尘系统尾气净化宜选用袋式除尘器或静电除尘器等高效除尘装置；初始浓度较高的通风除尘系统，应采用两级除尘装置。沉降室、旋风除尘器等仅可用作第一级除尘装置；袋式除尘器或静电除尘器等高效除尘器应作为第二级除尘装置；除尘装置应定期清灰。

风机应符合以下要求：应根据通风除尘系统的计算总风量、总阻力和安全系数选用离心风机。安全系数宜取 1.10～1.15；风机应采取减振、隔声和消声技术措施，与工作场所隔开设置，宜放置在单独机房内；与风管连接的风机入口处应设置软连接管，长度不得小于300 mm。

(三)进出石棉工作场所的职业病防护要求

进入工作场所必须按照下列程序：首先进入便服存衣室，脱掉便服，佩戴呼吸防护用

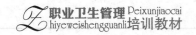

品；然后进入防护服存衣室，佩戴护目镜，穿上防护服（包括专用鞋、手套等）。

离开工作场所必须按照下列程序：首先进入防护服存衣室，经有高效过滤装置的真空清扫器等清扫设备吸尘；然后脱掉除呼吸防护用品外的其他个人使用的职业病防护用品；再进入污染淋浴室全身洗浴；经缓冲间进入洁净淋浴室，摘除呼吸防护用品、洗浴后，经便服存衣室更换便装。

便服存衣室、洁净淋浴室、缓冲间、防护服存衣室及污染淋浴室与工作场所之间隔离，并由专人定期清扫和维护。

四、石棉废物处理的防尘措施

(一)收集石棉废物作业的要求

用人单位必须严格执行操作规程，应尽量采用先进、合理的生产工艺和技术，减少石棉废物数量。

应由经培训的人员负责收集石棉废物。

收集废物装置的开口应便于调节，防止粉尘泄漏。宜采用聚乙烯等不渗透、便于观察装填量的透明塑料袋，避免溢出。已装填满的包装袋口必须封严，不得漏出。

加工机械台表面、周围和下面的石棉尘宜采用有高效过滤装置的真空清扫器清扫收集。手工方法收集，宜使用标明容量的密闭容器。石棉纤维材料应使用专用装置捕集并回收利用。

修理和拆除含石棉材料装置或设施的作业应在工作场所地面铺设塑料布等不渗透材料，便于完工后收集废物。

淤泥或泥浆状含石棉废物应回收或放入特殊容器内清运。

石棉废物必须存放在指定地点，设置警示标志。

(二)石棉废物运输作业的要求

用人单位必须严格执行石棉废物运输的职业卫生管理制度和应急处理预案。

应急处理措施应分发给负责运输的人员。

必须把石棉废物运送到指定地点处理。

在运输过程中要防止发生泄漏或遗撒。一旦发生，必须立即采取补救措施。石棉废物溢出量较少时，应立即收集溢出的废物，重新装入容器或包装袋内密封好；废物全部溢出时，应喷水淋湿，并立即覆盖，再清除干净。

运输石棉废物的车辆、重复使用的容器和遮盖物应使用具有高效过滤装置的真空清扫设备或其他湿式方法进行清扫。

(三)石棉废物处理作业的要求

石棉废物处理场所应设置汽车车辆通道，石棉废物直接运送到处理地点。应指定专人经常清扫道路路面。

采取垃圾填埋法处理石棉废物时，应对填埋场所地下土层进行处理，并防止填埋过程中废物包装破损。

应及时填埋石棉废物，当天运到的，当日处理完毕，不得遗留；石棉废物填埋层距地表不得少于 2 m。湿废物应采用与干废物相同的处理方式进行填埋，防止风干后石棉尘散发。

五、主要石棉作业工作场所防尘技术措施

(一)露天采矿

钻孔作业产生的石棉尘,宜经由钻机配备的抽风设备控制。

应尽量不用或少用爆破法采矿,提倡小规模多批次爆破代替大强度爆破。

矿区及其周围道路表面应经常保持潮湿。

挖掘机器操作室应密闭,配备净化通风系统,并呈正压状态。

(二)地下采矿

宜优先采用湿式作业,定时冲洗岩壁和墙角,全程喷淋装运的矿石,保持工作场所和地下各主要通道地面潮湿。

采用爆破法采矿工艺,爆破后,保持通风系统运行的同时,应对工作场所进行喷淋。

地下巷道必须设置有效通风设施。

(三)碾压和筛分

碾压机、破碎机、筛机应密闭围挡,进出料口近端应设置吸尘罩。振动筛机卸料口、入料口与其他设备应采用密闭软连接。

(四)物料输送

使用溜槽作业时,应沿溜槽轴向方向进料,输送带或其他设备向溜槽进料应全程密闭;宜避免长距离或较大高差垂直落料,落差高度宜小于 1 m。

使用带式输送机运输物料时,带式输送机应全程密闭,并在一定间隔设置吸尘罩;输送带接料、转运点等部位应设置吸尘罩;吸尘罩与密闭罩应紧密结合,与输送带面保持一定距离,并采用最小抽气速度,避免物料损失。

使用斗式提升机时应密闭,机体上应设置吸尘罩。提升机高度小于 10 m 时,底部靠近受料点处应安装吸尘罩;高度大于 10 m 时,机体上下部均应设置吸尘罩。

使用螺旋输送机和给料设备时应注意密闭,受料点适当位置应设置吸尘罩。

使用原棉包装机时应密闭,卸料口设置环形密闭吸尘罩,吸尘罩风量宜取 $1800 \sim 2400 \ m^3/h$;三面围挡的简易包装设备,开口截面气流速度宜取 $0.8 \sim 1.3 \ m/s$。

(五)石棉纺织制品(包括隔热制品)加工生产

原棉处理时应注意以下问题:轮碾机、混料机应整体密闭,上部设置吸尘罩;反击式破碎机、平面筛应整体密闭;进料口与加料装置采用密闭软连接,出料采用吸棉嘴风力吸送;振动筛应整体密闭或设置在密闭小室内;原棉物料应采用气力输送,输送设备保持气密。

使用梳纺设备时应注意以下问题:梳棉机给棉箱或加料口、出料口、刺辊罩盖、锡林、道夫三角区、车肚、斩刀等部位应设置吸尘罩;纺纱机两排锭子和相邻锭子之间应分别设置吸尘罩。初捻机单个锭子吸尘罩风量宜取 $60 \ m^3/h$,复捻机单个锭子抽风量宜取 $80 \ m^3/h$。

使用编织设备时应注意以下问题:宜采用湿式织布新工艺代替干式织布的方法;采用干式织布机生产,编织机、编绳机上部宜设置伞形吸尘罩。吸尘罩罩口尺寸应能有效控制编织机石棉尘散发范围。

(六)石棉水泥制品加工生产

石棉纤维加工应注意以下问题:石棉纤维原料投入混料设备工序,宜采用直接密闭连接,自动添加方法。严禁采用振动方法抖落包装袋内物料;干式混料设备应密闭,加料口和

卸料口附近应设置吸尘罩；应使用高效过滤的真空清扫器或其他设备清除湿式混合和塑化工艺中的废料或风十残渣。

石棉制成品加工应注意以下问题：加工石棉水泥制品，宜使用低转速机械设备，并安排在最后工序进行；电锯、电钻、砂磨和粉磨机械应设置局部通风除尘设备；人工搬运、堆放或移动石棉板、石棉瓦等含石棉产品，必须轻拿轻放，避免石棉水泥制品坠地和拖拉；石棉水泥制品必须储存在指定区域；清扫石棉水泥制品表面、储存区地面、工作台面或设备应使用高效过滤的真空清扫设备或其他湿式方法。

现场作业施工应注意以下问题：应避免在使用地点进行石棉制品的加工作业，石棉板或瓦安装使用前应完成打孔、修剪或锉磨等作业；不得采用研磨或斧凿的方法剪切石棉水泥制品；石棉制品再加工作业，宜选用产生较大石棉尘颗粒或碎片的手工工具或低转速机具进行作业。

(七)摩擦材料加工生产

摩擦材料作业混合料应当密闭输送到注模成型工序。整体密闭捏合机、炼胶机、注模成型设备宜设置上吸伞形吸尘罩。

摩擦材料成品加工应注意以下问题：钻孔、冲孔、切片、磨削、抛光或其他摩擦制品加工机械，加工衬套、离合器、刹车片的工序，应设置局部通风除尘系统；质检工序的工作台面上宜设置旁侧吸尘罩；便携式移动工具宜配备通风除尘机组；采用湿式等适当方法清除成品表面黏附的粉尘，并采用无渗透性材料密封包装。

刹车片和离合器修理作业的要求如下：①使用高效过滤的真空清扫设备或其他湿式方法清除刹车片和离合器表面积尘或污垢，不得采用振打、压缩空气喷吹和干刷方法作业。②使用电锯和研磨盘修理工件，必须安装并运行通风除尘系统。

(八)涉及石棉材料或制品的建筑施工、拆除、维修和更换作业

建筑施工作业应符合以下要求：①严禁在建筑施工作业中直接使用纤维状石棉材料，宜使用石棉水泥材料、石棉板、石棉瓦等含石棉的制品。②集中使用含石棉制品的区域应与其他非石棉作业区域分开，使用含石棉制品的部位应记录和备案。③使用含石棉制品作业的工作场所必须设置醒目的警示标志，作业期间无关人员不得入内。

拆除、维修或更换含石棉的材料或制品的作业应符合下列要求：①拆除含石棉纤维的设施或装置，应由有相应技术条件的专业机构进行。②含石棉纤维的隔热保温层、隔声层、绝缘层等结构的拆除、维修或更换作业应采取防尘措施。③作业时应明确划定拆除作业区域，区域边界距离作业岗位宜大于 10 m；区域边界宜使用绳子、栏杆围挡，并设置警示标志；无关人员不得入内。④劳动者宜通过防火通道或专用电梯进入作业区域。⑤作业期间应关闭作业区域内的通风空调系统并遮蔽通风口。⑥宜根据拆除规模、形式和位置选择相应的拆除方法。宜在作业区域适当位置安装通风设备，使拆除工作场所产生 12 Pa 的负压，排放气体应经除尘净化处理。⑦从事拆除、维修或更换含石棉的材料、制品设施或装置作业的机构必须执行职业卫生管理规定，劳动者必须执行操作规程，并正确使用个人职业病防护用品。

第五节　胶黏剂生产和使用过程中的职业危害辨识与防治

一、胶黏剂概述

胶黏剂是指通过界面的黏附和内聚等作用，能使两种或两种以上的制件或材料连接在一

起的天然的或合成的、有机的或无机的一类物质，统称为胶黏剂，又叫黏合剂（或粘胶剂），习惯上简称为胶。简而言之，胶黏剂就是通过黏合作用，能使被黏物结合在一起的物质。"胶黏剂"是通用的标准术语，亦包括其他一些胶水、胶泥、胶浆、胶膏等。

胶黏剂一般为多组分物质，除了起基本黏附作用的基料以外，尚需加入各种辅助组分，以满足特定的物理化学特性。其中包括：固化剂、稀释剂、增塑剂、填料、偶联剂、引发剂、防老剂、增稠剂、阻聚剂、稳定剂、络合剂、乳化剂和溶剂等。我国常见的胶黏剂主要有：①三醛胶；②丙烯酸酯类；③聚醋酸乙烯酯类；④橡胶类（橡胶类）；⑤聚氨酯（聚氨酯）类；⑥环氧树脂胶；⑦有机硅胶类（水性、油性、无溶剂型）；⑧压敏胶（水性、油性、无溶剂型）；⑨热熔胶（热熔胶）；⑩其他（杂环高分子胶、导电胶、光固化胶、电子束固化胶等）。

二、全国胶黏剂生产和使用情况

目前我国合成胶黏剂生产非常分散。大部分企业存在规模小、品种少、产品老化、更新换代缓慢等特点。胶黏剂的使用行业分布主要包括制鞋、家具制造、玩具制造、皮革、制衣、箱包、包装、涂料、防水工程、机械、汽车、航天航空、电子电器、医疗卫生、广告宣传等。

以广东省为例，广东省安委办于2012年3月2日下发了《关于开展全省生产或使用胶黏剂企业单位职业病危害专项治理工作的通知》（粤安办〔2012〕17号），要求全省认真开展了生产或使用胶黏剂企业职业病危害专项治理工作。据不完全初步统计，自开展专项治理工作以来，广东省各地共检查生产或使用胶黏剂企业25407家次，发现问题隐患48296项，其中，责令当场改正20015项，责令限期改正27425项，警告1308家，罚款47.3万元，责令停产整顿1595家，提请关闭951家。

2002年以来，我国制鞋业、皮革加工业、箱包及玩具制造业、家具制造业相继发生苯中毒危害事件，如河北省白沟镇箱包加工企业苯中毒致6人死亡；浙江温岭市制鞋企业苯中毒致4人死亡；广东东莞鞋厂8人苯中毒；北京某包装制品企业20人苯中毒致1人死亡1人病危等。胶黏剂生产和使用过程中的职业危害预防控制已经成为突出的职业卫生问题。

三、全国胶黏剂生产和使用企业普遍问题

（1）企业主法律意识淡薄，对胶黏剂等危化品职业危害知识匮乏，职业病危害防治责任感不强防治措施实施不到位。

（2）职业卫生管理工作相对滞后，企业职业卫生管理相关制度建立不完善，职业危害防治责任制、职业危害防治制度及职业卫生档案归档率很低，职业病危害因素监测及评价制度、职业中毒应急救援措施几乎空白，建立职业卫生管理机构并配备专职或兼职管理人员的企业很少。

（3）职业危害项目申报及职业病危害因素检测。绝大多数企业未进行职业病危害因素检测及评价，部分企业未依法进行职业危害项目申报。

（4）现场职业危害防护设施不健全。多数企业没有完成建设项目职业卫生设施"三同时"工作，部分企业生产布局不够合理，存在有毒作业与无害作业不分区现象，现场苯系等挥发性毒物气味大，通风排毒设施不完善；企业配备的劳动者个人防护用品不符合国家职业卫生标准，防护效果差，劳动者正确佩戴使用率仅为一半；作业场所缺乏职业危害警示标志和中文警示说明。

（5）对职业卫生监护工作不重视。职业卫生监护档案建档、对接触职业危害的劳动者组

织在岗期间职业卫生检查、上岗前体检、离岗体检等工作都很少。部分企业仅对劳动者进行普通体检，体检机构不具备职业卫生体检资质。

（6）职业卫生知识培训工作缺乏。

（7）劳动合同不规范。被抽检企业中与劳动者签订劳动合同的企业占90％，但依法参加工伤保险的仅占40％，在劳动合同中明确职业卫生条款的企业比例极低。

四、胶黏剂的健康危害

胶黏剂的健康危害主要包括以下几个方面：

（1）皮肤损害。如接触性皮炎、接触性皮肤色素消失以及皮肤水疱等。

（2）刺激作用。如眼睛刺激，口、喉和鼻腔刺激，呼吸道刺激。许多辅料具有皮肤、黏膜刺激作用。

（3）窒息。如接触高浓度正己烷有发生窒息的可能性；过热的热熔黏结剂会引起一氧化物中毒。

（4）肺部疾患。如肺部炎症和肺水肿。

（5）胃肠功能失调。可引起胃肠功能失调，引起恶心、呕吐等消化道黏膜刺激等症状。

（6）神经系统影响。如中枢神经系统抑制，可发生头痛、眩晕、动作失调、麻木和昏迷；正己烷能引起多神经病变。许多胶黏剂的基料及其辅料会产生麻醉作用。

（7）生殖毒性。接触有机卤化溶剂的孕妇，可能发生自然流产或胎儿损害。

（8）肝脏损害。二甲基甲酰胺、四氢呋喃、氯乙烯可引起肝损害。

（9）心血管损害。如二甲基甲酰胺能引起血压升高。

（10）造血系统损害。如苯可引起白细胞减少，再生障碍性贫血，甚至白血病。

（11）致癌性。与胶黏剂生产或使用行业有关并对人类致癌的物质有石棉（1类）、苯、铬化合物（六价）、甲醛、二氧化硅、含石棉状纤维的滑石、靴鞋制造和修理、家具和橱柜制造、橡胶工业。

五、黏剂生产和使用过程的职业病危害因素与关键控制点

（一）胶黏剂生产和使用粘接工艺

胶黏剂品种繁多，生产工艺各异。多数胶黏剂生产工艺简单，对设备要求不高。但无论何种胶黏剂，其生产工艺中都有原料准备和胶黏剂生产两大部分。生产设备主要有反应釜、搅拌机、涂布机、包装机及各类罐槽容器等。胶黏剂的生产包括基料合成、配胶、混合和溶解、输送、涂胶、整理包装等过程，生产工艺过程根据胶黏剂种类的不同其生产过程有所差异。胶黏剂粘接工艺过程一般包括表面处理、配胶、涂胶、晾置、粘接、固化、检验、修整或后加工等步骤。

（二）胶黏剂生产过程的职业性有害因素

胶黏剂生产过程中的毒物危害依据胶种的不同可能各有差异。胶黏剂生产的原料准备过程（包括除杂、输送、干燥、粉碎、混合和筛分）中可能存在粉尘、毒物的危害；此外，原料输送、粉碎、混合和筛分过程的机械运转可能产生机械噪声的危害。基料合成过程中可能产生高温和毒物的危害；混合、溶解和输送过程可能产生噪声、毒物的危害；涂胶过程可能产生毒物的危害；整理包装过程可能产生粉尘和毒物的危害。使用胶黏剂进行粘接时，首先要对被粘物表面进行处理，处理过程中金属和非金属的表面处理工艺不同，因此，可能产生的

职业性有害因素也各有不同。

非金属材料表面处理可能存在的职业性有害因素有：①砂纸打磨时产生的磨尘；②物料准备、混合、输送、化学处理等过程可能产生的炭黑尘、重铬酸钠、浓硫酸、表面活性剂、偶联剂、氢氧化钠、高频电磁场、机械噪声与振动等；③物理处理过程的电弧光可能产生紫外线、极低频电磁场等；④辐射接枝处理过程中产生的电离辐射，如 Co60 辐射等。在实际应用时因选择的处理方法不同而各有差异。

金属材料表面处理可能产生的职业性有害因素有：①除油时可能产生碱液，如 NaOH（碱液除油）、有机溶剂（有机溶剂除油）等；②机械除锈时产生矿砂尘、刚玉尘、石英尘等，并同时产生强烈的噪声和振动；③化学除锈和电化学除锈时可能产生硫酸、盐酸、氢氟酸、氢氧化钠等多种酸碱及极低频电磁场等。配胶、涂胶、晾胶或粘接过程可能产生毒物的危害，主要是胶黏剂本身或加入稀释剂产生的有机挥发物，具体毒物种类因胶黏剂种类而不同。此外，配胶搅拌机还可能产生噪声与振动，涂胶和固化过程因加热还可能产生高温和热辐射。

(三)胶黏剂生产和使用过程中的职业危害控制

胶黏剂生产和使用粘接过程职业性有害关键控制点包括以下部位。①粉尘的关键控制部位：原料准备过程中的除杂、输送、干燥、粉碎、混合和筛分。②毒物的关键控制部位：原料准备过程中的除杂、输送、干燥、粉碎、混合和筛分岗位；生产过程的基料合成、混合、溶解、输送和涂胶岗位，存在毒物的整理包装岗位。③噪声的关键控制岗位：原料输送、粉碎、混合和筛分岗位，加工过程的混合、溶解和输送岗位。④高温的关键控制部位：基料合成岗位。

(四)各种胶黏剂的生产工艺及职业性有害因素的识别与分析

胶黏剂的基料、各种助剂及其溶剂的组成决定了该种胶黏剂生产或使用过程的危害特性。胶黏剂类型不同，其组成各有差异。胶黏剂生产过程中可能产生的职业危害来源于原料中使用的基料、溶剂和各种助剂（包括：固化剂与促进剂、填料及颜料、增塑剂与增韧剂、偶联剂、防老剂、增黏剂和阻燃剂等）中所包含的有害化学物。压敏胶、塑料薄膜生产过程中如果使用测厚仪，可能产生放射线；此外，使用紫外线、电子束固化还可能产生紫外线、放射线。对不同胶黏剂在生产和使用过程中的职业性有毒有害因素识别与控制应根据具体的胶黏剂确定。

第十章

职业危害典型案例

案例 1

广州市职业性 1，2－二氯乙烷中毒事故

2011 年 9 月 28 日以来，广东省广州市白云区、荔湾区先后发生多例职业性 1，2－二氯乙烷中毒事故。截至 2012 年 2 月 27 日，此次事故先后造成 39 人中毒（其中 4 人死亡），涉及 39 家制鞋、箱包制造及皮革加工企业，其中 34 家为无牌无证小作坊。

事故直接原因是：企业违法使用含有 1，2－二氯乙烷（含量最高达 58.99%）等有毒成分的劣质胶水，没有设置任何通风排毒设施，尤其在天气较冷的情况下，关闭了作业场所门窗，且没有采取其他必要的职业病危害防护措施，导致作业场所 1，2－二氯乙烷浓度严重超标。

中毒事故发生后，广东省有关方面立即行动，迅速组织开展了 1，2－二氯乙烷等职业病危害隐患排查、无证照经营小作坊全面清理整治、胶黏剂生产使用情况专项检查等工作，抓获工厂负责人、劣质胶水供应和制造商等违法嫌疑人 35 人。

案例 2

白银市硫化氢中毒事故

2012 年 2 月 16 日下午 18 时，甘肃省白银市白银区王岘镇白银乐富化工有限公司发生硫化氢中毒事故，造成 3 人死亡。该公司为一家庭作坊式企业，法定代表人达朝荣。通过对生产现场主要设备、工艺布局和现场遗留的产品和原料进行初步分析判断，这起事故是生产25 号黑药时发生的硫化氢中毒事故。

据事故调查组初步分析，该企业生产装置长期闲置，原装置配套的冷却、自动加料、抽真空设备（正常工艺条件是反应釜内为微负压）均被拆除，无任何温度、压力、液面、控制、紧急切断等措施，业主私自从抽真空口接一塑料管至一容量 250 kg 的碱液桶（直径约 50 cm，高约 100 cm），意图使反应釜内积聚的硫化氢靠自压自行排出。由于无硫化氢抽出设备，釜内原料反应后产生的硫化氢积聚，反应釜内压力升高，在操作人员打开进料口阀门准备再次加料时，釜内硫化氢气体瞬间大量溢出，致使在反应釜操作平台上进行操作的 3 人中毒死亡。

案例 3

青岛急性硝基苯中毒事故

(一)事故经过

2006 年 6 月 9 日，青岛某化工厂发生一起硝基苯急性中毒事故，导致 5 中毒，10 人出现刺激反应。该厂进行试生产时，某工人因操作不当导致硝基苯泄漏约 1.5 kg，未及时报告进行无害化处理，私自将泄漏的硝基苯扫入下水道。几天后，车间工人渐感胸闷、心慌，

先后去医院就诊。

(二)临床资料

中毒人员中男 3 名，女 2 名，平均年龄 40 岁，既往体健，无中毒史。5 人均以心慌、胸闷、口唇发绀为主，高铁血红蛋白 3 人在 15%，2 人在 25% 左右；2 人肝功能转氨酶轻度异常。根据明确的硝基苯接触史，典型的症状和体征，结合现场职业病危害事故调查，按《职业性急性苯的硝基化合物中毒诊断标准》，2 人被诊断为"职业性急性硝基苯中度中毒"，3 人被诊断为"职业性急性硝基苯轻度中毒"，经住院治疗 7～22 天后痊愈出院。

(三)现场劳动卫生学调查与处理

2006 年 6 月 14 日，当地卫生监督部门和市职防院对该车间进行调查取证，发现车间设备密封较差，通风不良。生产车间工人未佩戴防毒面罩，无职业应急救援措施，未设置有关职业危害的公告栏，无警示标志和警示说明，未将职业危害告知劳动者，未进行职业病危害因素监测。鉴于该公司存在的问题，区卫生行政部门立即采取措施处理泄漏的硝基苯，控制职业病危害事故现场，并对该公司作出警告，责令一周内落实有关改进措施。

(四)事故教训

这起事故教训深刻，存在职业危害作业的单位必须做好如下工作：加强职业危害防治的宣传及对劳动者的职业安全卫生培训，改进生产工艺，杜绝或减少高危作业的手工操作，制定并落实严格的操作规程，配备必要的防护措施和个人防护用品，制定职业病危害事故应急预案，在易产生职业病危害的场所和岗位分别设置公告栏和警示说明，坚决防止此类事故的再次发生。

案例 4
工人患尘肺病死亡，汽车零部件老板赔付 17 万

2008 年 3 月 28 日，某市卫生监督局接到劳动者孙某投诉，称其在某汽车零部件公司从事喷砂作业导致胸闷、呼吸困难，到多家医院就诊，判定疑似职业病(尘肺)。因该公司怀疑孙某进厂前曾在其他单位从事过粉尘作业，不出具职业史证明。该局调查发现，该公司生产工艺为机械加工、压制、抛丸等，存在粉尘、噪声、毒物等职业病危害因素，原喷砂车间墙角堆有石英砂。执法人员调查期间，投诉者病情恶化很快，经治疗无效死亡。

该局认定，该公司存在以下违法事实：未按规定组织接触粉尘、噪声作业的劳动者进行职业健康检查；未为劳动者建立职业健康监护档案；未按照规定对工作场所职业病危害因素进行检测、评价。最终，执法部门依据《职业病防治法》有关规定，对该企业给予罚款处罚。同时，经过协商处理，该公司担负死者医疗费 10 余万元，并赔偿死者家属 7 万元。

案例 5
工人皮肤过敏，砖厂老板付医疗费又受罚

2008 年 4 月 2 日，某市卫生监督局接群众兰某投诉，称"在某砖厂从事切坯工作，使用柴油擦切配台台面，没有进行过体检，也没有任何劳动防护措施，身上皮肤过敏，要求监督部门管一管"。该局执法人员于 2008 年 4 月 3 日前往现场调查，发现投诉属实，当即下达《卫生监督意见书》，责令用人单位限期改正。之后，砖厂赔偿兰某医疗费上万元。

2008 年 7 月 8 日，该局认定，该砖厂违反《职业病防治法》，未按规定组织从事接触高温、粉尘、噪声等职业病危害作业的劳动者进行职业健康检查，未为其建立职业健康监护档

案；现场从事出砖作业的劳动者未佩戴防尘口罩。因此，该局依法对该砖厂进行了处罚。

案例 6

违规使用有毒物品，赔偿医疗费 30 多万元

2008 年 5 月，某市卫生监督局接到举报，某公司 5 名工人出现心悸、恶心、呕吐、眩晕等症状。10 分钟内，执法人员到达现场，指导救治病人，开展现场调查，发现公司存在以下违法事实：发生急性职业中毒工位现场除使用一台普通电风扇外无其他防护设施和职业病危害警示标志；该工位操作方式为敞开式手工作业，5 名女工佩戴普通纱布口罩；模拟现场作业条件进行了空气中苯、甲苯、二甲苯、丁酮浓度检测，其中甲苯浓度超过国家标准规定限值。之后，该局依法责令该企业停产，并赔偿受害者医疗费 30 多万元。

案例 7

某公司 3 名工人磷化液中毒

2008 年 6 月 21 日，某公司先后组织 3 名劳动者，未佩戴任何防护用品下到 1.85 m 深的磷化池弯身清理残渣，约半小时后，出现恶心、胸闷、气短，上岸后出现呕吐，其中 1 人出现吐血症状，送医院急诊，医院诊断为"磷化液中毒"，该公司赔偿受害者医疗费。市卫生监督局对该公司给予警告的卫生行政处罚。

案例 8

某鞋厂 82 名员工苯中毒

某个体制鞋厂有 82 名员工，其中多数为女性。由于使用不合格的胶黏剂，工人长期暴露在苯蒸气浓度过高的环境中，出现了以造血系统损害为主要表现的全身性疾病。在体检时，工人的临床表现主要为：头晕（占 35.71%）、头痛（25.71%）、乏力（36.52%）、月经量增多（11.43%）、牙龈出血（8.57%）、贫血貌（12.86%）、皮肤黏膜出现散在瘀点或瘀斑（7.14%）等。血象表现为：白细胞最低仅 2.0×10^9，红细胞最低 1.46×10^{12}，血小板最低 30×10^9。按照 GBZ 68—2002《职业性苯中毒诊断标准》，该厂已诊断出 4 人患上慢性苯中毒，其中轻度苯中毒 3 人，中度苯中毒 1 人，另外有 7 个人被列为观察对象。

调查发现，该厂的生产场所是几间简陋的平房，每间面积约 160 m^2，帮面、缝纫、刷胶流水线各 1 间厂房，工艺流程为：布、海绵刷胶粘合→包底→成型→装箱。工人中毒程度与所在车间中苯浓度的高低有关，刷胶车间苯浓度最高，工人中毒症状最严重；帮面车间次之；缝纫车间空气中苯浓度不高，未发现苯中毒者。后测褥帮面、刷胶车间模拟现场的平均苯浓度均超过国家限值的 40 mg/m^3。

造成工人苯中毒的直接原因是，生产使用的 HB—201—5 强力性胶黏剂经国家相关部门检测，属于不合格产品，苯含量严重超标，而且车间设备简陋，没有通风排毒设施和个体防护装备。这起中毒事件暴露出该厂在职业卫生防护方面存在诸多问题：第一，工人进厂前多为农民，进厂后没有经过安全防护知识培训，也未做过健康检查；第二，连续工作时间过长，每天工作 10~12 小时；第三，生产时工人没有佩戴任何防护用品；第四，工厂管理人员缺乏防范意识，工人发病时正值采暖季节，厂房门窗紧闭，而且没有通风设备，造成苯浓度过高。

案例 9

某建筑工地防水施工苯中毒

2001年7月12日下午17时左右，某建筑工地防水工史某与班长2人在未佩戴任何防护用品的情况下进入一个7m×4m×8m的地下坑内，在坑的东侧底部2m，面积约为2m×2m的小池进行防水作业，另一名工人马某在地面守候。约晚19时许，班长晕倒在防水作业池内，史某奋力将班长推到池口后便失去知觉倒在池底。马某见状，迅速报告公司负责人。约晚20时，经向坑内吹氧，抢救人员陆续将2名中毒人员救至地面。经急救中心医生现场诊断，史某已死亡。班长经救治脱离危险。

该地下坑防水池底部、中部、池口空气进行监测分析，并对施工现场使用的L—401胶黏剂和JS复合防水涂料进行了定性定量分析。发现L—401胶黏剂桶口饱和气中，苯占58.5%、甲苯占8.3%。JS复合防水涂料中醋酸乙烯酯占78.1%。事故现场经吹氧后2小时，防水池底部空气中苯浓度范围仍达17.9～36.8 mg/m³，平均23.9 mg/m³，其他部位均可检出一定量的苯。估计事发时现场空气中苯的浓度可能会更高。

案例 10

河北省高碑店市白沟镇苯中毒事件

2002年3月，河北省高碑店市白沟镇发生农民工苯中毒事件后，国务院领导同志高度重视，朱镕基总理、李岚清副总理作了重要批示。3月28日，由劳动保障部、国务院办公厅、公安部、卫生部等9个部门和有关专家组成的国务院调查工作组，赴河北省高碑店市对农民工苯中毒事件进行调查。

高碑店市箱包生产始于1978年。近年来，以白沟镇为中心，带动周边乡镇，形成了全国最大的箱包集散地。全市现有各类箱包加工企业和加工户2099户，从事箱包加工的农民工14000余人。高碑店市大多数个体作坊生产条件简陋，劳动保护条件差，没有采取必要的职业卫生防护和安全生产措施，一些作业场所有毒气体浓度高，作业人员未配备个人职业病防护用品，有的甚至让作业人员吃、住、工作在同一房间，长时间接触高浓度的有毒气体，导致急、慢性中毒甚至死亡。劳动用工不规范和胶黏剂生产销售市场混乱也是发生职业中毒或加重职业中毒的重要原因。一些企业主未与劳动者签订劳动合同或合同中未告知存在的职业病危害因素、超时劳动，有的企业和个体作坊使用未成年工从事有毒有害化学品作业。胶黏剂生产销售市场混乱，使用不符合国家标准的高毒原料(如纯苯)生产胶黏剂，产品标签无产品成分、毒性及危害说明，非法生产经营胶黏剂，"三无"胶黏剂充斥市场。生产经营不规范，无照经营和偷税漏税严重。对发生苯中毒的作业场所进行生产现场模拟试验，共采集作业场所空气样品16个，检验结果表明：16个样品中，有10个样品苯浓度超过国家卫生标准，最高达2040 mg/m³(国家卫生标准为40 mg/m³)，超标50倍；4个样品甲苯浓度超标，最高达949 mg/m³(国家卫生标准为100 mg/m³)，超标8.5倍；16个样品正己烷全部超标，最高达85800 mg/m³(新颁的国家卫生标准为180 mg/m³)，超标475倍。经卫生部、公安部多次组织专家诊断鉴定，共发现25名苯中毒人员，其中因苯中毒死亡5人。

河北省及高碑店市政府按照国务院领导的批示和国务院调查组的要求，进行了认真深入的整改。对全市2099家箱包生产企业和加工户进行了清理，对其中782家进行了停业整顿，对经整顿仍不合格的406家予以取缔，并对符合生产经营条件的1726家(含新建33家)箱包生产和加工户及时逐项进行规范。对生产作业场所进行了改造，使用苯类胶黏剂的生产工序单设了工作间，设立了警示标志，加强了有毒有害物质的监测。对 18500 名从事及从事过箱包加工的人员进行了职业健康检查，并建立了健康监护档案。加强了劳动用工管理，取缔非法中介，清退 1844 名不符合条件的外地务工人员，并与现从事箱包生产的 13060 名务工人员全部签订了劳动合同。按照有关规定，对死亡、中毒人员及其家属给予了抚恤、赔偿。

对涉案人员依法进行了惩处。公安部将此案列为部级督办案件，做了大量组织协调工作。截至目前，河北省高碑店市公安局共查处涉嫌劳动安全事故罪 21 人，其中，已被高碑店市人民法院判处有期徒刑 12 人，尚在刑事拘留 1 人，取保候审 5 人，转外地处理 1 人，现在逃 2 人。

案例 11

北京天晔公司农民工苯中毒案

2002 年 3 月，北京天晔公司在丰台区长辛店镇辛庄村的加工车间发生了苯中毒事件，有 2 人因职业性慢性重度苯中毒死亡，有 13 人诊断为慢性苯中毒，2 人疑似为苯中毒。

事件发生后，国务院领导十分重视，立即作了批示。北京市政府按照国务院的指示，组织市政府有关部门和丰台区政府对事件进行了调查处理。天晔公司是 1998 年由宋卫星、杨西风、姚健文及深圳天晔包装工艺有限公司共同出资成立的有限责任公司，法定代表人为宋卫星，注册地址在通州区、办公地点在崇文区。1999 年 5 月，杨西风代表天晔公司与丰台区长辛店镇辛庄农工商联合公司签订租房合同，承租该村一处建筑面积 700 多平方米的独立院所作为制作包装纸盒的加工车间。该公司在生产中长期使用超标准有害的 NB402 黏合剂和稀释液，且生产条件恶劣，没有通风排毒设施，造成了此次苯中毒事件。

北京市公安局于 3 月 28 日将宋卫星、周益斌（该加工厂厂长）、杨西风、杨西荣（该加工厂副厂长）刑事拘留，宋卫星、周益斌以重大劳动安全事故罪被丰台区法院判处有期徒刑 4 年，并赔偿受害人 337982.77 元。北京市卫生局依据《职业病防治法》对天晔公司处以 10 万元罚款。

案例 12

广东东莞安加鞋厂女工正己烷中毒案

东莞市安加鞋业有限公司（简称安加鞋厂）是一家具有一定规模的运动鞋生产企业，年产各类运动鞋 400 万～500 万双，全厂员工 2400 多人，以外来青年女工为主（占 70%）。今年 6 月 26 日，广东省卫生厅接到省妇联权益保障部的反映后，立即与省经贸委、省劳动与社会保障厅、省总工会联合组成调查组进行调查。现已查明，安加鞋厂使用的主要原料有：皮革、塑料、橡胶、油墨、胶黏剂、硬化剂、甲苯、快干水等。每年使用胶黏剂 8 万 kg，主要是香港鸿力 AD82 胶黏剂及台湾 AD103H 力宝粘胶。黏合剂标签均未标明主要有毒成分。现场调查发现，鞋面刷胶工序作业场所与其他工序没有隔离，混合布局，且通风设备不足，气温较高；厂方未向职工提供相应的职业卫生用品；有毒有害作业岗位未设置警示标志。该厂还存在其他有害物质超标问题。同时厂方违反《劳动法》，经常安排工人加班，每天工作长达 12 小时，有时甚至工作 18 小时。监测结果表明：泡棉组岗位正己烷浓度超标。

对胶黏剂的测定结果表明，胶黏剂中含有 14.2% 的正己烷。长期接触正己烷会引起慢性中毒，主要表现为多发性周围神经疾患，轻者表现为四肢远端对称性感觉麻木和感觉异常，较重者出现运动神经疾患，出现下肢远端无力、肌肉痉挛样疼痛，肌肉萎缩甚至瘫痪。安加鞋厂有 12 名女工确诊为慢性正己烷中毒，3 名女工被列为观察对象。

安加鞋厂发生的慢性正己烷中毒事故是一起严重的职业中毒事故。广东省卫生厅根据该厂的违法情况，依据《职业病防治法》作出责令该厂发生职业中毒事故的第二针车车间泡棉组停产及罚款人民币 18 万元的处罚。

案例 13
山东时风集团重大苯中毒案

2002 年 5 月，山东时风(集团)有限责任公司发生一起重大苯中毒案件，造成 31 名工人中毒，其中 2 人死亡。6 月 5 日，经省劳动卫生职业病防治研究所组织职业病诊断专家组诊断：慢性重度苯中毒 15 人(再生障碍性贫血 14 人、全血细胞减少 1 人，其中死亡 2 人)，慢性中度苯中毒 11 人，慢性轻度苯中毒 5 人。

山东时风(集团)公司是一个以生产农用车为主业、多元化经营的大型企业集团，现有职工 28000 余人。该公司接触职业病危害的职工有 1400 余人。

山东省卫生厅查明，时风集团使用的胶黏剂苯含量严重超标。经检验，该公司使用的高唐县昌瑞精细化工厂生产的"昌瑞牌 309 胶"苯含量 215 g/kg，济南神牛化工有限公司生产的"帅牛牌 309 胶"苯含量 476 g/kg(国家标准≤5 g/kg)。经山东省劳动卫生职业病防治研究所专家模拟现场检测，使用"昌瑞牌 309 胶"的工作场所空气中苯浓度超标 17.3 倍，二甲苯超标 11.5 倍，正己烷超标 13.2 倍；使用"帅牛牌 309 胶"的作业场所空气中苯浓度超标 37.7 倍，正己烷超标 27.8 倍。时风集团对职业病防治工作不重视，职业卫生管理制度和防护措施不落实。2002 年 8 月，全国专项整治工作第二督查组对案件的查处工作进行了督导，并提出了要求。

对时风(集团)公司违反《职业病防治法》的行为，山东省卫生厅依据当时的《职业病防治法》规定，给予 20 万元罚款的行政处罚，并责令限期整改。对涉嫌生产销售伪劣商品罪的高唐县昌瑞精细化工厂和济南神牛化工有限公司的法人代表已被司法机关依法追究刑事责任。

时风(集团)公司按照《职业病防治法》的要求和山东省卫生行政部门的整改意见进行了整改，初步建立了职业病防治管理制度，落实了领导责任制，对全厂 28000 名职工进行了健康检查，建立职工健康档案，采用塑料铆钉代替涂 309 胶粘接工艺，对油漆工艺配方进行调整，降低毒性等级，增加原料检测手段，减少了事故隐患。

案例 14
温州市三洋盛凯鞋材加工厂慢性苯中毒案

2002 年 7 月 22 日下午，浙江省温州市瓯海区卫生监督所接到来自湖南凤凰县陈某某的书面举报，称其弟陈某(20 岁)在温州市瓯海区三洋盛凯鞋材加工厂从事鞋底清洗工作 5 个月后患病死亡。接到举报后，温州市卫生局、瓯海区政府、区卫生局领导对此十分重视，迅速组织调查。经市、区卫生部门联合调查，证实陈某于今年 2 月 26 日进入三洋盛凯鞋材加工厂做工，6 月 6 日出现鼻出血、牙龈出血症状，随即回老家休养。因症状不断加剧，7 月 14 日前往温州医学院附属第二医院治疗，入院 7 小时后抢救无效死亡。医院的诊断结果为急性再生障碍性贫血并发颅内出血致死。经温州市职业病诊断小组诊断，陈某确系慢性职业性苯中毒死亡。

温州市瓯海区三洋盛凯鞋材加工厂是一家个体私营企业，开办于 2001 年 11 月，雇有工人 27 名，其中 8 人从事鞋底清洗工作。督查组在已被查封的现场看到，该厂无有效的通风排毒设施，高毒作业与无毒作业混杂一处，劳动合同中没有对从事有毒有害作业岗位职业危害的告知内容，有雇佣未成年工从事有毒有害作业等违法情况。作业场所有害因素检测结果显示，该厂使用的清洗液中含有 40% 的纯苯（剧毒），车间生产环境苯浓度超标达 29.6 倍。8 月 5 日，瓯海区卫生行政部门采取了控制措施并提出了 7 条整改意见。8 月 16 日，瓯海区卫生局依据当时的《职业病防治法》相关规定对三洋盛凯鞋材加工厂作出停业的行政处罚决定，并处以 10 万元罚款，经过听证程序，于 9 月 12 日向该厂发出行政处罚决定书。

案例 15

福建省仙游县外来农民工患职业病事件

2003 年，数十名贵州等地到福建省仙游县务工的农民，被发现患有严重的职业病。经调查，仙游县东湖村有 63 户石英粉（砂）加工作坊，加工设备简陋、工艺落后，除 2 户是手工湿式作业外，其他 61 户均为干式生产。加工作业场所不具备基本的通风防尘设施，出料、筛粉、包装过程中扬尘严重；个人粉尘防护用品质量不合格，无法起到有效的防护作用；除经业主进行简单口头交代外，务工人员没有经过任何职业卫生培训。调查组对其中 4 个作业场所的抽样测试结果表明，除 1 个湿式作业场所外，3 个干式作业场所的 9 个采样点中有 8 个粉尘浓度严重超标，最高超标 361 倍，且 60% 的粉尘为极易吸入细微粉尘颗粒，10 个沉降尘标本游离二氧化硅含量均超过 70%。此类粉尘吸入对人体危害极大。据对 18 个曾在东湖村务工的贵州籍农民工死亡案例进行调查，其中 9 人被确诊为矽肺病患者，1 人为典型矽肺并发症状。对从东湖村务工返乡的 89 名贵州籍农民工进行身体检查，其中 46 人确诊患矽肺病。对东湖村现有的 201 名外来农民工进行身体检查，发现 14 人患矽肺病。

调查中还发现，仙游县东湖村石英加工作坊属严重违法违规经营，63 户加工作坊都是无名称、无工商登记、无职工健康档案的非法生产经营实体。石英加工场所存在安全隐患，作业现场电源线头和闸刀裸露，电动传送皮带没有安装防护罩。劳动用工管理极不规范，所有加工作坊都没有用工记录，更没有与外来农民工签订劳动合同。

案例 16

嘉峪关铅中毒事件

通嘉再生资源加工有限公司（简称"通嘉公司"）成立于 2007 年 9 月 19 日，注册资金 518 万元，公司为私人有限责任公司，经营范围为生铁冶炼加工销售，免烧砖加工销售，主要生产产品是生铁。该公司现有职工 167 人，其中有 17 人请假回家，在岗职工 137 人。

2012 年 5 月 9 日 21 时 15 分，嘉峪关市安全生产监督管理局接到 12350 安全生产举报电话，通嘉再生资源加工有限公司有 100 多人铅中毒。经嘉峪关市安全生产监督管理局初步调查，查明 50 多人经体检确认存在铅中度以上中毒。经初步分析，为工人接触高温原料硫酸渣中的铅，导致蒸汽吸入和皮肤吸收造成。

根据国家职业性慢性铅中毒诊断标准，结合临床症状，专家组综合判断血铅指标大于 600 $\mu g/L$ 的 4 人为轻度铅中毒；血铅指标介于 400 $\mu g/L$ 到 600 $\mu g/L$ 之间的 16 人属观察对象。由于职业性慢性铅中毒有严格的认定标准和检验操作规程，先前进行体检的医院采用的检验办法和手段是否符合国家标准，现已无从查证。此外，5 月 3 日开始，通嘉公司员工在陆续体检发现疑似铅中毒后，即进行了一个阶段的治疗，之前的检验结果变化应与此有关。

案例 17

贵州施秉县重大职业危害事故

贵州省施秉县恒盛有限公司自 1999 年底投产以来，从业人员长期受工业硅冶炼产生的粉尘危害。截至 2010 年 7 月 2 日，这家公司先后共有 1343 名职工进行职业健康检查和职业病诊断，确诊矽肺患者 200 例，另外，半年后需复查胸片的职工还有 262 人。

据调查，恒盛公司这起职业危害事故是一起群发性、社会影响较大的责任事故。这起事故发生的主要原因，是公司工业硅冶炼过程产生的烟尘中游离二氧化硅含量较高，这些物质进入空气中成为可吸入颗粒物能直接进入人体肺部，长期吸入导致矽肺病。事故的发生与公司厂区布置不合理，生产设备较简陋，企业对职业卫生工作不重视，施秉县有关部门监管不力、把关不严等有直接关系。

经贵州省政府批复同意，施秉县恒盛有限公司重大职业危害事故 23 名责任人最近分别受到了移送司法机关追究刑事责任、留党察看、行政记大过、行政记过等处分。这起事故中患病的工人多数获得治疗并获得了当地人事劳动社保部门一次性工伤保险赔付。

在工伤赔付方面，当地人事劳动社保部门按规定对 199 名矽肺病患者进行了工伤认定和劳动能力鉴定，另有 1 人已与公司自行解除劳动合同。根据患病职工的申请，对 191 名患者进行了一次性工伤赔付共计 2914.05 万元，其中工伤保险金 2070.39 万元，企业支付 843.66 万元；另外 8 名患者工伤保险待遇正在协商办理过程中。对半年后需复查胸片的 262 名职工，施秉县政府正在进行密切跟踪，到时及时诊断，并按规定落实好有关善后事宜。另外，施秉县政府还在督促县有关部门和企业继续做好其他在恒盛公司工作过的职工职业健康检查和职业病诊断工作，排查人员，筛查矽肺病患者。

参考文献

陈薇，王生，2008. 职业卫生概论. 北京：中国劳动社会保障出版社.

高世民，任树奎，2011. 职业卫生监督管理培训教材(第 2 版). 北京：煤炭工业出版社.

国家安全生产监督管理总局宣传教育中心，2010. 企业负责人与管理人员职业安全健康培训教材. 北京：团结出版社.

国家安全生产监督管理总局宣传教育中心，2010. 职业卫生管理培训教材. 北京：团结出版社.

教育部高等学校安全工程学科教学指导委员会，2011. 安全监测与监控. 北京：中国劳动社会保障出版社.

刘博等，2012. 农村和外来务工人员安全生产教育读本. 北京：气象出版社.

刘博等，2012. 生产经营单位安全管理培训教材. 北京：气象出版社.

《现代企业职业卫生技术丛书》编委会，2010. 工作场所职业危害因素监测技术. 北京：中国劳动社会保障出版社.

《现代企业职业卫生技术丛书》编委会，2010. 职业病危害与健康监护. 北京：中国劳动社会保障出版社.

《现代企业职业卫生技术丛书》编委会，2010. 职业卫生监督与管理. 北京：中国劳动社会保障出版社.

中华人民共和国卫生部. 中华人民共和国国家职业卫生标准：工作场所空气中粉尘测定(GBZ 192).

中华人民共和国卫生部. 中华人民共和国国家职业卫生标准：工作场所空气中有害物质监测的采样规范(GBZ 159).

中华人民共和国卫生部. 中华人民共和国国家职业卫生标准：工作场所物理因素测量 超高频辐射(GBZ/T 189.1).

中华人民共和国卫生部. 中华人民共和国国家职业卫生标准：工作场所物理因素测量 高频电磁场(GBZ/T 189.2).

中华人民共和国卫生部. 中华人民共和国国家职业卫生标准：工作场所物理因素测量 高温(GBZ/T 189.7).

中华人民共和国卫生部. 中华人民共和国国家职业卫生标准：工作场所物理因素测量 工频电场(GBZ/T 189.3).

中华人民共和国卫生部. 中华人民共和国国家职业卫生标准：工作场所物理因素测量 手传振动(GBZ/T 189.9)

中华人民共和国卫生部. 中华人民共和国国家职业卫生标准：工作场所物理因素测量 微波辐射(GBZ/T 189.5).

中华人民共和国卫生部. 中华人民共和国国家职业卫生标准：工作场所物理因素测量 噪声(GBZ/T 189.8).

中华人民共和国卫生部. 中华人民共和国国家职业卫生标准：工作场所物理因素测量 紫外辐射(GBZ/T 189.6).

中华人民共和国卫生部. 中华人民共和国国家职业卫生标准：工作场所有害因素职业接触限值 第 1 部分：化学有害因素(GBZ 2.1).

中华人民共和国卫生部. 中华人民共和国国家职业卫生标准：工作场所有害因素职业接触限值 第 2 部分：物理因素(GBZ 2.2).